未病测评学原理

主　审　王永炎
主　编　张启明
副主编　王义国
　　　　韩治刚

U0314504

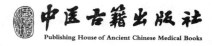

中医古籍出版社
Publishing House of Ancient Chinese Medical Books

图书在版编目（CIP）数据

未病测评学原理／张启明主编．—北京：中医古籍出版社，2019.11（2022.4 重印）
ISBN 978-7-5152-1792-5

Ⅰ.①未…　Ⅱ.①张…　Ⅲ.①中医学–预防医学–研究　Ⅳ.①R211

中国版本图书馆 CIP 数据核字（2019）第 050421 号

未病测评学原理

主　编　张启明

责任编辑　张　磊
封面设计　映象视觉
出版发行　中医古籍出版社
社　　址　北京市东城区东直门内南小街 16 号（100700）
电　　话　010-64089446（总编室）　　010-64002949（发行部）
网　　址　www.zhongyiguji.com.cn
印　　刷　北京市泰锐印刷有限责任公司
开　　本　787mm×1092mm　1/16
印　　张　18.5
字　　数　360 千字
版　　次　2019 年 11 月第 1 版　2022 年 4 月第 3 次印刷
书　　号　ISBN 978-7-5152-1792-5
定　　价　89.00 元

■编委会■

圣人不治已病治未病，不治已乱治未乱。此之谓也。夫病已成而后药之，乱已成而后治之，譬犹渴而穿井，斗而铸锥，不亦晚乎？

然，未病何以知之？

答曰：未病测评可也。

■ 序 言 ■

中医药学的认知模式是受中国古代哲学思想的深刻影响，以"阴阳五行"的自然哲学为基础，强调"天人相应"，注重"形神一体""五脏相关"的整体思维，运用"司外揣内、取象比类"的意向思维，在长期经验积累的过程中，发展形成一套完整的医学体系。其治病原理则是通过改善机体失衡的功能状态，使之最终达到和谐平衡，谓之"阴平阳秘，精神乃治"。这种功能状态的变化调整有其独特的优势，但又因没有具象的实体而常令人难以理解。

《未病测评学原理》以中医藏象学说为理论构架，基于中医学和生物医学都全面地认识了人体的功能，通过建立两种医学关于人体功能的对应关系，将人的生命活动分为消化、呼吸、防御、调节等 15 种功能，并尝试给出了每种功能的执行结构和调节结构，使得只是功能单位的中医五藏有望成为可通过检测证明证伪的客观实体。

《未病测评学原理》以廉价、便携、无创的可穿戴设备为检测工具，通过人体生物信号的自然状态下长时程实时检测，对人体的自组织能力、自适应能力和自修复能力进行客观评估，有望在疾病发生或加重之前做出预警，充分体现了中华文化注重关系和时序的独特思维模式，具有较好的应用前景。

该原理和方法的提出是一个理论跨界交叉研究积极的尝试，但这是两种认识事物的方法论，如何有机结合起来是一个极复杂的工程，需要做更多的实践和积累，无论有无明确的结论，我相信，这个工作都将是有价值的，因此是值得鼓励和推荐的！

中国工程院院士
中国中医科学院名誉院长　　张伯礼
天津中医药大学校长

■ 前 言 ■

　　未病测评学是研究五藏功能性质的执行结构、功能实现的保障结构、功能态势的维系结构、功能协同的调节结构、功能节律的关系结构、异常功能态势的影响因素和功能调节能力的客观测评的一门应用性医学学科。

　　未病测评学不同于生物医学。生物医学是以人体各种结构的完整性为主线，从系统、器官、组织、细胞、细胞器和分子的空间结构阐明疾病（器质性病变或严重的功能性病变）的病因、机理、诊断、治疗、预防、监护和康复的结构性医学。而未病测评学是以人体各种功能的完整性为主线，以新陈代谢为切入点，以人体的自组织、自适应和自修复能力为核心，以对未病（未明显影响人行使社会功能的功能态势改变）的性质和程度进行客观评价的功能性医学。

　　未病测评学不同于功能医学。功能医学又称细胞分子矫正医学，是应用先进技术定量检查反映器官功能的各种分子，评估器官功能并予以维护或纠正的微观医学。而未病测评学采用自然状态下长时程实时检测人体的生物信号，客观评价各种功能调节能力的宏观医学。

　　传统中医学的研究方法至少有三种：①哲学方法，借用研究世界的本源、共性和关系的哲学方法研究人体，如阴阳五行、精气形神；②人文方法，借用研究社会的政治、文化和信仰的人文方法研究人体，如"人以天地之气生，四时之法成"，心为君主之官；③自然科学方法，借用研究物质的结构、性质和运动规律的自然科学方法研究人体，如肾状如石卵、膀胱盛溺九升九合。未病测评学则将传统中医学中运用哲学和人文方法研究人体获得的基本概念、基本观点和基本思想自然科学化，使之成为可以证明或证伪的客观实在。

　　传统中医学有两种重要优势：①先进的思想理念，包括注重人体各组成部分之间及人体与环境之间的协同关系，即整体观念；注重人体功能的动态变化，如辨证论治。②丰富的治疗经验。关于人体的异常功能态势，传统中医学采用了中药、针灸、推拿、刮痧、拔罐等多种自然疗法，积累了丰富的经验。未病测评学继承了传统中医学的优势，但遵循了自然科学的实证分析和逻辑推理，以人体解剖学、生理学、生物化学、免疫学等生物医学知识为基础，一方面明确了五藏功能性质的执行结构，可用局部、静态的方法来证实；另一方面论述了五藏功能实现的保障结构、功能态势的维系结构、功能协同的调节结构、功能节律的关系结构、异常功能态势的影响因素、常见的异常功能态势，可用整体、动态的方法来检验。前者强调人体各组成部分的独立性和空间性，后者强调人体各组成部分之间及人体与环境之间的关系性和时序性，但更重要的是五藏功能调节能力的降低可借用几千年来中医积累的临床经验开展有针对性的调理。

下图是人体血压的神经-体液调节机制，可借以说明未病测评学的研究目的。

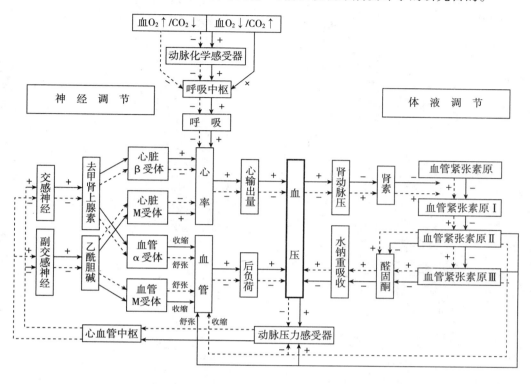

血压异常时，可通过松静状态下的一次或几次测量结果诊断高血压或低血压，并可按照这一机制研发和使用药物。如血压过低时，注射去甲肾上腺素（α受体激动剂），血管（效应器）收缩，后负荷增大，血压升高；血压过高时，注射酚妥拉明（α受体阻滞剂），血管（效应器）舒张，后负荷减小，血压降低。但未病测评学的研究目的是在高血压或低血压发生之前，通过对人体血压的常态下、长时程、实时、无创检测，借以判断血压调节能力的高低，并通过适当干预提高人体的血压调节能力，达到不发生高血压或低血压的目的。

本书的第一章讨论了未病测评学的世界观和方法论，第二章讨论了人体的 15 种功能及其五藏归属，第三章讨论了五藏功能性质的执行结构，第四章讨论了功能实现的保障结构、功能态势的维系结构和功能协同的调节结构，第五章讨论了五藏功能节律的关系结构，第六章讨论了五藏异常功能态势的影响因素，第七章讨论了五藏的常见异常功能态势，第八章讨论了五藏功能调节能力的客观测评。

《未病测评学原理》得到了中国中医科学院中医临床基础医学研究所第 10 批自主选题（Z0468）和中国中医科学院医学实验中心第 12 批自主选题（ZZ2018016）的资助，可为中医初学者、中医教学和科研人员、中医临床医生提供参考。

张启明
2019 年 10 月 8 日

■ 目　录 ■

第一章　未病测评学的思维模式

在人类历史上影响最大的两大文明是以华夏文化为源头的东方文明和以古希腊文化为主流的西方文明，这两大文明在数千年的漫长岁月中走着不同的发展道路，形成了各具风采的思维模式。认真分析和比较两种思维模式的差异，对于学习和理解生物医学、中医学和未病测评学的不同特点具有重要意义。

第一节　未病测评学的世界观

世界观是人们对整个世界及人与世界关系的总的看法和根本观点。世界观的实质是从什么样的角度去理解世界的本质，回答的是"世界是什么"的问题。

1. 原子论与元气论

在古希腊时期，人们推崇德谟克利特（Democritus，公元前 460—前 370）的原子论，认为世界由原子组成，原子不可分割、永恒存在、本质相同、形态各异，运动是其基本属性。道尔顿（John Dalton，1766—1844）和阿伏伽德罗（Amedeo Avogadro，1776—1856）建立原子-分子学说，使古原子论取得了精确和定量的形式。原子论一方面强调个体的间断性，习惯于从间断的个体出发推而广之，论及宏观世界的万事万物；另一方面强调事物的内部结构，认为任何事物都有其内在的结构要素和构成途径，并从解剖事物的内部结构入手认识其本质。

在中国的传统思维中，元气论占据主导地位。春秋战国时期，老子有"通天下一气耳"之说。齐国稷下学派则把气看作是一种"流于天地之间"的连续的物质形态。东汉时期，战斗无神论者王充更明确指出气聚则物生，气散则物亡；气不生不死，永恒存在。元气论一方面强调气的连续性，"其大无外，其小无内"，没有形体，不可计量，无从说明其内部结构和构成途径；另一方面从事物在自然条件下的动态变化中把握其性能和变化规律。

2. 单相概念与意象范畴

西方人倾向于把对象事物分解为简单要素、属性及其间单一关系来研究，因而作为思维工具的概念，常常是对对象事物的直接抽象和概括，意蕴大都是单一的、固定的。如实体概念、属性概念和关系概念，均具有明确的内涵和清晰的外延，并且一经确定，常处于相对稳定状态，不容许有丝毫的游易与伸缩。

中国传统文化习惯于把世界当作一个整体予以考察，而整体显然蕴涵多重属性和关系，于是中国古人采用了以意象范畴作为对象世界的象征以认识对象世界的方法。这种意象范畴对于对象事物仅仅起着指示作用，内涵极不确定，外延也无明确界限，同一意象范畴常具有多重内涵，表征不同的事物和对象的不同意义。这种处理虽给语言表达带来了方便，却常使中国传统文化中的一些重要概念含义模糊，难以把握。在这种情况下，不仅很难构建一个以概念为基础的、严密的科学体系，且常因它给人一种似是而非的满足，而消融人们探求真理的努力。

造成单相概念与意象范畴不同的原因，可能与中西方的语言文字有关。西方印欧语言是表音语言，是一维的时间性的，通过时间的延续来说明外部事物。其文字的形、声、义是统一的，见一字形即可读出其声，由其声即可认识其义，故常是信息的直接载体，用此种文字形成的概念多直接蕴涵着对象的意义。中国汉族语言是表意语言，是多维的空间性的。从展开的空间序列中模拟或把握对象世界，可使人们根据文字的结构作出种种想象，进行举一反三、触类旁通的联想。于是同一个象意文字，便往往生出几种"意"来。由象意文字组成的意象范畴自然常带有多重含义。

生物医学的概念大都是单相概念，一经确认，内涵相对稳定。中医学的概念大都是意象范畴，一方面常具有多重内涵，如阴阳既可代表水火、天地等相对客体，又可代表寒温、升降等事物的相对属性，还可代表相对属性之间的对立统一关系；另一方面在不同应用场合常具有不同含义，如气既可指致病之邪气，又可指御邪的正气，既可以是元气、宗气、营气、卫气等人体的物质，又可以是脾气、肺气、肾气、心气等人体的功能，"几于随物可加"（严复）。未病测评学借用了中医学的意象范畴，但对这些意象范畴的内涵或外延进行了拆分，并用生物医学的单相概念进行了定义。

第二节 未病测评学的方法论

方法论是关于人们认识世界、改造世界的方法的理论。方法论是如何证明世界观的学说，解决的是"为什么"的问题。

1. 机械分析与天人合一

古希腊地处希腊半岛、爱琴海诸岛及小亚细亚半岛西部海岸。这里丘陵纵横，土地贫瘠，恶劣的自然环境使人对大自然产生了恐惧心理，形成了人与自然的尖锐矛盾，表现为人与神、物质与精神的对立，迫使人们更加主动地认识自然和改造自然。欧洲文艺复兴之后发展起来的机械分析法最具代表性，如牛顿（Isaac Newton，1642—1727）的《自然哲学之数学原理》、拉普拉斯（Pierre-Simon marquis de Laplace，1749—1827）的《天体力学》、拉·梅特里（Julien Offroy de La Mettrie，1709—1751）的《人是机器》。他们认为整体是其组成部分的简单代数和，是机械相加的整体，运动的原因是事物外部条件的改变。因而，一方面侧重分析事物的各个细节，把统一的自然界划分为不同的领域，把一个研究对象离析为不同的部分，进而加以观察、实验，以对其做出精确的描述；另一方面，将高层次的运动规律分解为较低层次的运动规律，用简单的运动形式解释复杂的运动形式，强调在整体层次下研究较小领域内的要素，从微观结构解释宏观现象。

机械分析法使近代科学和技术得到了极为成功的发展。它对于弄清事物各组成部分的性质来说是一种有效的方法。其强调的精确性、明晰度是科学研究中必不可少的。但由于过分强调"分析"，不能科学地对待整体与部分的关系，"把自然界的事物和过程孤立起来，撇开广泛的、总的联系去进行考察，因此就不是把它们看作运动的东西，而是看作静止的东西；不是看作本质上变化着的东西，而是看作永恒不变的东西；不是看作活的东西，而是看作死的东西"（恩格斯）。

中国先秦文化是在以黄河、长江两大水系为中心的广大领域里孕育发展的。优越的地理环境加之封建思想的束缚，使人们逐渐养成了乐于耕种、随遇而安的心理习惯。在与土地打交道的过程中，人们从原始古老的图腾崇拜转到了将自身与土地相混然的方面上来，天人相依，精神与物质相融，逐步直觉到宇宙是一个整体，即"天人合一"整体思想。如儒家孔子的"唯天是大"，孟子的"尽其心者，知其性也。知其性，则知天矣。存其心，养其性，所以事天也"，道家的"人法地，地法天，天法道，道法自然""天地与我并生，万物与我为一""泛爱万物，天地一体也"。

"天人合一"整体思想将事物的变化发展归之于内因（阴阳），把宇宙万物的演变过程看作是春生、夏长、秋收、冬藏的自然生化过程。四时生化万物，时间统摄空间。由于这种顺时演变永无休止，从不反顾，而自然条件不断变化，永不重复，于是面对万物的自然演变过程，人们只能辅赞，不可代行；只能顺随，不可逆反；只能融入，不可强对。

天人合一整体观虽力图探索天人的协调、和谐与一致，并把这种观点贯彻到世界观、认识论、社会历史、政治伦理等领域，但由于缺乏必要的知识结构，不能对客体展开分析，因而不得不把思维重点落脚于客体的外部特征及与它物的关系上。

生物医学在原子论指导下，借助机械分析方法将人体分解为系统、器官、组织、细胞、细胞器、分子，将生命活动分解为运动、消化、呼吸、泌尿、生殖、调节等不同的功能。中医学在元气论指导下，将人体置于本来的自然和社会环境中，从时序的角度认识脾、肺、肾、肝、心五藏的特征，从人体与环境的物质和能量（精、气、血、津液）交换中认识生命运动规律。未病测评学吸收了生物医学的研究成果，如人体的执行结构及由其决定的功能性质，但借用了中医学的理论框架，从关系和时序的角度观察自然状态下生命活动的规律和态势。

2. 定量实证与直觉体悟

古希腊时代的哲学家大都是自然科学家。如米利都（Miletus）学派的创始人泰勒斯（Thales，约公元前 624—前 547）是希腊第一个天文学家、几何学家和物理学家。与米利都学派对立的毕达哥拉斯学派也都是从事数学、谐音学、天文学、医学的自然科学家，德谟克利特是"经验的自然科学家和希腊人中第一个百科全书式的学者"。这一特质使他们在探索世界的过程中更加注重定量实验与实证分析。著名数学家欧几里得（Euclid，生卒年月不详，约鼎盛于公元前 300 年）在《几何原本》中创立的数学史上第一个公理化系统，包括大量定义、公理、公设、命题、面积变换，以及对圆、多边形、相似形等的讨论，比例论、数论、简单立体几何、求面积和体积等，都是建立在广泛的实证与定量分析基础上的。英国思想家、新时代实验科学的创始人罗吉尔·培根（Roger Bacon，约 1214—1292）认为"离开数学，自然就不可能被人认识"，"除非有实验方法的印证，单凭推理得到的结论未必可靠"。在定量实验与实证分析中，人们从偶然的、具体的、繁杂的、零散的现象中抽取事物本质和共性的过程称为抽象思维。

近代科学以实验为基础，把所研究的对象从复杂的环境中取出，置于有条件的典型的环境之中，使事物简化，因而能更加深刻地揭示其某个侧面、某个层次的性质及运动规律。但因这一方法改变了客体的本来面目，常使所得结论带有片面性和应用范围的局限性。

在中国先秦的诸子中，除了墨子、荀子、管子、惠施等少数几人在算学上间有心得外，几乎没有一位是当时重要的数学家。相比之下，他们更注重事物的"象"。所谓"象"，是在彻底开放而不破坏事物所呈现象之自然整体性的前提下，从事物的现象中获得的关于事物的属性、相互关系和运动规律的综合概括。

中国古代贤达对"象"的把握是靠直觉体悟来完成的。所谓直觉体悟，就是人脑基于有限的资料和事实，调动一切已有的知识经验，对客体的本质属性及其规律性联系做出迅速的识别、敏锐的洞察、直接的理解和整体的判断的思维过程，又称意象思维。但由于直觉体悟常在证据不充分的情况下进行，且不经过明确而严密的逻辑推理，所得结论常带有一定程度的猜测性、预见性；直觉体悟是在已有的知识经验基础上进行，由于人们在知识经验方面的差异，对同一事物或现象就可能存在不同的认知结果，出现通常所说的"见仁见智"现象；直觉体悟常迅速自动进行，以至于主体对该过程所包含的各种心理活动没有清晰的意识，自然也就无法向他人说明思维的行程和结论形成的原因，故读者常有"知其然而不知其所以然"的感觉。

未病测评学认同了中医学通过直觉体悟获得的经验、观点和思想，如脾藏运化水谷运动、肾藏藏精调节生长发育、肝藏疏泄条畅情志，但对这些经验、观点和思想之间的关系进行了生物医学的诠释，并借用定量实验的方法予以证实。

3. 逻辑推理与比类取象

所谓逻辑推理，就是指遵循严密的逻辑规则，通过逐步推理获得符合逻辑的正确答案或结论的思维方式。它进行的模式是阶梯式的，一次只前进一步，步骤明确，包含有一系列严密、连续的归纳或演绎过程。在其进行过程中，主体能充分地意识到过程所包含的知识与运算，并能用语言将该过程和得出结论的原因清楚地表达出来。

古希腊时代，自然科学家和哲学家都把抽象的逻辑理性作为认识和把握事物真理的最基本的手段，并把逻辑学视为一切科学的工具。这固然与他们探索世界本原的研究目的有关，更与哲学家们大都是自然科学家有关。因为数学、物理学（包括力学、天文学）、建筑学等都离不开高度抽象的逻辑思维方法，而这也就使自然科学家和哲学家在思考世界本原时，不能不习惯于这种抽象的逻辑理性。被称为西方传统逻辑学奠基人的亚里士多德（Aristotle，公元前348—前322）提出逻辑思维三大基本定律（同一律、矛盾律和排中律），确定的判断、定义及分类，三段论推理的主要形式与规律，以及阐释演绎法与归纳法的关系，等等，直到今天仍是欧洲人值得骄傲的成就。

但在中国，为了表述事物的"象"，古人常用另一种与之跨度很大的事物的"象"做比喻（后一种"象"常是人们比较了解的），使要说明的"象"与比喻的"象"（感性或理性上的）的共性，正是人们对要说明的"象"想表述的内容，此即所谓比类取象。比类取象可使人们通过体会两种事物"象"的共性，使对比喻的"象"的理解，巧妙地转移到对要说明的"象"上来。这种方式的好处在于，可以在不说出被说明的"象"是什么的情况下，也能理解和把握其内涵。如"神之于质，犹利之于刃；形之于用，犹刃之于利。利之名非刃也，刃之名非利也，然而舍利无刃，舍刃无利，未闻刃没而利存，岂容形亡而神在?"（《神灭论》）以刃利喻形神，即使不说出后者是什么关系，也不影响人们对它的理解与把握。

《易经》《老子》《黄帝内经》等名著在中国历史上之所以长期成为经典，原因之一就在于其中明显的或隐含的比类取象达到了相当精辟的程度，足以彰显中国传统哲学的博大精深。但正由于比类取象法不能直叙"象"的内涵，故自古以降，经、传、注、笺、义疏、正义、疏证、集注、训诂不绝于文案。历代哲人遵循"注不破经，疏不破注"的规俗，案牍劳形，皓首穷经，日夜揣摩经典中的"微言大义"和精蕴奥旨，趋于求同而怯于立异，常发展成为文化专制主义。

未病测评学接受了中医经典著作通过比类取象方式表达的概念、原理、思想和方法，但遵循了逻辑学的规则论证这些知识的相互关系。

第二章　人体功能的五藏归属

中医学认识的人体结构可分为两类，一类是基于中国古代解剖知识认识的人体结构，六腑、奇恒之腑、形体、五官九窍属于这一类；另一类是在古代解剖知识的基础上，在古代哲学和人文因素影响下认识的人体结构，藏象学说属于这一类。在本章，我们将讨论这两类人体结构，并将人体的功能总结为 15 种，分别归属于五藏。

第一节　解剖性的脏腑、形体和官窍

中医学认为人的解剖结构由脏腑、形体、官窍三部分组成。

以"中医""解剖"为关键词检索 CNKI 数据库，获得关于中医解剖知识的研究论文18 篇。以论文的参考文献为线索，以明朝晚期（1569）比利时主教加内罗（D. Melchior Carneiro）在澳门设立医院作为生物医学引进中国的标志，查到之前存世的《黄帝内经》《难经》《脉书》《备急千金要方》《存真图》《十四经发挥》《格致余论》《针灸聚英》《医学入门》《濒湖脉学》等记载中医解剖知识的著作作为研究资料。

一、脏腑的结构与功能

脏腑是组成人体的内隐部分。中医理论体系中的脏腑有两类，一是藏象学说中的脏腑，包括五脏、六腑和奇恒之腑；二是经络学说中的脏腑，即六脏和六腑。

1. 五脏、六腑和奇恒之腑

五脏是指脾、肺、肾、肝、心。六腑是指胆、胃、大肠、小肠、三焦、膀胱。奇恒之腑是指脑、髓、骨、脉、胆、女子胞。胆既属于六腑，又属于奇恒之腑。骨、脉既属于奇恒之腑，又属于形体。

中医解剖知识主要记载了脏腑的：①毗邻关系。包括脏腑的位置和与其他脏腑的邻接关系，如"肾……当胃下两旁，入脊膂附脊之第十四椎，前后与脐平直"（《十四经发挥》）；②形态结构。包括重量、形态、颜色、直径和长度，如"肾……重一斤一两，状如石卵，色黄紫"（《十四经发挥》），"小肠大二寸半，径八分分之少半，长三丈二尺"（《难经》）；③内容物。包括内容物的种类和容量，如"膀胱……盛溺九升九合"（《难经》）。故以脏腑的毗邻关系、形态结构和内容物为线索，将中医解剖知识与现代人体解剖学做了对比。详见表2-1、表2-2。

表2-1 中医学与生物医学具有相似毗邻关系和形态结构的内脏

脏腑	毗邻关系		形态结构	
	中医解剖	现代解剖	中医解剖	现代解剖
脾	①"脾与胃以膜相连"（《内经》）；②"脾居中脘一寸二分，上去心三寸三分六，下去肾三寸六分"（《医学入门》）；③"脾则有在心之左"（《存真图》）	①脾脏与胃之间有胃脾韧带；②脾脏位于左上腹，心脏下方，左肾上方；③脾脏位于心脏的左下方	①"脾重二斤三两，扁广三寸，长五寸，有散膏半斤"（《难经》）；②"脾扁似马蹄"（《医学入门》）	①脾脏宽6～8cm，长10～12cm，宽长比约为3：5；②脾脏形似长扁椭圆形
肺	①"肺系喉管"（《医学入门》）；②"肺在鬲上"（《难经》）；③"肺之下，则有心、肝、胆、脾"（《存真图》）	①肺脏上连气管；②肺脏居横膈之上；③心脏、肝脏、胆、脾脏都位于肺脏之下	①"肺形似人肩"（《医学入门》）；②"肺重三斤三两，六叶两耳，凡八叶"（《难经》）	①肺脏近似圆锥形；②左肺分上、下两叶，右肺分上、中、下三叶
肾	①"肾……当胃下两旁，入脊膂附脊之第十四椎"（《十四经发挥》）；"腰者肾之府"（《内经》）②"肾则有一在肝之右微下，一在脾之左微上"（《存真图》）	①肾脏位于腹后壁，脊柱两侧，第11胸椎至第3腰椎间，左肾前上部与胃底后面相邻；②右肾前上部与肝脏相邻，左肾左上方与脾脏相邻	①"肾……状如石卵，色黑紫"（《十四经发挥》）；②"肾有两枚，重各九两，裹以脂膜，里白外紫如江豆兮，相合若环"（《医学入门》）	①肾脏形似蚕豆，呈红褐色；②肾脏左、右各一，纤维囊外周包裹有黄色脂肪层。肾皮质为红褐色，肾髓质为淡红色；外缘隆凸，内缘中部凹陷
肝	①"肝……在右胁，右肾之前，并胃着脊之第九椎"（《十四经发挥》）；②"胆在肝之短叶间"（《难经》）	①肝脏大部分位于右季肋区，右叶后部邻接右肾，左叶下面与胃前壁相邻；②胆囊位于肝脏右叶之下	①"肝独有两叶"（《难经》）；②"肝重二斤四两"（《难经》）	肝脏有左右两叶
心	"居肺下膈上，附着于脊之第五椎"（《十四经发挥》）；"有血肉之心，居肺下肝上是也"（《医学入门》）	心脏左上方邻左肺叶，下方邻横膈，右下方邻肝脏，后方平第5～8胸椎	①"心重十二两，中有七孔三毛，盛精汁三合"（《难经》）；②"心形如未敷莲花"（《十四经发挥》）	①心脏有主动脉孔、肺动脉孔、肺静脉孔、上腔静脉孔、下腔静脉孔、左房室孔、右房室孔。连结房室瓣与乳突肌有三支较大的羽状腱索；②心脏形似倒置且前后略扁的圆锥体

续表

脏腑	毗邻关系		形态结构	
	中医解剖	现代解剖	中医解剖	现代解剖
胃、小肠、大肠	①"胃在膈膜下"（《针灸聚英》）；②"胃……上透咽门食管"（《医学入门》）；③"胃之下有小肠，小肠下有大肠"（《存真图》）；④"大肠、小肠会为阑门，下极为魄门"（《难经》）	①胃在横膈之下；②胃上连咽和食管；③胃下连小肠，小肠下连大肠；④小肠与大肠的交汇点称为回盲口，大肠终于肛门	"胃重二斤二两，纡曲屈伸，长二尺六寸，大一尺五寸，径五寸……小肠重二斤十四两，长三丈二尺，广二寸半，径八分分之少半，左回叠积十六曲……大肠重二斤十二两，长二丈一尺，广四寸，径一寸，当脐右回十六曲"（《难经》）	胃呈钩型。小肠长约5～7m，迂曲盘旋于腹腔的中下部。大肠长约1.5m，起于右下腹，上行至肝脏右叶下方，转折向左前下方，再转向左后上方，至左上腹，在脾脏下转折下行至左下腹，转入盆腔
胆	"胆在肝之短叶间"（《难经》）	胆囊位于肝脏右叶下的胆囊窝内	"胆重三两三铢，盛精汁三合"（《难经》）；"胆者，金之精，水之色，其色玄，其形如悬瓠，其神为龟蛇，无出入窍"（《医学入门》）	胆囊呈青绿色，梨形，除了胆囊管没有其他开口
膀胱	"膀胱居肾下之前，大肠之侧"（《十四经发挥》）	膀胱在两肾脏的前下方，直肠之前	"膀胱者，重九两二铢，左回叠积，上下纵，广九寸，两边等"（《备急千金要方》）	膀胱正面观纵径大于横径，左右对称
脑、髓	"脑者髓之海，诸髓皆属于脑，故上至脑，下至尾骶"（《医学入门》）	脑位于头部颅腔。脊髓位于椎管，上端与脑相连，下端位于第一腰椎下缘		
子宫			"子宫，一系在下，上有两歧，一达于左，一达于右"（《格致余论》）	子宫呈倒置的梨形，下端较窄而呈圆柱状为子宫颈，上端宽而圆凸，为子宫底。输卵管位于左右两侧

表 2-2　中医学与生物医学具有相同内容物的内脏

脏腑	内容物	
	中医解剖	现代解剖
胃、小肠、大肠	"胃……受水谷三斗五升，其中常留谷二斗，水一斗五升。小肠……受谷二斗四升，水六升三合合之大半。回肠……受谷一斗，水七升半。广肠……受谷九升三合八分合之一"（《难经》）	胃接受经口腔、食管而来的食物，初步消化成食糜。小肠接受胃中的食糜，消化、吸收其中的营养，并将食物残渣推入大肠。大肠吸收水分，将食物残渣变成粪便
胆	"胆泄口苦"（《内经》） "胆病者，善太息，口苦"（《内经》）	胆囊存储胆汁。胃炎、食管炎等致胆汁反流，常出现口苦
膀胱	"膀胱盛溺九升九合"（《难经》）	膀胱是储存尿液的肌性囊状器官
子宫	"阴阳交媾，胎孕乃凝，所藏之所，名曰子宫"（《格致余论》）	子宫为胎儿生长发育的场所

从表 2-1 容易看出，中医解剖知识关于脾、肺、肾、肝、心、胃、小肠、大肠、胆、膀胱、脑、髓、子宫的毗邻关系和形态结构的描述与现代人体解剖学的同名组织器官是基本一致的。可见，明朝晚期当生物医学引进中国时，用中医学的这些脏腑名称翻译人体解剖学的同名内脏是有根据的。

2. 六脏和六腑

六脏是指脾、肺、肾、肝、心、心包，六腑是指胃、大肠、膀胱、胆、小肠、三焦，即经络学说中十二正经络属的脏腑。六脏六腑的位置和毗邻关系可从十二正经的体内循行获知，见表 2-3。

表 2-3　十二正经络属脏腑的位置和毗邻关系

十二正经	体内循行	脏腑的位置和毗邻关系
肺手太阴之脉	起于中焦，下络大肠，还循胃口，上膈属肺	大肠、胃位于横膈之下；胃居大肠之上；肺位于横膈之上
大肠手阳明之脉	下入缺盆络肺，下膈属大肠	肺位于横膈之上；大肠位于横膈之下
胃足阳明之脉	入缺盆，下膈属胃络脾……其支者，起于胃口，下循腹里	胃、脾位于横膈之下；胃位于腹部
脾足太阴之脉	入腹属脾络胃……其支者，复从胃别上膈，注心中	脾、胃位于腹中，横膈之下；心位于横膈之上
心手少阴之脉	起于心中，出属心系，下膈络小肠……其直者，复从心系，却上肺	小肠位于横膈之下；心位于横膈之上，肺之下
小肠手太阳之脉	入缺盆，络心，循咽下膈，抵胃属小肠	心位于横膈之上；胃、小肠位于横膈之下
膀胱足太阳之脉	挟脊抵腰中，入循膂，络肾属膀胱	肾、膀胱位于腰、脊骨

续表

十二正经	体内循行	脏腑的位置和毗邻关系
肾足少阴之脉	贯脊属肾络膀胱，其直者，从肾上贯肝膈，入肺中……其支者，从肺出络心，注胸中	肾、膀胱位于脊骨；肾位于肝、横膈之下；肝与横膈毗邻；肺位于横膈之上；心、肺毗邻，位于胸中
手厥阴心包络之脉	起于胸中，出属心包络，下膈历络三焦	心包位于胸中，横膈之上；三焦位于横膈之下
三焦手少阳之脉	入缺盆，布膻中，散络心包，下膈循属三焦	心包位于胸中，横膈之上；三焦位于横膈之下
胆足少阳之脉	合缺盆以下胸中，贯膈，络肝属胆	肝、胆位于横膈之下
肝足厥阴之脉	抵小腹，挟胃属肝络胆，上贯膈……其支者，复从肝别贯膈，上注肺	胃、肝、胆位于腹部，横膈之下；肺位于肝、横膈之上

显然，在十二正经络属的六脏六腑中，肺、心、心包位于横膈之上的胸中，脾、肝、胃、小肠、大肠、胆、三焦（可能是胰腺、肠系膜、大网膜、小网膜，尚无定论）位于横膈之下的腹中，肾、膀胱位于腰脊，与现代人体解剖学同名组织器官的位置和毗邻关系也是基本一致的。

但是，运用解剖学的内脏研究中医学同名脏腑的功能时却出现了不能解释的问题，如中医脾的运化、布散津液、统血、主肌肉功能不是解剖学脾脏的功能，中医肺的卫外功能不是解剖学肺脏的功能，中医肾的生子、气化、主骨生髓、藏精功能不是解剖学肾脏的功能，中医肝的疏泄、藏血功能不是解剖学肝脏的功能，中医心的藏神功能不是解剖学心脏的功能。

在生物医学体系中，建立人体各组成部分与其功能之间直接关系的学科是一门实验性学科，即人体生理学。其早期的知识主要来源于解剖尸体和动物活体而对人体器官功能的推测。如 1628 年英国医生 Harvey 根据对 40 种不同动物的活体解剖，证明了血液循环的途径，并指出心脏是脉管系统的中心。但借助尸体解剖发现内脏器官的内容物也应是推断解剖结构与其功能直接关系的重要手段。所以，如果中医解剖知识关于脏腑内容物的种类描述明确，则认为其功能可由中医解剖知识推断出来，如《难经》谓"胃……受水谷三斗五升，其中常留谷二斗，水一斗五升"，描述了胃中盛有的水谷及其容量，应是胃参与水谷运化的解剖学依据。《素问·痿论》"胆泄口苦"，应是胆囊存储胆汁的依据。但因《难经》"脾……有散膏半斤""心……盛精汁三合"中的散膏、精汁性质不明，就不能借以推断脾、心的功能。

通过中医解剖知识关于内容物的种类和容量的描述（详见表 2-2），可以推断胃、小肠、大肠、胆、膀胱、子宫的解剖结构与其功能直接相关，且与现代人体解剖学的认识完全一致。但中医学关于脾、肺、肾、肝、心、脑、髓的功能不能从中医解剖知识推知。

事实上，在注重形而上的中国传统文化氛围内，中医学没有建立起脏腑的解剖结构与其功能之间的直接关系。为了不引起混乱，本书将中医古代解剖学与现代人体解剖学的同名五脏称为解剖性五脏，并用脾脏、肺脏、肾脏、肝脏、心脏表示，将附加了全新功能的中医五藏（音 zàng）称为功能性五藏，并用脾藏、肺藏、肾藏、肝藏、心藏表示。

二、形体的结构与功能

形体是组成人体的外显部分，又称五体，是指肉、皮、骨、筋、脉，及毛、发、齿、甲等附属物。《素问·痿论》称"肺主身之皮毛，心主身之血脉，肝主身之筋膜，脾主身之肌肉，肾主身之骨髓"，《灵枢·五色》称"肝合筋，心合脉，肺合皮，脾合肉，肾合骨"，是以五行为原始模型而建立的五脏与五体关系，但没有从解剖结构上说明两者的必然联系。

也许是因为形体是视之可见、触之可及的人体组成部分，古代文献几乎没对其形态结构做出描述，但从形体与脏腑的功能关系、功能性质、内容物和功能异常时的症状表现看，肉（肉为墙）、皮（皮肤坚而毛发长）、骨（骨为干）、筋（筋为刚）、脉（脉为营）五体的结构和功能分别与骨骼肌（运动）、皮肤及黏膜（防御）、骨骼（支撑保护）、躯体神经系统（支配躯体运动）、脉管系统（循环）基本一致。详见表 2-4。

表 2-4　中医学与生物医学关于肉、皮、骨、筋、脉的描述

形体	中医解剖	现代解剖
肉	①肉由脾胃化生的水谷精微营养	骨骼肌能产生肌力和肌紧张，维持人体的姿势和运动
	"脾主身之肌肉"（《素问·痿论》）	
	"脾合胃，胃者，肉其应……脾应肉，肉坚大者，胃厚"（《灵枢·本藏》）	骨骼肌的供能性有机物来自胃肠道消化吸收的糖、脂肪和蛋白质
	②肉功能异常的症状表现	
	"脾气虚则四支不用"（《灵枢·本神》）	供能不足则四肢骨骼肌无力
皮	①肺外合皮毛	皮肤、黏膜位居体表
	"肺生皮毛"（《素问·阴阳应象大论》）	
	②皮防止外邪入侵	皮肤、黏膜（尤其是呼吸道黏膜）是人体抵御病原微生物的第一道防线
	"是故虚邪之中人也，始于皮肤，皮肤缓则腠理开，开则邪从毛发入，入则抵深"（《灵枢·百病始生》）	
	"肺主皮毛，故洒淅寒热"（《难经本义》）	病原微生物入侵人体可出现怕冷、发热等症状
骨	①骨具有支撑功能	骨骼是人体的支架，具有支撑定形功能
	"骨为干"（《灵枢·经脉》）	骨骼是骨骼肌机械运动的支点
	"肾气热则腰脊不举，骨枯而髓减，发为骨痿"（《素问·痿论》）	
	②骨中有髓	骨髓充填于骨髓腔和骨松质间隙内
	"骨者髓之府"（《素问·脉要精微论》）	

续表

形体	中医解剖	现代解剖
筋	①筋的特性 "筋有刚柔，刚者所以束骨，柔者所以相维"（《类经·十二经筋结支别》） "筋，肉之力也"（《说文解字》） ②筋的症状表现 "搏于筋，则为筋挛"（《灵枢·刺节真邪》） "有伤于筋，纵，其若不容"（《素问·生气通天论》）	躯体神经能产生和传导运动信号支配骨骼肌的运动 运动信号的产生或传导异常容易表现为抽搐、强直、软瘫等骨骼肌的随意运动功能异常
脉	①心与血的关系 "心主身之血脉"（《素问·痿论》） ②脉中有血 "壅遏营气，令无所避，是谓脉"（《灵枢·决气》） "夫脉者血之府也"（《素问·脉要精微论》）	脉管系统是血液循环的通道，具有约束血液的作用，与心脏一起共同推动血液运行全身

三、官窍的结构与功能

官窍也是组成人体的外显部分，又称五官九窍。五官是指口、鼻、耳、目、舌，九窍是指口（1窍）、鼻（2窍）、耳（2窍）、目（2窍）、前阴（1窍）、后阴（1窍）。脾开窍于口、肺开窍于鼻、肾开窍于耳及二阴、肝开窍于目、心开窍于舌，是以五行为原始模型而建立的五脏与五官九窍关系，但没有从解剖结构或生理功能上说明两者的必然联系。

从古代文献关于官窍的形态、位置和功能描述看，口（纳谷）、鼻（息）、耳（闻）、目（视）、舌（语）、前阴（排精、生子、排尿）、后阴（排便）分别与口（饮食）、鼻（呼吸）、耳（听）、目（视）、舌（言）、外生殖器（生殖）和尿道（排尿）、肛门（排便）基本一致。详见表2-5。

表2-5 中医学与生物医学关于口、鼻、耳、目、舌、前阴、后阴的描述

官窍	中医解剖	现代解剖
口	"口广二寸半，唇至齿长九分，齿以后至会厌，深三寸半"（《难经》） "口以开阖为用""口者脾之窍，心之外户也。难经七冲门，谓唇为飞门，齿为户门，以其开阖运动，声音从口出，饮食从口入。四通五达，为脏腑之冲要也"（《望诊遵经》） "口者，脾之官也"（《灵枢·五阅五使》）	口是饮食物进入体内的门户，是消化道的起始部分

续表

官窍	中医解剖	现代解剖
鼻	"明堂者，鼻也"（《灵枢·五色》），按部位不同，明堂有山根、鼻尖、鼻梁、鼻翼、鼻孔之分 "鼻中出气之孔谓之鼻也，鼻形谓之軌也"（《黄帝内经·太素》）	鼻是呼吸道的起始部分，能帮助发音并有嗅觉功能
耳	"两耳通脑，所听之声归于脑"（《医林改错》） "手太阳脉气所发者耳郭上各一"（《素问·气府论》） "蔽者，耳门也"，别称耳屏（《灵枢·五色》） "两耳坠上浮肿如核"又称耳垂（《重楼玉钥》） "然耳聋之证有可治者，有不可治者。其不可治者，耳膜破也"（《医学衷中参西录》）	耳郭主要有收集声波作用 外耳道软骨部皮肤含有毛囊、皮脂腺和耵聍腺。耵聍腺分泌黏稠液体，能湿润耳部皮肤 鼓膜的作用是接受空气的振动（即声波的刺激）
目	"大概目圆而长，外有坚壳数重，中则清脆，内包黑稠神膏一函，膏外则白稠神水，水以滋膏，水外则皆血，血以滋水，膏中一点黑莹，乃是肾胆所聚之精华。唯此一点烛照鉴视，空阔无穷者，是曰瞳神此水轮也"（《审视瑶函》） "若夫瞳人处暗则大，处明则小者，是隔帘舒缩之常，非疾病之变也"（《望诊遵经》）	为接受光刺激的感受器，由眼球和眼副器组成。眼球能将光波的刺激转变为神经冲动，经视神经传至大脑皮质而产生视觉。眼副器位于眼球周围，对眼球起支撑、保护和运动的作用，包括眼睑、结膜、泪器、眼外肌、眶筋膜和眶脂体及眼的血管神经
舌	"舌常有刺也，无刺者""舌以舒卷为用"（《望诊遵经》） "舌之苔，胃蒸脾湿上潮而生，故曰苔"（《辨舌指南》）	舌位于口腔底，是口腔内司味觉、助发音、助消化（吞咽、搅拌饮食物）的重要器官
前阴	男性： "前阴者，宗筋之所聚，太阴阳明之所合也"（《素问·厥论》） "茎垂者，身中之机，阴精之候，精液之道也"（《灵枢·刺节真邪》） 女性： "玉门、四边，主持关元，紧闭精子"（《妇人大全良方》） "五脏六腑津气流行阴道""产后阴道肿痛候"（《诸病源候论》）	前阴是指男女的外生殖器及尿道 男性尿道有排尿和排精的功能 女性尿道仅有排尿功能 阴道是连接子宫和外生殖器的肌性管道，富有伸展性，是两性交媾的器官，也是导入精液、排出月经和娩出胎儿的通道
后阴	"食饮至此，精华已去，止存形质之糟粕，故名魄门也"（《庄子·天道》） "肛门者，主大行道"（《千金方》） "魄门亦为五脏使，水谷不得久藏"（《素问·五脏别论》）	肛管被肛门括约肌所包绕，平时处于收缩状态，有控制排便的作用

第二节　功能性的五藏

人的生命活动过程中共有多少种功能参与？生物医学没有回答这个问题，中医学也没有回答这个问题。

一、生物医学认识的人体功能

解剖学将人体的功能分为运动系统的运动功能、消化系统的消化吸收功能、呼吸系统的呼吸功能、泌尿系统的泌尿功能、生殖系统的生殖功能、脉管系统的循环功能、神经内分泌系统的调节功能。生理学阐明了正常人体各种功能活动的机制。免疫学探讨了人体对抗原物质的识别和排除过程。细胞生物学研究了细胞的结构、功能和生命活动规律。血液学研究了血细胞的来源、增殖、分化、形态、功能、代谢和血浆成分。生物化学与分子生物学从生物分子的结构与功能、物质代谢与调节探讨了生命的本质。人类生态学探讨了人类在环境的选择力、分配力和调节力影响下所形成的时空关系。显然，由上述学科等构成的生物医学不能回答人的生命活动过程中共有多少种功能参与的问题。

二、中医学认识的人体功能

全国高等中医药院校规划教材《中医基础理论》将人体的功能分为 6 类：①五脏的生理功能、生理特性及其与形、窍、志、液、时的关系。详见表 2-6。②六腑的功能。包括胆主决断并贮藏和排泄胆汁，胃主受纳和腐熟水谷，小肠主受盛化物和泌别清浊，大肠主津和传化糟粕，膀胱主贮存和排泄尿液，三焦通行诸气和运行水液。③奇恒之腑的功能。包括脑主宰生命、精神和感觉运动，子宫主持月经并孕育胎儿，骨、髓的功能归并到肾的主骨生髓功能，脉的功能归并到心的主血脉功能。④官窍的功能。包括口的纳谷、鼻的息、耳的闻、目的视、舌的语、前阴的排精生子排尿、后阴的排便功能。⑤五体的功能。包括肉的运动、皮的防御、骨的支撑、筋的统摄、脉的营养供给功能。⑥精气血津液的功能。包括精的繁衍生命、濡养、化血、化气、化神功能，气的推动与调控、温煦与凉润、防御、固摄、中介功能，血的濡养和化神功能，津液的滋润濡养和充养血脉功能。

表 2-6　五藏的功能

五藏	生理功能	生理特性	与形、窍、志、液、时的关系
脾藏	主运化，主统血	主升、喜燥恶湿	在体合肉，主四肢，开窍于口，其华在唇，在志为思，在液为涎，与长夏之气相通应
肺藏	主气司呼吸，主行水，朝百脉，主治节	华盖、娇藏、宣降	在体合皮，其华在毛，开窍于鼻，喉为肺之门户，在志为忧（悲），在液为涕，与秋气相通应

续表

五藏	生理功能	生理特性	与形、窍、志、液、时的关系
肾藏	藏精，主生长发育生殖与脏腑气化，主水，主纳气	主蛰守位	在体合骨，生髓，其华在发，在窍为耳及二阴，在志为恐，在液为唾，与冬气相通应
肝藏	主疏泄，主藏血	刚藏、升发	在体合筋，其华在爪，开窍于目，在志为怒，在液为泪，与春气相通应
心藏	主血脉，藏神	阳藏、主通明	在体合脉，其华在面，开窍于舌，在志为喜，在液为汗，与夏气相通应

关于人体各种功能的归属，有些是明确的，如脾藏运化，肺藏主气司呼吸；有些尚未形成共识，如关于神明的主宰，《素问·灵兰秘典论》称"心者，君主之官也，神明出焉"，但《本草纲目》却称"脑为元神之府"；关于血的化生，《灵枢·决气》说："中焦受气取汁，变化而赤是谓血"，《侣山堂类辨》却说"肾为水脏，主藏精而化血"。显然中医学也没有回答人的生命活动过程中共有多少种功能参与的问题。

三、人体功能的重新整合

中医学的脾、肺、肾、肝、心五藏不是解剖学的同名脏器。因为关于五藏功能的认识来自6个方面：①中医解剖知识，如《难经》"心重十二两，中有七孔三毛"应是心主血脉的解剖学基础。②对生命现象的动态观察，如谷从口入、气从鼻出都是人能够感知的生命现象，将其归于脾、肺的功能。③通过病理现象反推，如食欲不振、食量减少可致消瘦、四肢乏力，而脾主运化，故称"脾主身之肌肉"。④临床经验的总结，如补肾药能加速骨折的愈合，故有"肾主骨"之说。⑤古代哲学的指导，如"木曰曲直"应是肝主疏泄的理论渊源。⑥人文因素的影响，如以君王为主宰的中央集权制可能是心藏神观点形成的人文背景。后5个方面赋予了脾、肺、肾、肝、心运用同名脏器的解剖结构无法解释的全新功能。

这些新加入的功能归属五藏后，中医学的五藏就被智慧地定义为功能单位，但也因此使脾、肺、肾、肝、心成了人为给定的名称，而不是可以通过检测而证明或证伪的客观实在。但是，功能性五藏体现了中医乃至中国传统文化的特点，即关系（整体性）和时序（动态性），因为脾、肺、肾、肝、心五藏反映了动物由低级到高级的进化历程，五藏之间的生克制化关系使脾、肺、肾、肝、心五藏的功能依次盛于季夏、季秋、季冬、季春、季夏，详见第五章。故《未病测评学原理》沿用功能性五藏的理论框架，将人体的功能分为15种，分别归属于五藏。见图2-1。

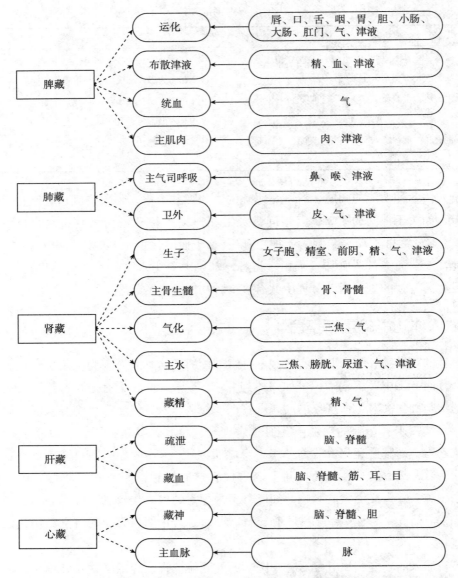

图 2-1　六腑、奇恒之腑、形体、官窍、精气血津液功能的五藏归属

（一）五藏功能的整合

脾藏的运化功能包括消化食物和转运水谷精微两个方面，将其拆分为脾藏的运化和布散津液两种功能。肺藏有主气司呼吸、朝百脉、主治节功能，朝百脉体现了肺藏是血气交换的场所，主治节体现了呼吸的自主调节，两者都是呼吸功能的一部分，故均归于肺藏的主气司呼吸功能。肺藏的主行水功能，一方面是指肺藏能将脾藏转运至肺的水谷精微布散至头面、皮毛及其他脏腑以濡润之，归入脾藏的布散津液功能；另一方面是指肺藏将脏腑代谢产生的浊液输送至肾或膀胱排出体外，归入肾藏的主水功能。肾藏有主纳气功能，但没有肺藏的主气司呼吸功能，肾藏无从纳气，故将肾藏的主纳气功能归入肺藏的主气司呼吸功能。

（二）将六腑的功能纳入五藏

胃主受纳和腐熟水谷、胆主贮藏和排泄胆汁、小肠主受盛化物和泌别清浊、大肠主传化糟粕，都参与了饮食物的消化吸收，将其归于脾藏的运化功能；膀胱主贮存和排泄尿液，三焦运行水液功能都参与了水液代谢，将其归于肾藏的主水功能；三焦通行诸气，总司一身之气化参与了新陈代谢，将其归于肾藏的气化功能；胆主决断是有意识的精神活动，将其归于心藏的藏神功能。

（三）将奇恒之腑的功能纳入五藏

脑、脊髓的功能分为 3 种：①中枢神经系统一方面使人产生意识、思维、学习、记忆等有意识的精神活动，另一方面使人产生本能动作、习惯技巧、睡眠梦幻和昼夜节律等下意识精神活动，将其归于心藏的藏神功能；②内脏神经系统使人产生和传导内脏感觉和运动信号支配内脏运动，并使人对外来刺激产生情绪体验，将其归于肝藏的疏泄功能；③躯体神经系统使人产生感觉和运动信号支配躯体运动，将其归于肝藏的藏血功能；骨髓位于骨髓腔，能化生血细胞，连同骨骼，归于肾藏的主骨生髓功能。女子胞主持月经、孕育胎儿参与人体的生殖功能，将其归于肾藏的生子功能。

（四）将形体的功能纳入五藏

肉、皮、骨、筋、脉五体各有自己的功能，《灵枢·经脉》称"骨为干，脉为营，筋为刚，肉为墙，皮肤坚而毛发长"。但因这些功能与五藏的功能关系密切，而归属于五藏。肌肉消瘦、四肢无力常由于脾失健运，营养不足所致，故将肉的运动功能归于脾藏，称为脾藏的主肌肉功能；咳嗽、气喘常由于皮的防御外邪功能异常影响肺藏的主气司呼吸功能所致，故将皮的防御功能归于肺藏，称为肺藏的卫外功能。侏儒症常由于肾藏藏精不足，骨生长发育异常所致，故将骨的支撑功能归入肾藏，称为肾藏的主骨生髓功能。麻木痉挛常由于肝不藏血，筋失所养所致，故将筋的统摄功能归入肝藏，称为肝藏的藏血功能。神疲、神昏常由于脉不藏营，心神失养所致，故将脉的营养供给功能归入心藏，称为心藏的主血脉功能。

（五）将官窍的功能纳入五藏

飞门（唇）、户门（齿）、吸门（会厌）、贲门（胃上口）、幽门（胃下口）、阑门（大肠与小肠之会）、魄门（肛门）七冲门是消化道的 7 个冲要部位，连同口、舌，归于脾藏的运化功能；鼻、喉与肺相连，共同完成呼吸功能，归于肺藏的主气司呼吸功能；尿道与膀胱、输尿管、肾脏相连，共同完成泌尿功能，归于肾藏的主水功能；男子的前阴

（尿道）与精室（睾丸）相连，女子的前阴（阴道）与女子胞（子宫）相连，共同完成生殖功能，归于肾藏的生子功能；目和耳产生视觉、听觉和平衡觉，是人体感受外来刺激的主要通道，参与了支配躯体运动功能，归于肝藏的藏血功能。

（六）将精气血津液的功能纳入五藏

具有繁衍生命功能的精，可视作生殖细胞，归入肾藏的生子功能；具有濡养功能的精可看作营养物质，并入具有同样功能的津液，归入脾藏的布散津液功能；具有化血功能的精，或可看作造血原料，归入脾藏的布散津液功能；或可看作激发造血功能的激素和细胞因子，归入肾藏的藏精功能；具有化气和化神功能的精可看作营养物质，经生物氧化（气化）为各种生命活动（神）提供能量（阳气），归入脾藏的布散津液功能。

具有推动作用的气可看作线粒体产生的化学能（元气），具有温煦和凉润作用的气可看作线粒体产生的热能（元阳），归入肾藏的气化功能；具有防御作用的气可看作免疫系统对病原微生物和外来异物具有的免疫防御和免疫耐受功能，归入肺藏的卫外功能；对血具有固摄作用的气可看作肝、胃肠、血管内皮细胞和血小板产生的凝血因子，归入脾藏的统血功能；对汗液具有固摄作用的气可看作小汗腺的分泌汗液功能，归入肺藏的卫外功能；对尿液具有固摄作用的气可看作膀胱三角区肌、膀胱括约肌、尿道外括约肌（男性）、尿道阴道括约肌（女性）的功能，归入肾藏的主水功能；对精液具有固摄作用的气可看作生殖腺的功能，归入肾藏的生子功能；对唾液、胃液、肠液具有固摄作用的气可看作消化腺和消化道黏液腺的功能，归入脾藏的运化功能；具有调控和中介作用的气可看作内分泌腺、内分泌细胞分泌的激素，免疫细胞和某些非免疫细胞分泌的细胞因子，归入肾藏的藏精功能。

具有濡养功能的血可看作营养物质，并入具有同样功能的津液，归入脾藏的布散津液功能；具有化神功能的血可看作营养物质，经生物氧化（气化）为各种生命活动（神）提供能量（阳气），归入脾藏的布散津液功能。

具有濡养功能的津液可看作营养物质，归入脾藏的布散津液功能。具有充养血脉功能的津液可看作进入血液循环的水谷精微，归入脾藏的布散津液功能。具有滋润功能的津液可看作润滑体表、官窍、体腔和关节腔的体液，如外分泌腺的分泌液、浆膜分泌的浆液、滑液膜分泌的滑液、肾脏分泌的尿液、胃肠分泌的消化液、皮肤黏膜的渗出液和漏出液，因分布部位不同分别归属于脾藏的运化功能、脾藏的主肌肉功能、肺藏的主气司呼吸功能、肺藏的卫外功能、肾藏的生子功能、肾藏的主水功能。

（七）将中医既往没有认识到的人体功能纳入五藏

肝的分泌胆汁功能，因为有助消化，归入脾藏的运化功能；具有对人体正常细胞及其产物免疫耐受，对损伤、衰亡和变性细胞免疫自稳，对变异细胞免疫监视功能的免疫系统，因具有维护人体结构稳定的作用，归入肾藏的主骨生髓功能；红细胞和血浆承载 O_2，是肺主一身之气功能的体现，归入肺藏的主气司呼吸功能；体液承载的代谢产物包括中间代谢产物（如白蛋白、球蛋白、纤维蛋白原、酶类、激素类、胆固醇）和最终代谢产物（如尿酸、尿素、CO_2），红细胞和血浆承载 CO_2 归入肺藏的主气司呼吸功能范畴，其余代谢产物的转运归入脾藏的布散津液功能范畴。

第三章 五藏功能性质的执行结构

在"结构决定功能"的思想指导下，生物医学从系统、器官、组织、细胞、细胞器、分子6个层次认识人体的功能。如呼吸系统、肝脏、肌肉组织、胰岛 β 细胞、线粒体、DNA 依次具有呼吸、分泌胆汁、产生动力、分泌胰岛素、生物氧化、传递遗传信息的功能。这些执行人体各种功能的结构称为执行结构。执行结构包括：①有固定空间结构和空间位置的系统、器官、组织、细胞和细胞器，如消化系统、肾脏、上皮组织、内分泌细胞、细胞核；②有固定空间结构但处于游走状态的细胞和分子，如血细胞、激素；③没有固定空间结构处于流动状态的体液。

大脑具有思维功能，肾脏具有泌尿功能，两种不同性质的功能取决于它们不同的执行结构。由执行结构决定的使人体某组成部分具有区别于其他组成部分的功能称为该组成部分的功能性质，又称功能种类。如"呼吸是人体的一种功能"等价于"人体有呼吸这种性质的功能"。

生物医学和中医学都在研究人体，生物医学和中医学都在维护人的健康，生物医学和中医学都全面地认识了人体的各种功能，但生物医学和中医学关于人体功能的分类方法不同。生物医学从结构的完整性对人体功能进行分类，中医学从功能的完整性对人体功能进行分类，故可以功能为线索，通过建立中医五藏与人体各种结构的对应关系，给出中医五藏的 15 种功能的执行结构，见表 3-1。由于人体的同一组成部分常常具有不同的功能，而归属于不同的五藏。如肝具有分泌胆汁帮助消化和解毒的功能，归属于脾藏的运化功能；具有合成白蛋白影响血管内外水平衡和维持正常血浆容量的功能，归属于脾藏的布散津液功能；具有合成凝血因子防止出血的功能，归属于脾藏的统血功能；具有灭活激素影响体液调节的功能，归属于肾藏的藏精功能；具有合成抗凝血酶、肝素辅因子 Ⅱ 防止血栓形成的功能，归属于心藏的主血脉功能。

表 3-1 五藏功能性质的执行结构

五藏	功能性质	执行结构
脾藏	消化吸收（运化）	消化系统
	物质转运（布散津液）	物质转运系统
	凝血（统血）	凝血系统
	运动（主肌肉）	骨骼肌、筋膜

续表

五藏	功能性质	执行结构
肺藏	呼吸（主气司呼吸）	呼吸系统、红细胞、血浆
	防御（卫外）	免疫系统
肾藏	生殖（生子）	生殖系统
	成体（主骨生髓）	成体系统、免疫系统
	同化异化（气化）	同化异化系统
	泌尿（主水）	泌尿系统
	体液调节（藏精）	体液调节系统
肝藏	支配内脏运动（疏泄）	内脏神经系统
	支配躯体运动（藏血）	躯体神经系统
心藏	产生精神活动（藏神）	中枢神经系统
	循环（主血脉）	脉管系统、抗凝系统、纤溶系统

第一节　脾藏功能性质的执行结构

脾藏有消化吸收（运化）、物质转运（布散津液）、凝血（统血）和运动（主肌肉）四种功能，依次由消化系统、物质转运系统、凝血系统、骨骼肌和筋膜执行。

一、脾藏消化吸收（运化）功能的执行结构

是指消化系统消化食物、吸收营养、解毒、排出粪便的功能。中医将这一功能称为脾藏的运化功能。

（一）文献依据

1. 脾、胃、肠、口、咽参与水谷运化

《灵枢·本输》："脾合胃，胃者，五谷之府。"

《素问·灵兰秘典论》："脾胃者，仓廪之官，五味出焉。大肠者，传道之官，变化出焉。小肠者，受盛之官，化物出焉。"

《灵枢·脉度》："脾气通于口，脾和则口能知五谷矣。"

《灵枢·五阅五使》："口者，脾之官也。"

《素问·阴阳应象大论》："地气通于嗌……谷气通于脾。"

2. 人之气来自水谷

《灵枢·营卫生会》："人受气于谷，谷入于胃，以传与肺，五脏六腑皆以受气。"

《灵枢·五味》："故谷不入，半日则气衰，一日则气少矣。"

3. 脾病的症状

《素问·阴阳应象大论》："清气在下，则生飧泄；浊气在上，则生䐜胀。"

《灵枢·本藏》："脾脆则善病消瘅易伤，脾端正则和利难伤，脾偏倾则善满善胀也。"

《景岳全书·吐泻》："盖饮食入胃，不能运化而吐者，此脾气虚弱，所以不能运也。"

《脉经·肾膀胱部》："脾主水谷，其气微弱，水谷不化，下痢不息。"

（二）物理性消化的执行结构

物理性消化是指通过消化道肌肉的舒缩活动，将食物磨碎，使之与消化液充分搅拌、混合，并将食物不断地向消化道远端推送的过程。

1. 消化道

口腔（口、唇、颊、腭、牙、舌）：食物在口腔被咀嚼、磨碎并与唾液混合。

咽和食管：吞咽、运输食物。

胃：暂存食物，机械性消化食物形成食糜，并通过胃蠕动将食糜排入十二指肠。

小肠（十二指肠、空肠、回肠）：食物在小肠停留并与胰液、胆汁、小肠液混合，并通过小肠运动将吸收营养后的食物残渣送入大肠。

大肠（盲肠、阑尾、结肠、直肠、肛管）和肛门：食物残渣和消化道脱落的上皮细胞等在进入大肠后形成粪便暂时储存，并经肛门排出体外。

2. 主持吮吸、咀嚼和吞咽的骨骼肌

口轮匝肌：闭唇、吮吸食物。

咬肌、颞肌、翼内肌：上提下颌（闭口）。

翼外肌：两侧收缩拉下颌骨向前（张口），单侧收缩拉下颌骨向对侧。

软腭肌：吞咽时软腭上提。

舌肌：包括舌内肌、颏舌肌、舌骨舌肌、茎突舌肌，协助咀嚼和吞咽食物。

颊肌：咀嚼和吮吸。

舌骨上肌群（二腹肌、下颌舌骨肌、茎突舌骨肌、颏舌骨肌）：吞咽时，下颌骨固定，上提舌骨推挤食团入咽。

舌骨下肌群（肩胛舌骨肌、胸骨舌骨肌、胸骨甲状肌、甲状舌骨肌）：下降舌骨和喉，甲状舌骨肌吞咽时提喉使之靠近舌骨。

咽提肌：收缩时，上提咽及喉，舌根后压，会厌封闭喉口，梨状隐窝开放，食团越过会厌，经咽喉进入食管。

咽缩肌：吞咽时，咽缩肌自上而下依次收缩，即将食团推向食管。

食管上括约肌、食管下括约肌（是平滑肌）、食管纵行肌：吞咽食物，防止空气进入食管，防止食物反流至咽腔，防止胃内容物和气体反流入食管。

二腹肌：降下颌骨，上提舌骨。

下颌舌骨肌：上提舌骨。

茎突舌骨肌：上提舌骨。

颏舌骨肌：上提舌骨。

肩胛舌骨肌、胸骨舌骨肌、胸骨甲状肌、甲状舌骨肌：下降舌骨。

3. 参与呕吐和排便的骨骼肌

膈：与腹肌同时收缩时，增加腹压，协助排便、呕吐。

腹直肌：增加腹压，参与完成排便、呕吐。

腹外斜肌、腹内斜肌、腹横肌：增加腹压，参与完成排便、呕吐。

肛门外括约肌：约束大便。

（三）化学性消化的执行结构

化学性消化是指通过消化液中各种消化酶的作用，将食物中的大分子物质（主要是糖、脂肪和蛋白质）分解为结构简单的、可被吸收的小分子物质的过程。

1. 唾液腺

包括唇腺、颊腺、舌腺、腭腺、舌腭腺、磨牙后腺、腮腺、下颌下腺、舌下腺，分泌的唾液含有淀粉酶，可把食物中的淀粉分解为麦芽糖。

2. 胃的外分泌腺

（1）贲门腺：分泌稀薄的碱性黏液。

（2）泌酸腺：数量最多，由壁细胞、主细胞和黏液颈细胞组成，壁细胞分泌盐酸和内因子，主细胞分泌胃蛋白酶原，黏液颈细胞分泌黏液。其中，胃酸具有以下功能：①将无活性的胃蛋白酶原激活为有活性的胃蛋白酶，并为其发挥分解蛋白质的作用提供合适的酸性环境；②促使食物中的蛋白质变性，使之易于被消化；③与 Ca^{2+} 和 Fe^{2+} 结合形成可溶性盐，促进它们在小肠内的吸收；④进入十二指肠促进促胰液素、缩胆囊素的释放，进而促进胰液、胆汁和小肠液的分泌。内因子有两个活性部位，一个部位与进入胃内的维生素 B_{12} 结合，形成内因子-维生素 B_{12} 复合物，保护维生素 B_{12} 不被小肠内水解酶破坏；另一部位与远侧回肠黏膜上的受体结合，促进维生素 B_{12} 的吸收。

（3）幽门腺：分泌碱性黏液。

3. 胰腺的外分泌部

分泌胰淀粉酶、胰蛋白酶、糜蛋白酶、羧基肽酶、胰脂肪酶、胆固醇酯水解酶和磷脂酶 A_2，消化淀粉、蛋白质和脂肪。

4. 肝

生成胆汁。胆汁经胆总管排入十二指肠，或由肝管转入胆囊储存并排至十二指肠。胆汁中含有胆盐，具有以下功能：①乳化脂肪，促进脂肪消化分解；②促进脂肪的吸收；③促进脂溶性维生素的吸收；④在十二指肠内可中和胃酸。

通过肠-肝循环而被重吸收后的胆盐，可直接刺激肝细胞合成和分泌胆汁。胆盐还可与脂肪消化产物及脂溶性维生素一起，形成混合微胶粒，帮助它们的吸收。微胶粒中的胆盐（更主要的是卵磷脂）是胆固醇的有效溶剂，因而可防止胆固醇析出而形成胆固醇结晶结石。

5. 十二指肠腺、小肠腺

分泌的小肠液含肠激酶，能激活胰蛋白酶原；含肠麦芽糖酶、肠肽酶、肠脂肪酶，对淀粉、蛋白质、脂肪做最后消化。

消化腺分泌的消化液除了帮助消化之外，还具有润滑作用。如唾液腺分泌的唾液能润泽口腔，胰腺分泌的消化液能润滑胃肠道。另外，位居消化道的黏液腺，能分泌黏液润滑胃肠道。位居腹膜的单层扁平上皮，分泌浆液，能减少腹腔器官间的摩擦。

（四）营养物质的吸收结构

1. 营养物质的吸收

食物经消化形成的小分子物质，以及维生素、无机盐和水通过消化道黏膜上皮细胞进入血液和淋巴的过程称为营养物质的吸收。

口腔和食管：只有某些脂溶性药物（如硝酸甘油）能通过口腔黏膜进入血液。

胃：吸收乙醇和少量水分以及某些药物（如阿司匹林）。

小肠：①吸收面积大，达到 $200\sim 250m^2$，几乎是一个成年人体表面积的 130 倍；②绒毛内富含毛细血管、毛细淋巴管、平滑肌纤维和神经纤维网，有利于吸收；③营养物质在小肠内已被消化为结构简单的可吸收的物质；④食物在小肠内停留时间较长，一般为 $3\sim 8h$。小肠能吸收氨基酸、脂肪酸、甘油、胆固醇、葡萄糖、钠、铁、钙、维生素、水。

胃的食物糜进入十二指肠，直接或间接刺激胆汁及胰液的分泌。胆汁酸盐使食糜中的脂类乳化，分散成小微团，在胰腺分泌的脂类水解酶作用下水解。脂类的消化产物——甘油三酯、脂肪酸、胆固醇、溶血磷脂可与胆汁酸乳化成更小的混合微团。这种微团极性大，易于穿过肠黏膜表面的水屏障，被肠黏膜的柱状表面细胞吸收。被吸收的脂类，在柱状细胞中重新合成三酰甘油，与蛋白质、磷脂、胆固醇结合，经胞吐作用排至细胞外，再经淋巴系统，进入血液。小分子脂肪酸水溶性较高，可不经过淋巴系统，直接进入门静脉血液中。

大肠：吸收肠内容物中的水分和无机盐，参与人体对水、电解质平衡的调节；吸收由结肠内微生物合成的维生素 B 复合物和维生素 K。

皮肤：具有吸收外界物质的能力，叫作经皮吸收，是外用药物治疗皮肤病的理论基础。外界物质经皮肤吸收有以下 3 种途径：角质层、毛囊皮脂腺和汗管口。目前认为角质层细胞是皮肤吸收的主要途径，毛囊皮脂腺及汗管口次之。

完整的皮肤仅吸收很少量的水分，水分主要是通过角质层的包膜进入体内。皮肤对电解质的吸收很少，只吸收少量的阴离子，而阳离子不被吸收。皮肤对脂溶性物质的吸收良好。皮肤能吸收多种重金属及其盐类，如汞、铅、砷等的化合物可与皮脂中的脂肪酸结合成复合物而变为脂溶性，从而被皮肤吸收。

影响皮肤吸收的因素：①年龄及性别。婴儿皮肤角质层较薄，吸收作用较成人强。男女之间无明显的差别。②部位。不同部位的皮肤，其吸收能力也不同。这主要是与角质层的厚度有关，一般规律为阴囊＞前额＞大腿内侧＞上臂屈侧＞前臂＞掌、跖。③皮肤的水合程度。角质层的含水量增高时，皮肤的水合程度增高，外界物质的渗透性增加。④皮肤的完整性。皮肤损伤时，破坏了角质层的屏障作用，使皮肤的吸收能力大大增加。

2. 吸收物质的解毒

由外界进入人体的各种异物（包括药物、农药等）、毒物，以及由肠道吸收的腐败物质（如吲哚、苯酚等），在肝细胞内进行代谢转化。一是增强其水溶性，以便从尿液及胆汁中排出；二是使有毒的物质在肝脏内被解毒，改变药物的强度及活性物质的活性。经过肠道吸收的微生物等有害物质，还可在肝血窦内被星形细胞吞噬消化而消除。

3. 代谢废物的排出

小肠分泌的小肠液是一种弱碱性液体，pH 值约为 7.6，渗透压与血浆相等。小肠液的分泌量变化范围很大，成年人每日分泌量为 1～3L。大量的小肠液可以稀释消化产物，使其渗透压下降，有利于吸收。小肠液分泌后又很快地被绒毛重吸收，这种液体的交流为小肠内营养物质的吸收提供了媒介。

经粪便排出的代谢产物有肝脏产生的胆色素衍生物，以及由血液通过肠壁排至肠腔内的钙、镁、汞等盐类金属。人体中的尿酸 1/3 由食物而来，2/3 由体内合成；1/3 的尿酸由肠道排泄，2/3 的尿酸由肾脏排泄。

二、脾藏物质转运（布散津液）功能的执行结构

是指物质转运系统主持的物质承载和物质交换功能。其中，物质转运系统包括主管物质承载的体液，主管物质交换的毛细血管、毛细淋巴管和生物膜。中医将这一功能称为脾藏的布散津液功能。

（一）文献依据

1. 脾输布津液

《素问·厥论》："脾主为胃行其津液者也。"

《素问·经脉别论》："饮入于胃，游溢精气，上输于脾，脾气散精。"

2. 脾与脉的关系

《素问·经脉别论》："食气入胃，浊气归心，淫精于脉。"

《灵枢·五味论》："血脉者，中焦之道也。"

《素问·痹论》："荣者，水谷之精气也。"

《灵枢·邪客》："荣气者，泌其津液，注之于脉，化以为血。"

3. 津液的分类

《灵枢·五癃津液别》："水谷入于口，输于肠胃，其液别为五，天寒衣薄，则为溺与气，天热衣厚则为汗，悲哀气并则为泣，中热胃缓则为唾。"

《灵枢·决气》："腠理发泄，汗出溱溱，是谓津……谷入气满，淖泽注于骨，骨属屈伸，泄泽，补益脑髓，皮肤润泽，是谓液。"

4. 脾病生湿肿

《素问·至真要大论》："诸湿肿满，皆属于脾。"

（二）营养物质和代谢产物的承载结构

体液约占体重的60%，包括水和分散在水中的各种营养物质和代谢产物。其中，营养物质包括水、电解质（如 Na^+、K^+、Ca^{2+}、Mg^{2+}、Cl^-、HCO_3^-、$HPO_4^{2-}/H_2PO_4^-$）和小分子有机化合物（如氨基酸、脂肪酸、甘油、葡萄糖、维生素、酒精）。代谢产物包括中间代谢产物（如白蛋白、球蛋白、纤维蛋白原、酶类、激素类、胆固醇）和最终代谢产物（如尿酸、尿素、CO_2）。O_2和CO_2转运属于肺藏的呼吸（主气司呼吸）功能范畴。其余的营养物质和代谢产物的转运归属于脾藏的物质转运（布散津液）功能范畴。

存在于细胞内的体液称为细胞内液，约占体重的40%。存在于细胞外的体液称为细胞外液，分为两类，一类是存在于组织细胞之间的组织液（包括组织间液、淋巴、脑脊液和房水），约占体重的15%；另一类是存在于血液中的血浆，约占体重的5%。组织液和细胞内液之间由细胞膜隔开，组织间液与血浆之间由毛细血管壁隔开，组织间液与淋巴之间由毛细淋巴管壁隔开。

1. 血浆

为血液的组成部分（男性血浆占血液容积的50%～60%，女性占52%～63%），呈半透明淡黄色黏稠状，约占体液的1/12，占细胞外液的1/4。血浆内含血浆蛋白、脂蛋白等各种营养成分以及无机盐、O_2、CO_2、激素、维生素、酶、抗体和细胞代谢产物等。在脉管系统提供管道和动力的条件下，血浆将从肠道吸收的营养物质运送到各器官、细胞，将内分泌腺产生的激素运输到相应的靶细胞，将细胞代谢产生的代谢终产物运送到肺、肾等排泄器官排出体外。血浆中的白蛋白、脂蛋白、载脂蛋白在物质转运中起到重要作用。

（1）白蛋白

血浆蛋白是血浆中多种蛋白的总称。用盐析法可将血浆蛋白分为白蛋白、球蛋白和纤维蛋白原三类。正常成年人血浆蛋白含量为65～85g/L，其中白蛋白为40～48g/L，球蛋白为15～30g/L。球蛋白又分为 α_1-球蛋白、α_2-球蛋白、β-球蛋白和 γ-球蛋白。除 γ-球蛋白来自浆细胞外，白蛋白、纤维蛋白原和大多数球蛋白由肝脏产生。血浆的黏度主要取决于血浆蛋白的含量（全血的黏度主要取决于血细胞比容的高低）。

血浆渗透压的高低取决于血浆之中分子或离子数目的多少，而与分子或离子的种类和颗粒的大小无关。血浆渗透压约为 300mOsm/（kg·H_2O），相当于 770kPa 或 5790mmHg。血浆渗透压主要来自溶解于其中的晶体物质，称为晶体渗透压，晶体渗透压的 80% 来自 Na^+ 和 Cl^-。由于晶体物质可自由通过毛细血管壁，故血浆与组织间液的晶体渗透压基本相等。血浆中虽含有多量蛋白质，但因蛋白质的分子量大，分子数量少，所形成的渗透压小，一般为 1.3mOsm/（kg·H_2O），约相当于 3.3kPa 或 25mmHg，称为胶体渗透压。在血浆蛋白中，白蛋白的分子量小，其分子数量远多于球蛋白，故血浆胶体渗透压的 75%～80% 来自白蛋白。由于血浆蛋白不易通过毛细血管壁，所以虽然血浆胶体渗透压较低，但在调节血管内、外水的平衡和维持正常的血浆容量中起重要的作用。

（2）脂蛋白

是一类与脂质相结合的水溶性蛋白质。

①乳糜微粒（CM）

是血液中颗粒最大的脂蛋白，含甘油三酯（TG）近 90%。正常人空腹 12h 后血清中无 CM。

②极低密度脂蛋白（VLDL）

由肝脏合成，TG 含量约占 55%，胆固醇含量为 20%，磷脂含量为 15%，蛋白质含量约为 10%。由于 CM 和 VLDL 中都是以含 TG 为主，所以统称为富含 TG 的脂蛋白。

③低密度脂蛋白（LDL）

由 VLDL 转化而来，LDL 颗粒中含胆固醇酯 40%、游离胆固醇 10%、TG6%、磷脂 20%、蛋白质 24%，是血液中胆固醇含量最多的脂蛋白，故称为富含胆固醇的脂蛋白。LDL 中载脂蛋白 95% 以上为 $ApoB_{100}$。LDL 将胆固醇运送到外周组织，大多数 LDL 是由肝细胞和肝外的 LDL 受体进行分解代谢。

④高密度脂蛋白（HDL）

主要由肝脏和小肠合成。HDL 是颗粒最小的脂蛋白，其中脂质和蛋白质部分几乎各占一半。HDL 中的载脂蛋白以 ApoA I 为主。HDL 将胆固醇从周围组织（包括动脉粥样硬化斑块）转运到肝脏进行再循环或以胆酸的形式排泄，此过程称为胆固醇逆转运。

⑤脂蛋白（a）［Lp（a）］

Lp（a）的脂质成分类似于 LDL，但其所含的载脂蛋白部分除一分子 $ApoB_{100}$ 外，还含有另一分子 Apo（a）。有关 LP（a）合成和分解代谢的机制目前了解尚少。

（3）载脂蛋白（Apo）

①载脂蛋白 A 族

载脂蛋白 A 族可分为 ApoA I 、A II 、A IV。ApoA I 和 A II 大部分分布在高密度脂蛋白（HDL）中，是 HDL 的主要载脂蛋白。

ApoA I 是 ApoA 族最多的一种组分，由肝和小肠合成，生物半寿期（物质在体内的量减少到原有量的一半所需要的时间）为 45 天，主要存在于 HDL 中，在 HDL3 中 ApoA I 占载脂蛋白的 65%，在 HDL2 中 ApoA I 占载脂蛋白的 62%，在 CM、VLDL 和 LDL 中也有少量存在。生理功能：组成载脂蛋白并维持其结构的稳定性与完整性；ApoA I 可以激活卵磷脂胆固醇酰基转移酶（LCAT）的活性；ApoA I 可作为 HDL 受体的配体，可以和转铁蛋白及铜蓝蛋白形成大分子复合物以运输铁和铜离子。

ApoA II 是 HDL 中第二种含量多的载脂蛋白，由肝和小肠合成，血浆中的 ApoA II 生物半寿期为 4.4 天。在 HDL2 中占载脂蛋白的 15%，在 HDL3 中占载脂蛋白 25%，在 CM 中占载脂蛋白的 7%～10%，VLDL 中也存在少量。生理功能：维持 HDL 结构，激活肝脂酶，抑制 LCAT 活性。

ApoA IV 由肝和小肠合成，生物半寿期为 10h。apoA IV 生理功能目前尚不完全清楚，据推测 ApoA IV 在胆固醇逆向转运过程中起着重要作用。

②载脂蛋白 B 族（ApoB）

$ApoB_{100}$ 主要在肝，少数在小肠合成。生理功能：合成装配和分泌富含甘油三酯的 VLDL；是 LDL 的结构蛋白；LDL 受体的配体，并可调节 LDL 从血浆中的清除速率。

$ApoB_{48}$ 在小肠合成，是组装 CM 所必需的载脂蛋白，生物半寿期仅 5～10min。进食丰富的脂肪后，$ApoB_{48}/ApoB_{100}$ 比值明显增加。

③载脂蛋白 C 族（ApoC）

ApoC 主要由肝合成，小肠也合成少量，是目前所知载脂蛋白中分子量最小的一类，有 ApoC I、II、III 三种亚型。生理功能：同磷脂相互作用，维持脂蛋白结构；对酯酶有激活作用；ApoC II 可以激活 LPL。

④载脂蛋白 E（ApoE）

ApoE 主要由肝脏合成，脑、肾、骨骼、肾上腺及巨噬细胞也能合成 ApoE。生理功能：是 LDL 受体的配体，也是肝细胞 CM 残粒受体的配体，与脂蛋白代谢密切相关；ApoE 具有多态性，与个体血脂水平及动脉粥样硬化发生发展密切相关。

脂肪的消化主要在小肠上段经各种酶及胆汁酸盐的作用，水解为甘油、脂肪酸等。脂类的吸收有两种：中链、短链脂肪酸构成的甘油三酯乳化后即可吸收，经由门静脉入血；长链脂肪酸构成的甘油三酯与载脂蛋白、胆固醇等结合成乳糜微粒，最后经由淋巴入血。脂肪吸收后在体内代谢的生化过程主要分成甘油三酯、磷脂、胆固醇、血浆脂蛋白四类脂类物质的代谢，受胰岛素、胰高血糖素、饮食营养、体内生化酶活性等复杂而精密的调控，转变成身体各种精细生化反应所需要的物质成分。肝、脂肪组织、小肠是合成脂肪的重要场所，以肝的合成能力最强。合成后要与载脂蛋白、胆固醇等结合成极低密度脂蛋白（VLDL），入血运到肝外组织储存或加以利用。若肝合成的甘油三酯不能及时转运，会形成脂肪肝。

2. 淋巴

组织间液进入淋巴管即为淋巴，是人体内的无色透明液体，其蛋白质为血浆的 1/4，其他成分与血浆相似。淋巴在淋巴管内循环，最后流入静脉。

3. 组织间液

存在于组织间隙中的体液，是细胞生活的内环境。绝大部分组织间液呈凝胶状态，不能自由流动，因此不会因重力作用流到身体的低垂部位。但凝胶中的水及溶解于水和各种溶质分子的弥散运动并不受凝胶的阻碍，仍可与血液和细胞内液进行物质交换。凝胶的基质主要是透明质酸。邻近毛细血管的小部分组织间液呈溶胶状态，可自由流动。组织间液是血浆在毛细血管动脉端滤过管壁而生成的，在毛细血管静脉端，大部分又透过管壁吸收回血液。除大分子的蛋白质以外，血浆中的水及其他小分子物质均可滤过毛细血管壁以完成血浆与组织间液之间的物质交换。影响组织间液生成的因素有：①有效滤过压＝（毛细血管血压＋组织间液胶体渗透压）－（血浆胶体渗透压＋组织间液静水压）；②毛细血管通透性；③静脉和淋巴回流。

组织间液的主要成分有：①水；②O_2 和 CO_2 等气体；③钠离子（Na^+）、氯离子（Cl^-）、钾离子（K^+）、钙离子（Ca^{2+}）、碳酸氢根（HCO_3^-）和磷酸根（PO_4^{3-}）等各种无机离子；④葡萄糖、氨基酸、脂类物质和多种维生素等有机化合物；⑤激素；⑥氨、尿素、尿酸等代谢废物。

4. 细胞内液

细胞内液存在于细胞内，约占成人体液的 2/3（约占体重的 40%）。主要含有小分子的水、无机离子，中等分子的脂类、氨基酸、核苷酸，大分子的蛋白质、核酸、脂蛋白、多糖。

5. 脑脊液

为无色透明的液体，充满在各脑室、蛛网膜下腔和脊髓中央管内，产生于第三脑室、第四脑室和侧脑室的脉络丛，经蛛网膜颗粒渗入于脑膜静脉窦。脑脊液与血浆和淋巴液的性质相似，略带黏性，对脑和脊髓的营养代谢起辅助作用，对骨和脊髓也起防震缓冲保卫作用。

6. 房水

房水为无色透明的液体，属于组织液的一种，充满前后房，约有 0.15～0.3ml，它含有营养，可维持眼内压力。这种充满于角膜和虹膜之间的液体是由睫状体产生然后通过瞳孔进入前房，再由前房角的小梁网排出眼球。房水还具有一定的折光功能，它与角膜、晶状体、玻璃体共同组成眼球折光系统。同时房水也为虹膜、角膜和晶状体提供营养。

除了上述参与体内循环的 6 种体液外，脾藏布散的津液还包括具有润滑体表、官窍、体腔和关节腔的体液，如外分泌腺的分泌液、浆膜分泌的浆液、滑液膜分泌的滑液、肾脏分泌的尿液、胃肠分泌的消化液、渗出液和漏出液等。

外分泌腺一般由两部分构成，即由腺上皮包围起来的腺体和排泄分泌物的导管（单细胞腺无导管），所以又称导管腺，其分泌物不进入血液。人体最大的外分泌腺是肝脏。

按腺细胞的分泌方式，外分泌腺可分为：①全分泌腺，一次分泌完后，腺细胞即行死灭，细胞本身被包含在分泌物之中（例如皮脂腺）；②部分分泌腺，排出分泌物后，细胞仍能继续生存，并重复分泌物的产生和排出过程。按分泌物的种类，外分泌腺可分别称为汗腺、黏液腺、浆液腺等。按性质，外分泌腺可分为：①浆液性腺，是由浆液性腺细胞组成。这种腺细胞的分泌物为稀薄而清明的液体，富有酶物质，参与消化功能，如腮腺和胰腺。②黏液性腺，是由黏液性腺细胞组成。这种腺细胞的分泌物是黏稠的液体，其化学成分主要是蛋白多糖，如食管腺。③混合性腺，其分泌部分既有黏液性腺细胞，又有浆液性腺细胞，故称混合性腺泡。其分泌物兼有黏液和浆液，如颌下腺和舌下腺。

按照分布，外分泌腺可分为：①单细胞腺，分布于消化道和呼吸道等黏膜上皮中；②单直管状腺，如小肠腺和大肠腺；③单曲管状腺，如汗腺和耵聍腺；④单分支管状腺，如胃腺、子宫腺、口腔小腺、舌腺、食管腺和十二指肠腺；⑤单泡状腺，如皮脂腺和睑板腺；⑥复管状腺，如口腔纯黏液腺、贲门腺、十二指肠的一部分腺和尿道球腺；⑦复泡状腺，如唾液腺和胰腺；⑧复囊状腺，如泪腺、乳腺和前列腺。

外分泌腺因为分布部位不同而分属于五藏。例如，唾液腺、口腔小腺、口腔纯黏液腺、腮腺、颌下腺、舌腺、舌下腺、食管腺、贲门腺、胃腺、肝脏、胰脏外分泌部、十二指肠的一部分腺、消化道黏膜的单细胞腺、小肠腺、大肠腺属于脾藏的运化功能范畴；呼吸道黏膜的单细胞腺属于肺藏的主气司呼吸功能范畴；皮脂腺、汗腺、耵聍腺、泪腺、睑板腺的分泌物具有杀灭病原微生物功能，属于肺藏的卫外功能范畴；子宫腺、尿道球腺、乳腺、前列腺属于肾藏的生子和主水功能范畴。

皮脂腺的分泌产物称为皮脂。皮脂是一种混合物，其成分主要为甘油三酯和游离脂肪酸（占 57.5%），其次为蜡脂（占 26.0%）、鲨烯（占 12.0%），及少量的胆固醇和胆固醇酯。皮脂有润滑皮肤和保护毛发的作用，使皮肤光亮，毛发看起来柔顺美观，同时也是脂质排泄的通道，属于脾藏的布散津液功能范畴。

浆膜包括胸膜、腹膜、睾丸鞘膜和心包膜，是衬在体腔壁和转折包于内脏器官表面的薄膜，分为两层，分别称为浆膜壁层和浆膜脏层。浆膜壁层和脏层之间的间隙叫浆膜腔，腔内有浆膜分泌的少许浆液，起润滑作用，减少器官间的摩擦。浆膜的组成成分为间皮和结缔组织。胸膜、腹膜、睾丸鞘膜和心包膜分泌的浆液分别属于肺藏的主气司呼吸功能范畴、脾藏的运化功能范畴、肾藏的生子功能范畴、心藏的主血脉功能范畴。

滑液膜位居关节滑膜囊和腱鞘，分泌滑液，滑润关节，减少摩擦，属于脾藏的主肌肉功能范畴。

（三）血浆和组织间液之间物质交换的执行结构

毛细血管是极细微的血管，管径平均为 $6 \sim 9\mu m$，连于动、静脉之间，互相连接成网状。毛细血管数量很多，除软骨、角膜、毛发上皮和牙釉质外，遍布全身。人体约有 400 亿根毛细血管。不同器官组织中毛细血管的密度有很大差异。心肌、脑、肝、肾的毛细血管密度为每立方毫米组织 $2500 \sim 3000$ 根；骨骼肌为每立方毫米组织 $100 \sim 400$ 根；骨、脂肪、结缔组织中毛细血管密度较低。全身毛细血管（包括有交换功能的微静脉）总的有效交换面积将近1000m²。毛细血管内血液流速慢，管壁薄，弹性小，通透性大。这些特点有利于血浆与组织间液充分进行物质交换。

1. 扩散

扩散是血浆和组织间液之间进行溶质转运最主要的方式。脂溶性物质，如O_2、CO_2等可直接通过血管内皮细胞进行扩散。分子直径小于毛细血管壁裂隙的水溶性物质，如Na^+、Cl^-、葡萄糖等可直接扩散，也可随水分子一起转运（溶剂拖曳）。而非脂溶性物质的交换，不能自由穿过，必须要有特定的通路，即通过毛细血管壁小孔进行扩散，毛细血管壁小孔的大小和数量决定毛细血管的通透性，物质分子愈小则愈易通过毛细血管壁小孔，通透性愈大，大分子物质一般不能通过管壁小孔进行扩散。但是，不同组织器官内的毛细血管在结构上具有差别，例如肝脏和骨髓等血窦中毛细血管壁小孔直径较大，为非连续型毛细血管，通透性大，大分子的血浆蛋白可以通过。通过毛细血管进行扩散的方向和速度主要取决于毛细血管壁两侧物质分子的浓度差。

2. 胞饮

当溶质分子直径大于毛细血管壁裂隙时，如分子量较大的血浆蛋白等，在毛细血管内皮细胞一侧的大分子物质可被内皮细胞膜包围并吞饮入细胞内，形成吞饮囊泡，囊泡被运送至细胞的另一侧，并被排出细胞外，从而使被转运物穿过整个内皮细胞。

3. 滤过与重吸收

当毛细血管壁两侧的静水压不等时，水分子即可通过毛细血管壁从高压力一侧向低压力一侧移动。

由于血浆蛋白等胶体物质较难通过毛细血管壁的孔隙，因此血浆胶体渗透压能限制血浆中的水分子向毛细血管外移动；同样，组织间液胶体渗透压则可限制组织间液中的水分子向毛细血管内移动。由于管壁两侧静水压和胶体渗透压的差异而引起的液体由毛细血管内向毛细血管外的移动称为滤过，而液体向相反方向的移动称为重吸收。血浆和组织间液之间通过滤过和重吸收的方式进行的物质交换（溶剂拖曳）与通过扩散方式进行的物质交换相比，仅占很小一部分，而在组织间液的生成中却起重要作用。

（四）淋巴和组织间液之间物质交换的执行结构

毛细淋巴管是淋巴管道的起始部分，以膨大的盲端起始，口径大约$30\sim80\mu m$，彼此吻合成网。人体除脑、软骨、角膜、晶状体、内耳、胎盘外，都有毛细淋巴管分布，数目与毛细血管相近。

毛细淋巴管由单层内皮细胞构成，内皮细胞间似瓦片状覆盖连接，这种连接像活瓣一样向细胞内腔开放，形成一个单向活瓣门结构。此外，内皮细胞外面有纤维细丝即淋巴管锚丝牵拉，使毛细淋巴管处于牵拉状态。

毛细淋巴管内皮细胞间有 0.5μm 左右的间隙，基膜不完整或缺乏，因此毛细淋巴管的通透性较毛细血管大，使得蛋白质、细胞碎片、异物、细菌和肿瘤细胞等容易进入毛细淋巴管。毛细淋巴管具有如下功能：①回收蛋白质。组织间液中的蛋白质分子不能通过毛细血管壁进入血液，但比较容易透过毛细淋巴管壁而形成淋巴的组成部分。每天约有 75～200g 蛋白质由淋巴带回血液，使组织间液中蛋白质浓度保持在较低水平。②运输脂肪和其他营养物质。由肠道吸收的脂肪 80%～90% 是由小肠绒毛的毛细淋巴管吸收。③调节血浆和组织间液的液体平衡。每天生成的淋巴约 2～4L 回到血浆，大致相当于全身的血浆量。

（五）组织液与细胞内液之间物质交换的执行结构

细胞是构成人体最基本的结构和功能单位，约有 10^{14} 个，按其功能可分为 200 余种。细胞维持生命活动在很大程度上依赖物质的跨膜转运。据估计，细胞用于物质交换的能量约占细胞耗能总量的 2/3。

细胞膜也称质膜，是包被于人体每个细胞和细胞器表面的膜，厚 7～8nm，主要由脂质、蛋白质和少量糖类物质组成。

各种离子和水溶性分子都很难穿越细胞膜脂质双层的疏水区，从而使胞质中溶质的成分和浓度与细胞外液显著不同。然而，由于新陈代谢的需要，细胞总是要从外界摄入 O_2 和营养物质，同时排出代谢产物，这些物质的进入和排出都要经过细胞膜转运。对于不同理化性质的溶质，细胞膜具有不同的转运机制。

1. 单纯扩散

单纯扩散是物质从细胞膜的高浓度一侧通过脂质分子间隙向低浓度一侧进行的跨膜扩散。这是一种物理现象，没有生物学机制的参与，无须代谢耗能。经单纯扩散转运的物质都是脂溶性（非极性）物质和少数不带电荷的极性小分子，如 O_2、CO_2、N_2、类固醇激素、乙醇、尿素、甘油、水等。

2. 易化扩散

在膜蛋白（载体、通道）的介导下，非脂溶性的小分子物质或带电离子顺浓度梯度和（或）电位梯度进行的跨膜转运称为易化扩散，不需要消耗能量。经载体的易化扩散又称载体转运，主要转运具有重要生理功能的葡萄糖、氨基酸、核苷酸等。经离子通道的易化扩散又称通道转运，主要转运 Na^+、K^+、Cl^-、Ca^{2+} 等带电离子。

3. 出胞和入胞

出胞是指胞质内的大分子物质以分泌囊泡的形式排出细胞的过程。例如，外分泌腺细胞将合成的酶原颗粒和黏液排放到腺导管腔内，内分泌腺细胞将合成的激素分泌到血液或组织液中，以及神经纤维末梢将突触囊泡内神经递质释放到突触间隙内等，都属于出胞。

入胞是指大分子物质或物质团块（如细菌、细胞碎片等）借助于细胞膜形成吞噬泡或吞饮泡的方式进入细胞的过程。吞噬仅发生于一些特殊的细胞，如单核细胞、巨噬细胞和中性粒细胞等，形成的吞噬泡直径较大（$1 \sim 2\mu m$）。消化系统提供的供能物质不足，可直接影响人体对病原微生物的吞噬，免疫能力下降。

吞饮则可发生于体内几乎所有的细胞，形成的吞饮泡直径较小（$0.1 \sim 0.2\mu m$）。吞饮又可分为液相入胞和受体介导入胞两种形式。液相入胞是指细胞外液及其所含的溶质以吞饮泡的形式连续不断地进入胞内，是细胞本身固有的活动。受体介导入胞则是通过被转运物与膜受体的特异性结合，选择性地促进被转运物进入细胞的一种入胞方式。许多大分子物质都是以这种方式进入细胞的，如运铁蛋白、低密度脂蛋白、维生素 B_{12} 转运蛋白、多种生长因子、一些多肽类激素（如胰岛素）等。人体血浆中的低密度脂蛋白就是在细胞膜上的低密度脂蛋白（LDL）受体介导下入胞而被利用的。某些人由于缺乏 LDL 受体，使 LDL 不能被正常利用，血浆中 LDL 浓度升高，LDL 颗粒中含有大量胆固醇，因而可导致高胆固醇血症。

（六）营养作用的执行结构

营养作用是指营养物质为组织器官维持执行结构的稳定提供结构性有机物；为组织器官执行功能提供供能性有机物；直接参与组织器官的功能。

营养物质是指具有营养作用的物质，包括蛋白质、脂类、糖、维生素、矿物质和水 6 类。

（1）蛋白质

蛋白质是由 20 多种氨基酸按照基因编码组成的多肽链经过盘曲折叠形成的具有一定空间结构的有机大分子物质，约占体重的 $16\% \sim 20\%$。人体的蛋白质主要从肉、蛋、豆、鱼等膳食中获取。其具有如下功能：

①构成人体，维持组织的生长、更新和修复。人体的毛发、皮肤、肌肉、骨骼、内脏、大脑、血液、神经、内分泌等组织中都含有大量各种类型的蛋白质。

②参与多种重要的生理功能。载体蛋白对各类物质在体内的输送至关重要。体液中的白蛋白可维持人体内的渗透压平衡及体液的酸碱平衡。有的蛋白质参与构成神经递质，维持神经系统的味觉、视觉和记忆等功能。有的蛋白质构成抗体（免疫球蛋白），参与人体的免疫。有的则参与构成酶、激素及部分维生素。胶原蛋白占人体蛋白质的 1/3，大量存在于结缔组织，构成骨骼、血管、韧带等，起到支撑、保护屏障和维持弹性的作用。

③氧化供能。人体内蛋白质氧化分解后，可产生生命活动所需要的能量。但只有在长期不能进食或体力极度消耗的特殊情况下，人体才会依靠由组织蛋白质分解所产生的氨基酸供能，以维持基本的生理功能。

（2）脂类

脂类是一类难溶或不溶于水而溶于有机溶剂的有机小分子物质。膳食中 95% 的脂类为三酰甘油，即脂肪，其他包括胆固醇、磷脂和类胡萝卜素等类脂。

①脂肪

又称甘油三酯，其含量随膳食摄入能量和活动消耗能量的不同而变化较大，又称可变脂。脂肪主要分布在皮下、骨骼肌之间、体腔和骨髓腔，约占成人体重的 10%～20%。

脂肪在体内的主要功能是储存和供给能量。每克脂肪在体内氧化所释放的能量约为糖的 2 倍。通常成年人储备的肝糖原在饥饿 24 小时后即被耗尽，而储存的脂肪所提供的能量可供人体使用多达 10 多天至 2 个月之久。当人体需要时，储存的脂肪首先在脂肪酶的催化下分解为甘油和脂肪酸。甘油主要在肝脏被利用，经过磷酸化和脱氢而进入糖的氧化分解途径供能，或转变为糖。脂肪酸的氧化分解可在心、肝、骨骼肌等许多组织细胞内进行。脂肪酸与辅酶 A 结合后，经过 β-氧化，逐步分解为乙酰辅酶 A 而进入糖的氧化途径，同时释放能量。

脂肪细胞还有保温和保护内脏的作用。内脏周围及皮下的脂肪组织，有减少体内热量损失、维持体温恒定、减少内部器官之间摩擦和缓冲外界压力的作用。

②类脂

包括磷脂（卵磷脂、脑磷脂、肌醇磷脂）、糖脂（脑苷脂类、神经节苷脂）、脂蛋白（乳糜微粒、极低密度脂蛋白、低密度脂蛋白、高密度脂蛋白）、类固醇（胆固醇、麦角固醇、皮质甾醇、胆酸、维生素 D、雄激素、雌激素、孕激素），在体内的含量通常不受人体营养状况影响，又称固定脂。

磷脂和胆固醇是细胞的结构成分，特别是生物膜（细胞膜、核膜、线粒体膜等）的结构成分。磷脂和胆固醇是血浆脂蛋白的成分，参与脂肪的运输。胆固醇是体内类固醇激素和胆汁酸的前体。脂类是脂溶性维生素（维生素 A、维生素 D、维生素 E、维生素 K）的良好溶剂，这些维生素随同脂类而被吸收。

（3）糖

是多羟基的醛或酮化合物，由碳、氢、氧 3 种元素组成。根据聚合度可将糖分为单糖、双糖、寡糖和多糖。根据能否被人体消化吸收可将糖分为两类：①可消化吸收的糖，包括所有单糖，其中葡萄糖占 80%，果糖、半乳糖等占 20%；所有双糖如蔗糖、乳糖、麦芽糖等；多糖中的淀粉、糖原及糊精等。②不能消化吸收的糖，包括寡糖如水苏糖、棉籽糖，多糖如纤维素、半纤维素、果胶和木质素等。

细胞中的糖类有单糖和多糖。重要的单糖为五碳糖（戊糖）和六碳糖（己糖），其中最主要的五碳糖为核糖，最重要的六碳糖为葡萄糖。糖原是由葡萄糖结合而成的支链多糖，是人体的营养储备多糖。糖原主要存在于骨骼肌（约占整个身体糖原的 2/3）和肝脏（约占整个身体糖原的 1/3）中，心肌、肾、脑等也含有少量糖原。

①供给能量。人体所需能量的 50%～70% 由糖类物质氧化分解提供。在氧供应充足的情况下，葡萄糖进行有氧氧化，生成 CO_2 和水，1mol 葡萄糖完全氧化所释放的能量可合成 38molATP；在缺氧的情况下，葡萄糖进行无氧酵解，生成乳酸，此时 1mol 葡萄糖只能合成 2molATP。糖酵解虽然只能释放少量能量，但在人体处于缺氧状态（如剧烈运动）时极

为重要，因为这是人体的能源物质唯一不需 O_2 的供能途径。此外，成熟红细胞由于缺乏有氧氧化的酶系，也主要依靠糖酵解来供能。

②是组织细胞的组成成分。每个细胞都有糖，含量为 2%～10%。核糖与脱氧核糖是细胞中核酸的成分，糖与脂类形成的糖脂是组成神经组织和细胞膜的成分，黏多糖是细胞间质和结缔组织基质的成分。

③糖与蛋白质结合成的糖蛋白是一些具有重要生理功能的抗体和某些激素的组成物质。

（4）维生素

维生素是维持人体正常生命活动所必需的一类低分子有机化合物。根据溶解性不同可将维生素分为两大类，即脂溶性维生素与水溶性维生素。脂溶性维生素有维生素 A、维生素 D、维生素 E、维生素 K；水溶性维生素有维生素 B_1、维生素 B_2、维生素 B_6、维生素 B_{12}、烟酸、叶酸、泛酸、生物素、胆碱、维生素 C 等。

维生素的化学结构与性质虽不相似，却有一些共性特点：①存在于天然食物中；②参与体内代谢过程的调控，但非人体结构成分，也不提供能量；③一般不能在体内合成或合成量太少（如维生素 D 可由人体合成，维生素 K 可由肠道细菌合成，但合成的量并不能完全满足人体的需要），必须由食物提供；④人体只需少量即可满足生理需要，但绝不能缺乏。

维生素 A：①构成视紫红质的成分；②维持上皮结构的完整与健全；③促进正常生长发育。

维生素 D：促进肠道钙磷的吸收，有利于钙磷沉着，促进骨组织钙化。

维生素 K：促进肝脏合成凝血酶原。

维生素 E：①抗氧化作用；②其水解产物生育酚能促进性激素分泌。

维生素 C：①参与胶原蛋白合成；②参与体内氧化还原反应；③解毒作用；④促进肠道对铁的吸收。

维生素 B_1：以辅酶的形式参与糖类的代谢。

维生素 B_2：是黄酶类辅基的组成成分，参与体内生物氧化与能量代谢。

烟酸：参与体内物质代谢和能量代谢。

维生素 B_6：参与氨基酸代谢。

维生素 B_{12}：为含钴的维生素，是合成红细胞的重要元素。叶酸必须靠维生素 B_{12} 才能发挥作用。维生素 B_{12} 必须透过由胃黏膜壁细胞分泌的造血内因子才被人体吸收，内因子是一种由胃部分泌出来的蛋白质，如果缺乏这种蛋白质，就会引起维生素 B_{12} 缺乏。维生素 B_{12} 只存在于动物性食物中，因此素食者会缺乏这种维生素。

叶酸：有叶植物、酵母菌、肝脏中含量多，是构成胸腺嘧啶的重要物质，叶酸缺乏时红细胞的制造量就会减少。

（5）矿物质

矿物质是地壳中自然存在的化合物或天然元素，是人体内无机物的总称。人体由多种元素组成，其中碳、氢、氧、氮主要构成蛋白质、脂类、糖等有机化合物及水，其余60多种元素统称为矿物质，亦称无机盐或灰分，占体重的比例不到5%。含量占人体0.01%以上或膳食摄入量大于100mg/d的矿物质称为常量元素，含量占人体0.01%以下或膳食摄入量小于100mg/d的矿物质是微量元素。钙、磷、镁、钾、钠、硫、氯7种为必需的常量元素，铁、锌、铜、钴、钼、硒、碘、铬8种为必需的微量元素。

钙：①促进骨骼发育修复；②预防肥胖，降低胆固醇；③防止血压上升，预防高血压；④增强肠内有用细菌，减少腐败细菌；⑤调节免疫抗衰老。

磷：①制造健康的牙齿和骨骼；②帮助细胞修复；③维持正常神经传导。

镁：①让精神安定；②防止钙在肾脏等软组织中沉积，是构成骨骼的重要部分，维持骨骼的正常代谢；③让牙齿的珐琅质中的钙质沉积；④让心脏肌肉活动变佳。

钾：①维持细胞内正常渗透压；②维持神经肌肉的应激性和正常功能；③维持心肌的正常功能；④参与细胞的新陈代谢和酶促反应；⑤降低血压。

钠：①调节体内水分和渗透压；②维持酸碱平衡；③增强神经肌肉兴奋性。

硫：参与蛋白质的构成。

氯：①维持酸碱平衡；②形成胃酸的主要成分；③参与二氧化碳的运输；④促进人体对蛋白质、维生素 B_{12} 及铁的吸收。

铁：是使氧气连结在血红素上的重要元素，来源于肉类、蛋黄、豆类、谷物等含铁食物，主要在小肠上皮吸收。排尿、排汗、排便或表皮细胞脱落都会丢失铁。衰老的血红素在脾、肝分解后，释放到血浆中的大部分铁离子与铁传递蛋白结合送回骨髓，作为合成新红细胞的原料。其具有以下功能：①让肌肉血色变好；②预防缺铁性贫血；③供给脑或身体的氧气。

锌：①防止毛发脱落；②保持味觉嗅觉的正常；③促进小孩发育及人体新陈代谢；④维持男性生殖器官发育和生殖能力。

铜：①参与人体抗氧化系统的作用；②参与人体造血过程；③维护神经系统的正常功能；④维护血管、骨骼、皮肤和毛发的健康。

钴：①刺激造血，参与血红蛋白的合成；②促进生长发育。

钼：①是多种酶的重要构成要素，参与人体内铁的利用，促进发育，并能帮助糖和脂肪的代谢；②维持心肌能量代谢；③维持动脉的弹性；④维护人体免疫功能；⑤调节甲状腺功能；⑥是组成眼睛虹膜的重要成分。

硒：①增强免疫力；②保护肝脏、心脏；③延缓衰老。

碘：①促进蛋白合成，加速生长发育；②活化多种酶，调节能量转换；③促进伤口愈合。

铬：①调节体内糖代谢，降低血中胆固醇；②预防心血管病，是核酸类稳定剂，预防癌症。

锰：①参与蛋白质糖类脂肪的制造；②协助细胞再生并维持中枢神经的正常功能。

氟：强化骨骼与牙齿，尤其是牙齿珐琅质的矿物质。

三、脾藏凝血（统血）功能的执行结构

是指凝血系统具有的凝血功能。中医将这一功能称为脾藏的统血功能。

（一）文献依据

《难经·四十二难》："脾……主裹血。"

《景岳全书·杂证谟》："脾统血，脾气虚则不能收摄。"

《名医汇粹》："脾统诸经之血。"

《医碥·血》："脾统血者，则血随脾气流行之义也。"

（二）凝血功能的执行结构

凝血即血液凝固，是指血液由流动的液体状态变成不能流动的凝胶状态的过程，是生理性止血的重要环节。血液凝固的实质也是血浆中的可溶性纤维蛋白原变成不可溶的纤维蛋白的过程。执行凝血功能的结构有器官、细胞和分子3个层次。

1. 肝

合成凝血因子Ⅰ、Ⅱ、Ⅶ、Ⅷ、Ⅸ、Ⅹ、Ⅺ、Ⅻ、ⅩⅢ、高分子量激肽原、前激肽释放酶。

2. 胃肠道

①肠道菌群制造维生素K，食物中的维生素K都是脂溶性的，其吸收需要胆汁协助。维生素K参与凝血因子Ⅱ、Ⅶ、Ⅸ、Ⅹ的合成。②吸收钙离子（Ca^{2+}），即凝血因子Ⅳ。

3. 血小板

合成凝血因子Ⅴ、ⅩⅢ。

4. 血管内皮细胞

合成凝血因子Ⅲ、Ⅴ。

5. 凝血因子

见表3-2。

表 3-2　凝血因子

因子	同义名	合成部位	主要激活物	主要抑制物	主要功能
I	纤维蛋白原	肝细胞			形成纤维蛋白，参与血小板聚集
II	凝血酶原	肝细胞（需要维生素 K）	凝血酶原酶复合物	抗凝血酶	凝血酶促进纤维蛋白原转变为纤维蛋白；激活 F V，F Ⅷ，F Ⅺ，F XⅢ 和血小板，正反馈促进凝血；与内皮细胞上的凝血酶调节蛋白结合而激活蛋白质 C 和凝血酶激活的纤溶抑制物（TAFI）
Ⅲ	组织因子（TF）	内皮细胞和其他细胞			作为 F Ⅶ a 的辅因子，是生理性凝血反应过程的启动物
Ⅳ	钙离子（Ca^{2+}）				辅因子
V	前加速素易变因子	内皮细胞和血小板	凝血酶和 F X a，以凝血酶为主	活化的蛋白质 C	作为辅因子加速 F X a 对凝血酶原的激活
Ⅶ	前传变素稳定因子	肝细胞（需要维生素 K）	F X a，F Ⅸ a，F Ⅶ a	TFPI，抗凝血酶	与 TF 形成 Ⅶ a-组织因子复合物，激活 F X 和 F Ⅸ
Ⅷ	抗血友病因子	肝细胞	凝血酶，F X a	不稳定，自发失活；活化的蛋白质 C	作为辅因子，加速 F Ⅸ a 对 F X 的激活
Ⅸ	血浆凝血活酶	肝细胞（需要维生素 K）	F Ⅺ a，Ⅶ a-组织因子复合物	抗凝血酶	F Ⅸ a 与 Ⅷ a 形成 F X 酶复合物激活物激活 F X 为 F X a
X	Stuart-prower 因子	肝细胞（需要维生素 K）	Ⅶ a-TF 复合物，F Ⅸ a-Ⅷ a 复合物	抗凝血酶，TFPI	与 F V a 结合形成凝血酶原酶复合物激活凝血酶原，F X a 还可激活 F Ⅶ、F Ⅷ 和 F V
Ⅺ	血浆凝血活酶前质	肝细胞	F Ⅻ a，凝血酶	α$_1$ 抗胰蛋白酶，抗凝血酶	激活 F Ⅸ 为 F Ⅸ a
Ⅻ	接触因子或 Hageman 因子	肝细胞	胶原、带负电的异物表面	抗凝血酶	激活 F Ⅺ 为 F Ⅺ a，激活纤溶酶原，激活前激肽释放酶
X Ⅲ	纤维蛋白稳定因子	肝细胞和血小板	凝血酶		使纤维蛋白单体相互交联聚合形成纤维蛋白网
—	高分子量激肽原	肝细胞			辅因子，促进 F Ⅻ a 对 F Ⅺ 和对 PK 的激活，促进 PK 对 F Ⅻ 的激活
—	前激肽释放酶	肝细胞	F Ⅻ a	抗凝血酶	激活 F Ⅻ 为 F Ⅻ a

（三）凝血过程

详见图 3-1。

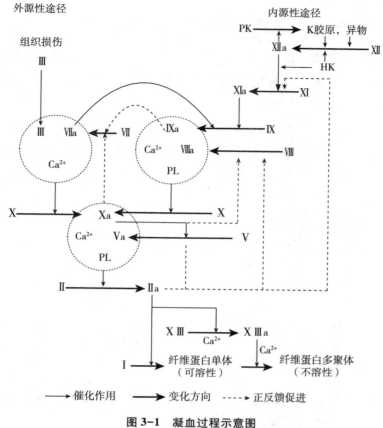

图 3-1　凝血过程示意图

四、脾藏运动（主肌肉）功能的执行结构

是指骨骼肌和筋膜产生肌力、肌紧张和张力，以维持体力、固定形体和内脏的功能。中医将这一功能称为脾藏的主肌肉功能。

（一）文献依据

1. 脾主肌肉

《素问·痿论》："脾主身之肌肉。"

《素问·六节藏象论》："脾胃大肠小肠三焦膀胱者，仓廪之本，营之居也，名曰器，能化糟粕，转味而入出者也，其华在唇四白，其充在肌。"

《灵枢·本神》："脾气虚则四支不用。"

2. 脾主升

《临症指南医案·脾胃门》："脾宜升则健，胃宜降则和。"

《四圣心源》："脾升而善磨。"

（二）肌力和肌紧张（产生体力维持姿势）的产生结构

肌力是指骨骼肌主动运动时的力量、幅度和速度。肌紧张是指缓慢持续牵拉肌肉（肌腱）时所引起的牵张反射，表现为受牵拉的肌肉处于持续的轻度收缩状态，但不表现为明显的动作。正常人体即使在安静时，骨骼肌也存在着一定的肌紧张以维持某种姿势；在活动时，肢体的肌肉也是在一定的肌紧张的背景上发生收缩。骨骼肌维持肌力和肌紧张需要脾藏消化吸收（运化）功能提供供能物质，需要肝藏支配躯体运动（藏血）功能的调控。

骨骼肌，又称横纹肌、随意肌，共有 600 多块，约占体重的 40%，有腱鞘和滑液囊两个辅助装置。

1. 维持躯体姿势与运动的骨骼肌

姿势是指人身体各部分之间以及身体与四周空间之间的相对位置关系，是运动的背景或基础。

（1）颈肌

颈阔肌：紧张颈部皮肤。

胸锁乳突肌：一侧收缩使头向同侧侧屈，两侧收缩使头向后仰。

（2）背肌

斜方肌：拉肩胛骨向中线靠拢，上部纤维提肩胛骨，下部纤维降肩胛骨。一侧收缩使颈屈向同侧，脸转向对侧，两侧收缩使头后仰。

背阔肌：肩关节后伸、内收及旋内。

肩胛提肌：上提肩胛骨，使颈屈向同侧。

菱形肌：上提和内牵肩胛骨。

竖脊肌：伸脊柱、仰头。

骶棘肌：两侧同时收缩可伸脊柱和仰头，对维持人体直立姿势有重要作用，一侧收缩时使脊柱伸向同侧。

夹肌：单侧收缩使头转向同侧，两侧收缩使头后仰。

（3）胸肌

胸大肌：内收、旋内及屈肩关节。

胸小肌：拉肩胛骨向前下。

前锯肌：拉肩胛骨向前和紧贴胸廓，助臂上举。

（4）腹肌

腹直肌：脊柱前屈。

腹外斜肌、腹内斜肌、腹横肌：脊柱前屈侧屈、旋转。

腰方肌：脊柱腰部侧屈。

（5）上肢带肌

三角肌：肩关节外展、前屈和旋内（前部肌束），后伸和旋外（后部肌束）。

冈上肌：肩关节外展。

冈下肌：肩关节旋外。

小圆肌：肩关节旋外。

大圆肌：肩关节后伸、内收及旋内。

肩胛下肌：肩关节内收、旋内。

（6）臂肌

肱二头肌：肩关节屈、内收（喙肱肌），屈肘关节（肱肌）。

肱三头肌：伸肘关节、助肩关节伸及内收。

（7）前臂肌

肱桡肌：屈肘关节。

旋前圆肌：屈肘、前臂旋前。

桡侧腕屈肌：屈肘、屈腕、腕外展。

掌长肌：屈腕、紧张掌腱膜。

尺侧腕屈肌：屈腕、腕内收。

指浅屈肌：屈肘、屈腕、屈掌指关节和近侧指骨肩关节。

指深屈肌：屈腕、屈2～5指骨间关节和掌指关节。

拇长屈肌：屈腕、屈拇指的掌指和指骨间关节。

旋前方肌：前臂旋前。

桡侧腕长伸肌、桡侧腕短伸肌：伸腕、腕外展。

指伸肌：伸腕、伸指。

小指伸肌：伸小指。

尺侧腕伸肌：伸腕、腕内收。

旋后肌：前臂旋后、伸肘。

拇长展肌：拇指外展。

拇短伸肌、拇长伸肌：伸拇指。

食指伸肌：伸食指。

（8）手肌

拇短展肌：外展拇指。

拇短屈肌：屈拇指近节指骨。

拇对掌肌：拇指对掌。

拇收肌：内收拇指、屈拇指近节指骨。

小指展肌：外展小指。

小指短屈肌：屈小指。

小指对掌肌：小指对掌。

蚓状肌：屈掌指关节、伸指骨间关节。

骨间掌侧肌：第2、4、5指内收，屈掌指关节、伸指骨间关节。

骨间背侧肌：第2、4、5指外展，屈掌指关节、伸指骨间关节。

（9）髋肌

髂肌、腰大肌：髋关节前屈和外旋，下肢固定时，使躯干和骨盆前屈。

阔筋膜张肌：紧张阔筋膜并屈髋关节。

臀大肌：髋关节伸及外旋。

臀中肌：髋关节外展、内旋（前部肌束）和外旋（后部肌束）。

梨状肌：髋关节外展、外旋。

闭孔内肌、股方肌：髋关节外旋。

臀小肌：髋关节外展、内旋（前部肌束）和外旋（后部肌束）。

闭孔外肌：髋关节外旋。

（10）大腿肌

缝匠肌：屈髋关节、屈膝关节、使已屈的膝关节旋内。

股四头肌：屈髋关节、伸膝关节。

耻骨肌、长收肌、股薄肌、短收肌：髋关节内收、外旋。

大收肌：髋关节内收、外旋。

股二头肌：伸髋关节、屈膝关节并微外旋。

半腱肌、半膜肌：伸髋关节、屈膝关节并微内旋。

（11）小腿肌

胫骨前肌：足背屈、内翻。

趾长伸肌、趾短伸肌：伸第2～5趾、足背屈。

踇长伸肌：伸踝关节、伸踇趾。

腓骨长肌、腓骨短肌：足跖屈、外翻。

腓肠肌：屈膝关节、足跖屈。

比目鱼肌：足跖屈。

腘肌：屈膝、小腿旋内。

趾长屈肌：足跖屈，屈第2～5趾骨。

胫骨后肌：足跖屈、内翻。

踇长屈肌：屈趾、屈足趾。

（12）足肌

踇短伸肌、趾短伸肌：伸第1～5趾。

　　姆展肌：外展姆趾。

　　姆短屈肌：屈姆趾、屈足趾。

　　姆收肌：内收和屈姆趾。

　　小趾展肌：屈和外展小趾。

　　小趾短屈肌：屈小趾。

　　趾短屈肌：屈第 2～5 趾。

　　足底方肌：屈第 2～6 趾。

　　蚓状肌：屈跖趾关节、伸趾骨关节。

　　骨间足底肌：内收第 3～5 趾。

　　骨间背侧肌：外展第 2～4 趾。

2. 骨骼肌的辅助装置

（1）腱鞘

　　运动剧烈的部位如手和足部，长肌腱通过骨面时，其表面的深筋膜增厚，并伸向深部与骨膜连接，形成筒状的纤维鞘，其内含由滑膜构成的双层圆筒状套管，套管的内层紧包在肌腱的表面，外层则与纤维鞘相贴。两层之间含有少量滑液。因此肌腱既被固定在一定位置上，又可滑动并减少与骨面的摩擦。

（2）滑液囊

　　在一些肌肉抵止腱和骨面之间，生有结缔组织小囊，壁薄，内含滑液，叫作滑液囊，其功能是减缓肌腱与骨面的摩擦。滑液囊有的是独立封闭的，有的与邻近的关节腔相通，可视为关节囊滑膜层的突出物。

（三）张力（支撑形体固定内脏）的产生结构

1. 浅筋膜

　　是位于真皮和深筋膜之间（在无深筋膜的区域，如颜面的中轴部分，浅筋膜位于真皮和骨膜之间）的一层脂肪膜性结构，由脂肪和结缔组织的纤维共同组成。由于浅筋膜含有较多脂肪，有时也称为皮下脂肪。浅筋膜主要分布在皮下组织、大网膜、肠系膜和肾脏周围。浅筋膜内含浅动脉、浅静脉、浅淋巴结和淋巴管、皮神经等，有些部位如面部、颈部生有皮肌，胸部的乳腺也在此层内。

　　浅筋膜具有支撑皮肤，约束大网膜、肠系膜的功能。

2. 深筋膜

　　又叫固有筋膜，由致密结缔组织构成，遍布全身，包裹肌肉、血管、神经束和内脏器官。深筋膜除包被于肌肉的表面外，当肌肉分层时，固有筋膜也分层。四肢的固有筋膜厚而坚韧，并向内伸入直抵骨膜，形成筋膜鞘，将作用不同的肌群分隔开，叫作肌间隔。在体腔肌肉的内面，也衬以固有筋膜，如胸内、腹内和盆内筋膜等，甚至包在一些器官的周围，构成脏器筋膜。一些大的血管和神经干在肌肉间穿行时，深筋膜也包绕它们，形成血管鞘。筋膜除对肌肉和其他器官具有保护作用外，还对肌肉起约束作用，保证肌群或单块肌的独立活动。在手腕及足踝部，固有筋膜增厚形成韧带并伸入深部分隔成若干隧道，以约束深面通过的肌腱。在筋膜分层的部位，筋膜之间的间隙充以疏松结缔组织，叫作筋膜间隙，这种疏松的联系保证肌肉的运动。

深筋膜一方面具有约束骨骼肌、血管和神经的作用，另一方面还具有固定内脏的作用。

肝圆韧带、肝胃韧带、肝十二指肠韧带、肝镰状韧带，左、右冠状韧带及左、右三角韧带：固定肝。

肝胃韧带、胃脾韧带、胃膈韧带、胃结肠韧带：固定胃。

胃脾韧带、脾肾韧带、膈脾韧带、脾结肠韧带、膈结肠韧带：固定脾。

脐环、脐部结缔组织、腹股沟管：固定腹腔内容物。

肠系膜：固定空肠、回肠。

乙状结肠系膜：固定乙状结肠。

肛提肌、肛门括约肌、盆底筋膜：固定肛门。

第二节　肺藏功能性质的执行结构

肺藏有呼吸（主气司呼吸）和防御（卫外）两种功能，分别由呼吸系统、红细胞、血浆和免疫系统执行。

一、肺藏呼吸（主气司呼吸）功能的执行结构

是指呼吸系统吸入 O_2、呼出 CO_2，红细胞、血浆承载 O_2 和 CO_2，并调节酸碱平衡的功能。中医将这一功能称为肺藏的主气司呼吸功能。

（一）文献依据

1. 肺主气司呼吸

《灵枢·五味》："其大气之抟而不行者，积于胸中，命曰气海，出于肺，循咽喉，故呼则出，吸则入。"

《医宗必读·改正内景脏腑图》："肺叶百莹，谓之华盖，以复诸脏。虚如蜂窝，下无透窍，吸之则满，呼之则虚，一呼一吸，消息自然。"

2. 肺与气的关系

《素问·五藏生成》："诸气者，皆属于肺。"

《素问·六节藏象论》："肺者，气之本。"

《素问·阴阳应象大论》："天气通于肺。"

3. 肺与鼻、涕的关系

《灵枢·五阅五使》："鼻者，肺之官也。"

《灵枢·脉度》："肺气通于鼻，肺和则鼻能知臭香矣。"

《素问·宣明五气》："五藏化液……肺为涕。"

4. 肺与心、血、脉的关系

《素问·经脉别论》："肺朝百脉。"

《灵枢·邪客》："宗气积于胸中，出于喉咙，以贯心脉，而行呼吸焉。"

《三因极一病证方论》："呼吸者，气之橐籥；动应者，血之波澜。"

5. 肺功能异常的症状表现

《灵枢·本神》："肺气虚则鼻塞不利少气，实则喘喝胸盈仰息。"

《灵枢·五阅五使》："故肺病者，喘息鼻张。"

（二）呼吸的执行结构

1. 呼吸道

鼻：包括外鼻、鼻腔和鼻旁窦，是呼吸道的起始部，又是嗅觉器官。

喉：是呼吸管道，又是发音器官。

气管、支气管：是呼吸管道。

2. 参与呼吸的平滑肌

位居气管、支气管的平滑肌：属于多单位平滑肌，类似骨骼肌，受外来神经支配或激素影响。

3. 参与呼吸的骨骼肌

前斜角肌、中斜角肌、后斜角肌：上提第 1～2 肋，助深吸气。

胸大肌、胸小肌、肋间外肌、上后锯肌：提肋助吸气。

肋间内肌、肋间最内肌、胸横肌：降肋助呼气。

下后锯肌：下拉肋骨向后，并固定肋骨，协助膈的呼气运动。

膈：收缩时，膈穹窿下降，扩大胸腔助吸气。舒张时，膈穹窿上升，减小胸腔助呼气。与腹肌同时收缩时，增加腹压，协助咳嗽、喷嚏。

腹外斜肌、腹内斜肌、腹横肌、腹直肌：增加腹压，参与完成咳嗽、喷嚏、降肋助呼气。

腰方肌：包括腰大肌和竖脊肌，降第 12 肋，脊柱腰部侧屈，帮助呼吸。

4. 参与呼吸的辅助结构

鼻毛：过滤和净化空气。

鼻腔前部的鳞状上皮黏膜：具有机械保护作用。

会厌：饮食时会厌向下，盖住气管，防止食物和水进入气管；说话或呼吸时，会厌向上，使喉腔开放。

鼻旁窦：包括额窦、筛窦、蝶窦、上颌窦，能温暖、湿润空气。

肺表面活性物质：由肺泡Ⅱ型上皮细胞合成分泌，有降低吸气阻力和维持肺泡稳定性的作用。

胸膜的单层扁平上皮：分泌浆液，减少肺脏与胸膜间的摩擦。

鼻腔、气管、支气管的黏液腺：分泌黏液，净化湿润空气，黏附吸入空气中的病原微生物和异物。

鼻咽部、咽喉部、呼吸道内壁的柱状上皮黏膜：具有保护作用。

呼吸道腔面的假复层纤毛柱状上皮：游离面附有能摆动的纤毛，能节律性的摆动，将含有灰尘、细菌的黏液排除至喉部。

分布于肺泡壁层的单层扁平上皮：具有保护作用。

（三）发音的执行结构

1. 声带

又称声襞，为发声器官的主要组成部分。位于喉腔中部，由声带肌、声带韧带和黏膜三部分组成，左右对称。声带的固有膜是致密结缔组织，在皱襞的边缘有强韧的弹性纤维和横纹肌，弹性大。两声带间的矢状裂隙为声门裂。

2. 共鸣腔

口腔（口唇、颊、颚、牙）、鼻腔、鼻旁窦、喉、气管、支气管、肺泡。

3. 参与发音的骨骼肌

环甲肌：紧张声带。

环杓后肌：开大声门。

环杓侧肌、杓横肌：缩小声门。

甲杓肌：松弛声带。

杓斜肌：缩小喉口。

甲会厌肌：开大喉口。

软腭肌：说话时软腭上提，辅助发音。

（四）血气交换的执行结构

肺：由实质组织和间质组织构成。实质组织包括支气管树和肺泡，间质组织包括结缔组织、血管、淋巴管、淋巴结和神经。

肺泡是由单层上皮细胞构成的半球状囊泡。肺中的支气管经多次分支成无数细支气管，它们的末端膨大成囊，囊的四周有很多突出的小囊泡，即为肺泡。肺泡是肺部气体交换的主要部位，也是肺的功能单位。氧气从肺泡向血液弥散，要依次经过肺泡内表面的液膜、肺泡上皮细胞膜、肺泡上皮与肺毛细血管内皮之间的间质、毛细血管的内皮细胞膜。这4层膜合称为呼吸膜。呼吸膜平均厚度不到 $1\mu m$，有很高的通透性，故气体交换十分迅速。

另外，皮肤也参与了呼吸，称为皮肤呼吸，全身皮肤吸氧量只有肺的 1/160。

（五）O_2 和 CO_2 的承载结构

O_2、CO_2 属于脂溶性小分子物质，分布于细胞内液与组织液中的 O_2、CO_2 可从高浓度一侧通过脂质分子间隙向低浓度一侧进行跨膜扩散，不需要消耗能量，故这里主要讨论 O_2、CO_2 在血液中的转运。

血液为流动在心脏和血管内的不透明红色黏稠液体，由液体成分血浆和有形成分血细胞组成。按容积计算，血浆占 55%，血细胞占 45%。血细胞包括红细胞、白细胞和血小板。

红细胞占血细胞总数的 99%，平均寿命约 120 天，具有可塑变形性（在外力作用下可变形）、悬浮稳定性（稳定地悬浮于血浆中）和渗透脆性（在低渗盐溶液中膨胀破裂）。成熟的红细胞无核，也没有线粒体，通过分解葡萄糖获得能量，一旦缺乏 ATP 供能，则导致红细胞的细胞膜结构改变，细胞的形态也随之由圆盘状变为棘球状。

红细胞的主要功能是承载 O_2 和 CO_2。血液中 98.5% 的氧是与血红蛋白结合成氧合血红蛋白的形式存在的。红细胞承载的 O_2 约为溶解于血浆中 O_2 的 65 倍。血液中的 CO_2 主要以碳酸氢盐和氨基甲酰血红蛋白的形式存在，分别占 CO_2 承载总量的 88% 和 7%。红细胞内含有丰富的碳酸酐酶，在它的催化下，CO_2 迅速与 H_2O 反应生成碳酸，后者再解离为 HCO_3^- 和 H^+。在红细胞的参与下，血液承载 CO_2 的能力可提高 18 倍。

红细胞承载 O_2 时呈鲜红色，承载 CO_2 时呈暗紫色。血行通畅时血液的 PCO_2（二氧化碳分压）较低，表现为唇、龈、甲、舌、面红润，血行不畅时血液的 PCO_2 较高，表现为唇、龈、舌、甲、面紫黯，中医称为瘀血。

（六）酸碱平衡的维持结构

肺：对酸碱平衡的调节作用主要是通过呼吸运动来调节血浆 H_2CO_3 的浓度。呼吸受中枢的控制，位于延髓的呼吸中枢调控呼吸的深度和频率，从而加速或减慢 CO_2 的排出。呼吸中枢的兴奋性受二氧化碳分压（PCO_2）和 pH 值的影响，当 PCO_2 升高，pH 值降低时，呼吸中枢兴奋，呼吸加深加快，CO_2 排出增多，使 H_2CO_3 浓度下降；反之则呼吸变浅变慢，CO_2 排出减少，H_2CO_3 浓度升高，从而维持血浆中 $NaHCO_3/H_2CO_3$ 的正常比值，使血液的 pH 值保持在 7.35～7.45。

另外，红细胞和血浆还具有酸碱平衡作用。红细胞产生 4 个缓冲对：$KHCO_3/H_2CO_3$、K_2HPO_4/KH_2PO_4、$K\text{-}Hb/H\text{-}Hb$、$K\text{-}HbO_2/H\text{-}HbO_2$（Hb 为血红蛋白）；血浆产生 3 个缓

冲对：$NaHCO_3/H_2CO_3$、Na_2HPO_4/NaH_2PO_4、$Na-Pr/H-Pr$，血红蛋白缓冲对（$K-Hb/H-Hb$ 和 $K-HbO_2/H-HbO_2$）最为重要。当固定酸（HA）进入血液时，首先由 $NaHCO_3$ 与之反应，生成固定酸钠盐和 H_2CO_3，在血液流经肺时，H_2CO_3 分解成 H_2O 和 CO_2，后者由肺呼出。当碱性物质（BOH）进入血液后，主要被 $NaHCO_3/H_2CO_3$ 中的 H_2CO_3 缓冲。H_2CO_3 含量相对较少，但由于体内不断产生 CO_2，所以仍是对碱起缓冲作用的主要成分。缓冲后生成的碳酸氢盐由肾排出体外。

二、肺藏防御（卫外）功能的执行结构

是指免疫系统对病原微生物和外来异物具有免疫防御和免疫耐受的功能。中医将这一功能称为肺藏的卫外功能。

（一）文献依据

1. 皮肤、腠理能御邪

《灵枢·百病始生》："是故虚邪之中人也，始于皮肤，皮肤缓则腠理开，开则邪从毛发入，入则抵深。"

《素问·皮部论》："邪客于皮则腠理开，开则邪入客于络脉，络脉满则注于经脉，经脉满则入舍于脏腑也。"

《素问·刺法论》："正气存内，邪不可干。"

《素问·评热病论》："邪之所凑，其气必虚。"

2. 卫气与皮肤、腠理、玄府的关系

《灵枢·本藏》："卫气者，所以温分肉，充皮肤，肥腠理，司开阖者也。"

《医钞类编·肢体门》："腠理，亦曰玄府。玄府者，汗孔也。"

《素问·六元正纪大论》："汗濡玄府。"

3. 肺合皮毛

《素问·五藏生成》："肺之合皮也，其荣毛也。"

《素问·咳论》："皮毛者，肺之合也。"

《素问·痿论》："肺主身之皮毛。"

（二）免疫防御和免疫耐受的执行结构

免疫防御是指免疫系统防止病原微生物和外来异物入侵人体，识别和清除入侵人体的病原微生物和外来异物的功能；免疫耐受是指免疫系统对存在于体外的病原微生物和异物不产生较强的应答或无应答的功能。

1. 皮肤

覆盖人体表面，是人体面积最大的器官。皮肤的功能可分为 2 类，一类是对内脏功能起

辅助作用，因为辅助作用不同而分属于脾藏、肺藏和肾藏。如对消化道的吸收起辅助作用（经皮吸收）属于脾藏的消化吸收（运化）功能范畴；辅助呼吸系统吸收 O_2 的功能属于肺藏的呼吸（主气司呼吸）功能范畴；辅助泌尿系统排出代谢废物的功能属于肾藏的泌尿（主水）功能范畴；辅助细胞器的产热散热属于肾藏的同化异化（气化）功能范畴。另一类是防御功能，能防止和清除病原微生物和外来异物，属于中医肺藏的防御（卫外）功能范畴。

毛发：包括头发、眉毛、睫毛、鼻毛、阴毛和汗毛，具有保护作用。

竖毛肌：位于毛发的一侧，为多单位平滑肌，收缩时使毛发竖立，类似骨骼肌受外来神经支配或激素影响，收缩时压迫皮脂腺，使之分泌。

指（趾）甲：是表皮角质层细胞增厚而形成的板状结构，属于结缔组织，起保护指（趾）端作用。

皮脂腺：位于真皮内，靠近毛囊。除掌、跖外分布全身，头皮、面部、胸部、肩胛间和阴阜分布较多。唇部、乳头、龟头、小阴唇的皮脂腺直接开口于皮肤表面，其余开口于毛囊上 1/3 处。皮脂腺分泌的皮脂在皮肤上形成酸性（pH5.2 左右）皮脂膜，能抑制皮肤上的病原微生物生长，防止水分流失，还能润滑皮肤角质层和毛发，防止皮肤干裂，青春期分泌旺盛。

2. 皮肤免疫系统

是指表皮内能呈递抗原的朗格汉斯细胞、可产生细胞因子的角质形成细胞、亲表皮的 T 细胞及局部淋巴结构成的具有免疫作用的独特功能单位，又称皮肤相关淋巴组织。

①朗格汉斯细胞

朗格汉斯细胞来源于骨髓，定位于表皮与口腔、食道、阴道和宫颈的鳞状上皮层，也是这些部位的主要抗原呈递细胞。表面有 IgG 受体、补体 C3b 受体及 IgE 高亲和力受体。朗格汉斯细胞能结合处理抗原，并将抗原信息呈递给免疫活性细胞；分泌表皮细胞衍生的胸腺细胞活化因子，又称白介素-1。

②角质形成细胞

角质形成细胞可以产生多种细胞因子，包括 IL-1、IL-6、IL-7、IL-8、GM-CSF、TNF 等。角质形成细胞可分泌有趋化作用的细胞因子，能趋化和激活白细胞。角质形成细胞表达 I 类主要组织相容性复合体分子，在一定条件下，还可以表达 II 类 MHC 分子。

角质形成细胞分泌的细胞因子，有许多生物效应。IL-1 有促 T 细胞增殖，诱导 TH 细胞产生细胞生长因子，促进成纤维细胞增殖的作用。IL-6 有抗病毒活性，促 B 细胞活化和刺激分泌 IgG。

③表皮内淋巴细胞

表皮内淋巴细胞占整个皮肤相关淋巴细胞的 2%，并且大多数是 CD8 阳性的 T 细胞。表皮内的 T 细胞主要位于基底层，T 细胞进入表皮可能受有关黏附分子的控制。

④真皮淋巴细胞和巨噬细胞

真皮的结缔组织中含有淋巴细胞，主要位于血管周围，还有散在的巨噬细胞。

3. 黏膜

人体的消化道、呼吸道、泌尿生殖道、眼结膜、内耳以及外分泌腺导管都覆盖着黏膜，由此将人体与外界环境隔离。

黏膜的功能可分为2类，一类是参与内脏功能，因为功能不同而分属于脾藏、肾藏和肝藏。如消化道黏膜分泌消化液辅助消化吸收营养物质功能属于脾藏消化吸收（运化）功能范畴；输尿管黏膜和膀胱黏膜防止尿液渗漏、倒流的作用属于肾藏泌尿（主水）功能范畴；输卵管黏膜和子宫内膜辅助排卵、营养卵子的作用属于肾藏生殖（生子）功能范畴；口腔黏膜中的嗅觉感受器和鼻腔黏膜中的味觉感受器产生特殊感觉信号的作用属于肝藏支配内脏运动（疏泄）功能范畴。另一类是防御功能，能防止和清除病原微生物和外来异物。防御功能异常引起的炎症可分为两类：①黏膜的局部炎症（如肠痈、肺痈），影响相应内脏的功能，属于相应内脏对应的中医五藏功能失调，如消化道、呼吸道、泌尿生殖道黏膜的局部炎症，分属于脾藏运化、肺藏主气司呼吸、肾藏主水功能、肾藏生子功能的异常；②全身性炎症（菌血症、毒血症、败血症），属于肺藏的防御（卫外）功能失调。

黏液腺：位于呼吸道、消化道、泌尿生殖道、眼结膜、内耳以及外分泌腺导管的黏膜中，分泌的黏液是一种从人体的黏膜层或黏膜下层分泌出来的湿滑液体。一般都是比较浓稠的胶状体，含有具抗菌功效的酵素，如溶菌酶、免疫血球素等。黏液由满布黏膜的杯状细胞制造，由悬浮于水中的黏蛋白及无机盐所组成。其中，唾液腺分泌的唾液含有的溶菌酶和免疫球蛋白，具有杀灭细菌和病毒作用；胃分泌的胃酸，能杀灭随食物进入胃内的细菌；痰亦是黏液的一种，但专指下呼吸道感染所产生的黏液；鼻腔内产生的黏液则称作"鼻涕"。

4. 黏膜免疫系统

支气管黏膜相关淋巴组织（BALT）、肠黏膜相关淋巴组织（GALT）、眼结膜相关淋巴组织（CALT）和泌尿生殖道黏膜相关淋巴组织（UALT）组成黏膜免疫系统，主要由黏膜结合淋巴组织（MALT）构成。所谓黏膜结合淋巴组织，即沿着呼吸道、消化道、泌尿生殖道黏膜上皮及某些外分泌腺（哈德氏腺、胰腺、乳腺、泪道、唾液腺分泌管等）分布并广泛存在于上皮下的淋巴组织。从数量上说，黏膜免疫系统是免疫系统中最大的，这里淋巴细胞的数量比其他部分的总和还要多，60%T细胞的工作岗位在黏膜。

体液免疫是黏膜免疫效应的主要过程，即产生分泌型免疫球蛋白A（sIgA）。人体每天分泌sIgA的量约为30～60mg/kg，超过其他免疫球蛋白的量。IgA在浆细胞产生后，由J-链（含胱氨酸较多的酸性蛋白）连接成双聚体分泌出来。当IgA通过黏膜或浆膜上皮细胞向外分泌时，与上皮细胞产生的分泌片段连接成完整的sIgA，释放到分泌液中，与上皮细胞紧密连接在一起，分布在黏膜或浆膜表面发挥免疫作用。由于外分泌液中sIgA含量多，又不容易被蛋白酶破坏，故成为抗感染、抗过敏的一道主要屏障。

黏膜免疫系统的细胞免疫包括上皮淋巴细胞、黏膜固有层免疫细胞、T细胞及K细胞免疫等。上皮内淋巴细胞（IEL）是体内最大的淋巴细胞群。由于离肠腔很近而成为黏膜免疫系统中首先与细菌、食物抗原接触的部位。IEL（上皮内淋巴细胞）中90%是CD3$^+$T细胞，少于6%是分泌抗体的B细胞，此外还存在极少量的非T非B的裸细胞。IEL的主要功能是宿主对病原体入侵及上皮细胞变性做出快速反应。IEL因其可产生与Th1、Th2功能相关的因子，因此，具有调节其他淋巴细胞和上皮细胞的功能。IEL还具有对食物抗原耐受和刺激上皮细胞更新功能。

黏膜免疫系统是免疫系统的重要组成部分，但与脾和淋巴结等外周免疫器官不同：①有着不同的淋巴样组织和淋巴细胞；②淋巴细胞的定居和再循环途径不同；③对暴露的大多数抗原产生免疫耐受；④黏膜栖息微生物群介导的固有免疫在黏膜自稳中起重要作用。

5. 免疫器官

免疫器官是以淋巴组织为主的器官。按照功能可分为：①中枢免疫器官，即胸腺和骨髓，是免疫细胞发生、分化和成熟的场所。②外周免疫器官，包括淋巴结、脾脏、黏膜相关淋巴组织等，是成熟T细胞和B细胞定居的场所，也是这些细胞在抗原刺激下发生免疫应答的部位。详见肾藏的成体（主骨生髓）功能。

6. 免疫细胞

又称白细胞，为无色、有核的细胞，约占血细胞总数的1%，是人体与疾病斗争的"卫士"。根据细胞质内有无特殊颗粒，免疫细胞可分为有粒白细胞和无粒白细胞。

（1）有粒白细胞

简称粒细胞，由造血系统的髓系祖细胞分化而来。根据其特殊颗粒的染色特性，又分为中性粒细胞、嗜碱性粒细胞和嗜酸性粒细胞。粒细胞的寿命一般不超过10天。

①中性粒细胞

占白细胞总数的50%～70%，是血液中主要的吞噬细胞。当细菌入侵时，中性粒细胞在炎症区域产生的趋化因子作用下，自毛细血管渗出而被吸引到病变部位。当中性粒细胞吞噬数十个细菌后，其本身即解体，释放的各种溶酶体酶可溶解周围组织而形成脓液。当血液中的中性粒细胞数减少到$1×10^9$/L时，人体的抵抗力就会明显降低，容易发生感染。此外，中性粒细胞还可吞噬和清除抗原-抗体复合物。

②嗜碱性粒细胞

占白细胞总数的0%～1%。嗜碱性粒细胞的胞质中存在较大的碱性染色颗粒，颗粒内含有肝素、组胺、嗜酸性粒细胞趋化因子A等。其参与I型超敏反应和抗寄生虫免疫应答。

③嗜酸性粒细胞

占白细胞总数的0.5%～5%，虽有较弱的吞噬能力，可选择性地吞噬抗原-抗体复合物，但吞噬缓慢，基本上无杀菌作用，在抗细菌感染防御中不起主要作用；能限制嗜碱性粒细胞和肥大细胞在I型超敏反应中的作用，参与对蠕虫的免疫反应。

（2）无粒白细胞

①淋巴细胞

由造血系统的淋巴系祖细胞分化而来，占白细胞总数的 20% ～ 40%，是体积最小的白细胞，由淋巴器官产生，其生存期长短不等，从几小时到几年。按照其发生迁移、表面分子和功能的不同，可分为 T 淋巴细胞（T 细胞）、B 淋巴细胞（B 细胞）和自然杀伤（NK）细胞。T 淋巴细胞随血循环到胸腺，在胸腺素等的作用下成熟，而 B 细胞在骨髓中分化成熟。当受抗原刺激后，T 淋巴细胞即转化为淋巴母细胞，再分化为致敏 T 淋巴细胞，参与细胞免疫，其免疫功能主要是抗胞内感染、瘤细胞与异体细胞等；B 淋巴细胞是先转化为浆母细胞，再分化为浆细胞，产生并分泌免疫球蛋白（抗体），参与体液免疫；NK 细胞不依赖抗原刺激而自发地发挥细胞毒效应，具有杀伤靶细胞的作用。

②单核细胞

由造血系统的髓系祖细胞分化而来，占白细胞总数的 3% ～ 8%，是血液中最大的血细胞。从骨髓进入血液的单核细胞仍是尚未成熟的细胞。单核细胞在血液中停留 2 ～ 3 天后迁移入组织中，继续发育成巨噬细胞，具有比中性粒细胞更强的吞噬能力，可吞噬更多的细菌（约 5 倍于中性粒细胞）、更大的细菌和颗粒。此外，巨噬细胞的溶酶体还含有大量的酯酶，可消化某些细菌（如结核杆菌）的脂膜。单核细胞还可在组织中发育成树突状细胞，有微弱的吞噬活性，但抗原呈递能力远强于巨噬细胞，为目前所知功能最强的抗原提呈细胞，是人体特异免疫应答的始动者。

③肥大细胞

来自骨髓造血干细胞，可以分为两种类型：一类主要分布于皮下小血管周围的结缔组织，即结缔组织肥大细胞；另一类主要分布于黏膜下，即黏膜肥大细胞。其释放过敏介质，如组织胺（HA），引起速发型超敏反应。

还有一类无 T 与 B 淋巴细胞标志的细胞，具有抗体依赖细胞介导的细胞毒作用，能杀伤特异性抗体结合的靶细胞，又称杀伤细胞，简称 K 细胞；参与 ADCC 效应，在抗病毒、抗寄生虫感染中起杀伤作用。还有一类具有自然杀伤作用的细胞，称为自然杀伤细胞，即 NK 细胞。其在杀伤靶细胞时，不需要抗体与补体参与。

另外，红细胞能免疫黏附细菌、病毒等病原微生物，一方面通过过氧化物酶对它们直接产生杀伤作用，另一方面增强吞噬细胞对它们的吞噬作用 4 ～ 5 倍。血小板能产生 IgG，参与体液免疫。

7. 免疫活性物质

免疫活性物质是指免疫细胞或其他细胞产生的具有免疫作用的物质。

（1）补体

补体是一个具有精密调节机制的蛋白质反应系统，是体内重要的免疫效应放大系统，广泛存在于血清、组织液和细胞膜表面，包括 30 余种成分。其作用有：①产生调理作用，有助于吞噬细胞对微生物的俘获；②产生趋化作用，有助于吞噬细胞进入感染部位；③增强局部毛细血管通透性；④损伤靶细胞、革兰氏阴性细菌、包膜病毒或其他微生物表面的被膜，导致细胞裂解；⑤释放炎症介质。

（2）溶菌酶

又称胞壁质酶或 N-乙酰胞壁质聚糖水解酶，主要由吞噬细胞产生，泪腺、唾液腺也可产生溶菌酶，是一种能水解致病菌中黏多糖的碱性酶。其主要通过破坏细胞壁中的 N-乙酰胞壁酸和 N-乙酰氨基葡糖之间的 $\beta-1，4$ 糖苷键，使细胞壁不溶性黏多糖分解成可溶性糖肽，导致细胞壁破裂内容物逸出而使细菌溶解。溶菌酶还可与带负电荷的病毒蛋白直接结合，与 DNA、RNA、脱辅基蛋白形成复盐，使病毒失活。因此，溶菌酶具有抗菌、消炎、抗病毒等作用。

（3）抗体

是一种由浆细胞（效应 B 细胞）分泌，被免疫系统用来鉴别与中和外来物质如细菌、病毒等的大型 Y 形蛋白质。抗体识别的特定外来物质称为抗原。抗体也称为免疫球蛋白（Ig），分为 IgG、IgA、IgM、IgD、IgE 五类。

①IgG 是血清中含量最多的免疫球蛋白，是唯一能通过胎盘的抗体，具有抗菌、抗病毒、抗毒素等特性，对毒性产物起中和、沉淀、补体结合作用。

②IgM 是分子量最大的免疫球蛋白，是个体发育中最先合成的抗体，因为它是一种巨球蛋白，故不能通过胎盘。血清中检出特异性 IgM，可作为传染病早期诊断的标志，揭示新近感染或持续感染。IgM 具有调理、杀菌、凝集作用。

③IgA 有两型。分泌型 IgA 存在于鼻、支气管分泌物、唾液、胃肠液及初乳中。其作用是将病原体黏附于黏膜表面，阻止扩散。血清型 IgA 的免疫功能尚不完全清楚。

④IgE 是出现最晚的免疫球蛋白，可致敏肥大细胞及嗜碱性粒细胞，使之脱颗粒，释放组胺。寄生虫感染时，血清 IgE 含量增高。

⑤IgD 免疫功能尚不清楚。

另外，血浆蛋白也能抵御病毒、细菌、真菌等病原微生物的入侵。

第三节 肾藏功能性质的执行结构

肾藏有生殖（生子）、成体（主骨生髓）、同化异化（气化）、泌尿（主水）、体液调节（藏精）五种功能，分别由生殖系统、成体系统和免疫系统、同化异化系统、泌尿系统、体液调节系统执行。

一、肾藏生殖（生子）功能的执行结构

是指生殖系统产生生殖细胞，完成生殖、分娩和泌乳的功能。中医将这一功能称为肾

藏的生子功能。

（一）文献依据

1. 人体源于精

《灵枢·决气》："两神相搏，合而成形，常先身生，是谓精。"

《灵枢·本神》："生之来，谓之精。"

《素问·金匮真言论》："夫精者，身之本也。"

《景岳全书·小儿补肾论》："精合而形始成，此形即精也，精即形也。"

2. 肾与生子的关系

《素问·上古天真论》："帝曰：有其年已老而有子者何也？岐伯曰：此其天寿过度，气脉常通，而肾气有余也。此虽有子，男不过尽八八，女不过尽七七，而天地之精气皆竭矣。"

（二）生殖的执行结构

生殖包括性成熟、性兴奋、性行为和妊娠过程。①性成熟在男性表现为睾丸体积增大，阴囊、阴茎、前列腺等附属性器官快速生长；在女性表现为卵巢体积增大，子宫体增大，阴道长度增加，大、小阴唇及阴蒂均开始发育。②性兴奋是指当人在精神或肉体上受到性刺激时，性器官和其他一些部位会出现一系列生理变化。男性性兴奋反应主要表现为阴茎勃起和射精。女性的性兴奋主要包括阴道润滑、阴蒂勃起及性高潮。③性行为是指在性兴奋的基础上，男女两性发生性器官的接触或交媾，即性交的过程，也包括性自慰。④妊娠是指子代的产生和孕育的过程，包括受精、着床、妊娠的维持及胎儿的生长。

1. 男性内生殖器

睾丸：其实质主要由 100～200 个睾丸小叶组成，睾丸小叶内有曲细精管和间质细胞。睾丸随性成熟而迅速生长，至老年随着性功能的衰退而萎缩变小。曲细精管产生的精子是体内最小的细胞，在睾丸里产生一般需 74 天，在附睾内成熟的时间为 16 天，总计约需要 3 个月的时间。间质细胞产生雄激素，与男性第二性征、生理功能密切相关。

附睾：能助精子成熟。

输精管：把精子从附睾输送到尿道。

射精管：是输精管与精囊腺的排泄管在前列腺的上部会合后的管道。射精时两部分的液体进入尿道。

男性尿道：兼有排尿和排精功能。

精囊腺、前列腺、尿道球腺：分泌液参与精液形成，营养精子，利于精子活动。

2. 男性外生殖器

阴茎：排出尿液、精液，也是男性的性交器官。肌层平滑肌为单位平滑肌，具有自律性。

阴囊：阴囊上有很多皱褶，调节睾丸周围的温度（阴囊内温度比腹腔低 1.5℃ ～ 2℃），有利于睾丸产生精子。阴囊的睾提肌是平滑肌，能上提睾丸，其皮肤含丰富的皮脂腺与大汗腺。

3. 女性内生殖器

卵巢：产生卵子，分泌雌激素、孕激素和少量雄激素。

输卵管：对拾卵、精子获能、卵子受精、受精卵输送及早期胚胎的生长发育都起着重要作用。

子宫：是产生月经和孕育胎儿的器官。肌层平滑肌为单位平滑肌，具有自律性。

阴道：是女性的性交器官，也是排出月经和娩出胎儿的管道。肌层平滑肌为单位平滑肌，具有自律性。

4. 女性外生殖器

阴阜：其皮下的丰富脂肪组织和皮肤上的阴毛在性交时起支撑和减震缓冲作用。

大阴唇、小阴唇：对性刺激十分敏感，对其内邻的尿道口和阴道口具有保护作用。

阴蒂：能激发女性的性欲和快感。

前庭球：性刺激能充血勃起。

阴道口：既是经血流出的外口，又是分娩时胎儿出生的最后关口，也是性交时阴茎进入阴道内的第一关口。

舟状窝：对阴茎进入时起缓冲作用。

处女膜：对女性生殖器起保护作用。

5. 生殖细胞

生殖细胞的母细胞起源于胚胎中肠附近并迁移到发育中的性腺，经历有丝分裂与减数分裂，分化为成熟的生殖细胞，即卵子或精子，中医称为生殖之精。

精子由睾丸产生，是体内最小的细胞。精子的成熟时间大约需要 10 周。成熟的精子储存在附睾中。一个正常成年男性每天可产生 0.7 亿～1.5 亿个精子。

卵子由卵巢产生，是人体最大的细胞。女性一生成熟的卵子约为 300～400 个。一个卵子排出后约可存活 48 小时，若不与精子相遇形成受精卵，便在 48～72 小时后自然死亡。

6. 润滑保护结构

乳房悬韧带、浅筋膜：对乳房起支持和固定作用。

卵巢系膜（固定于子宫阔韧带）、卵巢悬韧带和卵巢固有韧带（与盆腔侧壁及子宫相连）：固定卵巢。

子宫阔韧带、子宫圆韧带、子宫主韧带、子宫骶韧带：固定子宫。

黏液腺：分泌黏液，润泽生殖道。

前庭大腺：分泌黏液润滑阴道口。

男性尿道的复层柱状上皮：具有保护作用。

子宫和输卵管腔面的单层柱状上皮：具有保护、分泌、吸收功能。

阴道腔面的复层扁平上皮：未角化型，具有机械性保护作用。

（三）分娩的执行结构

分娩是成熟胎儿及其附属物从母体子宫产出体外的过程。泌乳是各种激素作用于已发育的乳腺而引起乳汁分泌。

1. 子宫、阴道：孕育和娩出胎儿。

2. 平滑肌：位于子宫、阴道的单位平滑肌，类似心肌组织，具有自律性，在没有外来神经支配时也可进行收缩活动。

3. 骨骼肌

膈：与腹肌同时收缩时，增加腹压，协助分娩。

腹外斜肌、腹内斜肌、腹横肌、腹直肌：增加腹压，参与完成分娩。

（四）泌乳的执行结构

女性乳房：由皮肤、纤维组织、脂肪组织、乳腺构成，是女性的第二性征和性敏感区，能分泌乳汁哺育后代。

二、肾藏成体（主骨生髓）功能的执行结构

是指成体系统分化生成新的体细胞，免疫系统维持人体结构稳定的功能。其中，成体系统是指成体干细胞及其分化成熟的环境。中医将这一功能称为肾藏的主骨生髓功能。

（一）文献依据

1. 水谷精微为化血原料

《灵枢·决气》："中焦受气取汁，变化而赤，是谓血。"

《灵枢·邪客》："荣气者，泌其津液，注之于脉，化以为血。"

《素问·痹论》："荣者，水谷之精气也。"

2. 肾精化血

《黄帝内经素问集注》："肾为水脏，受五脏六腑之精而藏之。肾之精液，入心化赤为血。"

《诸病源候论·虚劳精血虚候》："肾藏精，精者，血之所成也。"

3. 肾主骨生髓

《素问·平人气象论》："肾藏骨髓之气也。"

《素问·痿论》："肾主身之骨髓。"

《素问·五藏生成》："肾之合骨也，其荣发也。"

《素问·脉要精微论》："骨者髓之府。"

4. 髓与脑的关系

《灵枢·海论》："脑为髓之海。"

《素问·五藏生成》："诸髓者皆属于脑。"

5. 肾与腰有关

《素问·脉要精微论》："腰者肾之府，转摇不能，肾将惫矣。"

《素问·痿论》："肾气热，则腰脊不举，骨枯而髓减，发为骨痿……肾热者色黑而齿槁。"

（二）体细胞的生成结构

1. 成体干细胞

干细胞是一类具有自我复制能力，可分化成多种功能细胞的多潜能细胞。根据分化潜能，干细胞可分为全能干细胞、多能干细胞和单能干细胞。根据发育阶段，干细胞可分为胚胎干细胞和成体干细胞。

人体发育起始于受精卵。在受精后的最初几个小时内，受精卵分裂为一些完全相同的细胞，如果把这些细胞的任何一个放入女性子宫均有可发育成胎儿，称为全能干细胞，即胚胎干细胞。生殖细胞（精子、卵子）及其母细胞、受精卵、胚胎干细胞，属于肾藏的生殖（生子）功能范畴。

大约在受精后的第 4 天，经过几个循环的细胞分裂，全能干细胞开始特异化，形成一个中空环形的胚囊，由外层细胞和位于中空球形内的细胞簇（称为内细胞群）构成。外层细胞继续发展，形成胎盘以及胎儿在子宫内发育所需的其他支持组织。内细胞群可发育形成人体所需的全部组织，称为多能干细胞。多能干细胞进一步特异化，发展为参与生成特殊功能细胞的干细胞，称为单能干细胞。多能干细胞与单能干细胞合称成体干细胞，分为造血干细胞和非造血干细胞 2 类。

（1）造血干细胞

主要来源于骨髓，但外周血也存在一定数量的造血干细胞，肝、脾、淋巴结等组织中也有少量造血干细胞。此外，妊娠时连接胎儿和胎盘的脐带血管中也存在相当数量的造血干细胞。造血干细胞能分化成熟为在人体内流动的游走型体细胞（又称血细胞）。

①髓系祖细胞：分化成熟为粒细胞、单核-巨噬细胞。粒细胞中以中性粒细胞最为重要，负责人体的主要防卫功能，杀灭及抑制侵入体内的各种病原体。除中性粒细胞外，粒细胞还可分化为嗜酸性粒细胞和嗜碱性粒细胞。单核-巨噬细胞承担吞噬外来的异物和各种已遭一定损伤的病原体。产生的粒细胞、单核-巨噬细胞的功能属于中医肺藏的防御（卫外）功能。

②淋巴系祖细胞：分化成熟为各种淋巴细胞，抵御各种病原体的入侵。其又分为 B 及 T 两种淋巴细胞系。B 淋巴细胞负责人体的体液免疫，即产生各种抗体。当各种外来的病原体侵入人体时，B 淋巴细胞可产生各种相应的抗体，发挥防御功能。T 淋巴细胞负责人体的细胞免疫，当各种外来的病原体侵入人体时，在相应的抗体和/或补体协助下发挥防御功能。产生的淋巴细胞防御病原微生物和异物入侵的功能属于中医肺藏的防御清除（卫外）功能。产生的淋巴细胞消除损伤、衰老和变异细胞的功能属于中医肾藏的成体（主骨生髓）功能。

③红系祖细胞：分化成熟为红细胞，承担人体携氧及气体交接功能，即将氧气由肺运输至组织，再将组织产生的二氧化碳运输至肺排出体外。产生的红细胞属于中医肺藏的主气司呼吸功能。

④巨核系祖细胞：分化为能制造血小板的成熟巨核细胞。血小板在体内承担相当部分的止血功能，人体血管，尤其是最小的毛细血管经常发生不同程度的损伤，此时血管内的血小板即形成白色血栓将血管的破损处堵塞，避免过度出血。产生的血小板属于中医心藏的主血脉功能范畴。

（2）非造血干细胞

非造血干细胞能分化成熟为在人体内空间位置相对固定的组织型体细胞（又称功能细胞）。常见的有：

①间充质干细胞：可分化为骨细胞、软骨细胞、脂肪细胞、肌肉细胞和造血支持细胞，也能分化为神经元、星形胶质细胞等。

②神经干细胞：可分化为神经元、星形胶质细胞和少突胶质细胞能力的细胞群，并具有向多细胞系分化的能力。

③胃肠干细胞：胃黏膜上皮细胞正常情况下每 2～7 天更新一次，损伤时更新加速。这个过程是由胃的多能干细胞分化完成的，多能干细胞能分化成胃各种上皮细胞，并能产生完整的胃腺体。肠黏膜上皮是人体代谢最为活跃的场所，肠黏膜上皮细胞终生进行着不间断的自我更新。目前认为肠道干细胞增生、分化是肠黏膜更新的主要细胞学基础。

④肝干细胞：先分化为肝祖细胞，再分化为成熟肝细胞。

⑤皮肤干细胞：人表皮细胞每 2 周就替换一次。在毛囊隆突部，即皮脂腺开口与立毛肌毛囊附着处之间的毛囊外根鞘中含有丰富的表皮干细胞；在没有毛发的部位如手掌、脚掌，表皮干细胞位于与真皮乳头顶部相连的基底层，而其他有毛发的皮肤，表皮干细胞则位于表皮的基底层。皮肤表皮干细胞能持续增殖分化以取代表层终末分化细胞，从而完成皮肤组织结构的更新。在表皮基底层中有 1%～10% 的基底细胞为表皮干细胞，随着年龄的增长，表皮底部与真皮乳头逐渐平坦，表皮干细胞的数量也随之减少，这也是小儿的创伤愈合能力较成人强的原因之一。

⑥内皮祖细胞：是血管内皮细胞的前体细胞。

⑦眼干细胞：包括角膜缘干细胞、视网膜神经干细胞、结膜干细胞和虹膜干细胞等。

2. 造血干细胞的分化环境

（1）胚胎期的造血器官

①中胚叶造血期：发生于胚胎的 1～2 个月。卵黄囊是最先出现的造血地点。卵黄囊壁上的中胚层间质细胞是造血系统的始基，最初血细胞产生于卵黄囊的血岛，血岛外周的细胞分化发育成原始血细胞，原始血细胞进一步分化为胞浆内具有血红蛋白的初级原始红细胞，即胚胎的血细胞。

②肝脾造血期：发生于胚胎的 2～5 个月。卵黄囊萎缩退化，由肝脏取代其造血功能。肝脏不但能分化初级的原始红细胞，而且能分化为次级原始红细胞，这些细胞逐渐发育成熟为红细胞，经血窦进入血液。此时，肝脏的造血活动甚为活跃。脾脏在胎儿第 3 个月左右，亦参与造血，主要生成红细胞、粒细胞、淋巴细胞及单核细胞。至第 5 个月，脾脏造血机能逐渐减退，仅制造淋巴细胞及单核细胞，而这一造血活动则维持终生。

③骨髓造血期：此期始于胚胎的第 4 个月。胎儿开始出现骨髓造血组织，最初仅制造粒细胞，继之还制造红细胞和巨核细胞。在骨髓造血的同时，胸腺及淋巴结亦开始造血活动。胸腺生成淋巴细胞，至出生后仍保持此功能；淋巴结则主要生成淋巴细胞及浆细胞，早期也参与制造红细胞。

以上 3 个阶段，彼此相互交错，很难截然分开。

（2）出生后的造血器官

①骨髓：是一种海绵状、胶状或脂肪性的组织，封闭在坚硬的骨髓腔内，是人体出生后唯一生成红细胞的造血器官。从新生儿到 4 岁的幼儿，全身骨髓具有活跃的造血功能。5～7岁时，在管状骨的造血细胞之间开始出现脂肪细胞。随着年龄的增长，管状骨中红髓的范围逐渐减少，脂肪组织逐渐增多，骨髓变黄色，称为黄骨髓。黄髓虽已不再造血，但仍保留有潜在的造血功能。大约在 18～20 岁左右，红髓仅局限于颅骨、胸骨、脊椎、髂骨等扁平骨以及肱骨与股骨的近端，约占骨髓总量的一半。以后红髓的造血活动持续终身，但其活跃程度可随年龄的增长而稍有减少。骨髓的造血微环境由血管、巨噬细胞、神经及基质等组成。造血部位和血液循环之间存在屏障，即骨髓血液屏障，具有控制血细胞进出骨髓的作用。

②胸腺：位于胸骨柄后方的前纵隔上部，表面有结缔组织被膜，结缔组织伸入胸腺实质把胸腺分成许多不完全分隔的小叶。小叶周边为皮质，深部为髓质。皮质不完全包围髓质，相邻小叶髓质彼此衔接。皮质主要由淋巴细胞和上皮性网状细胞构成，网状细胞间有密集的淋巴细胞。胸腺的淋巴细胞又称为胸腺细胞，在皮质浅层细胞较大，为较原始的淋巴细胞；中层为中等大小的淋巴细胞；深层为小淋巴细胞。从浅层到深层为造血干细胞增殖分化为小淋巴细胞的过程。髓质中淋巴细胞少而稀疏，上皮性网状细胞多而显著。上皮性网状细胞分泌胸腺素，干细胞在胸腺素的作用下，被诱导分化成熟为免疫活性 T 淋巴细胞。

③脾脏：脾脏是人体最大的淋巴器官，其实质分为红髓和白髓两部分。白髓包括中央

动脉周围淋巴鞘与脾小结。在中央动脉周围的是脾脏的胸腺依赖区，区内主要是 T 淋巴细胞。而脾小结即脾内的淋巴小结，小结内有生发中心，主要是 B 淋巴细胞。除能产生淋巴细胞及单核细胞以外，脾脏尚具有贮血和破坏衰老红细胞的功能。

④阑尾及回肠的淋巴集结：骨髓的干细胞在此集结，能诱导增殖的干细胞分化为骨髓依赖淋巴细胞（B 细胞），并播散于周围淋巴器官中。

⑤淋巴结：分为周围部分的皮质和中央部分的髓质。皮质浅层淋巴滤泡的中央为 B 细胞增殖的场所，称为生发中心或反应中心；皮质深层主要是由胸腺迁来的 T 细胞构成，称胸腺依赖区；在抗原的刺激下，T 淋巴细胞可以增殖，产生大量致敏的小淋巴细胞，经血流直接作用于抗原。髓质主要由髓索（淋巴索）和淋巴窦构成。髓索的主要成分是 B 淋巴细胞、浆细胞及巨噬细胞等。

胸腺、脾脏、阑尾及回肠的淋巴集结、淋巴结属淋巴器官造血。淋巴器官分为中枢淋巴器官和周围淋巴器官，胸腺及骨髓中的淋巴组织属中枢淋巴器官，为淋巴系定向干细胞聚焦的场所；淋巴结、脾脏及其他淋巴组织为周围淋巴器官，是分化了的 T 细胞及 B 细胞所在的场所。

⑥网状内皮系统（RES）：包括脾脏和淋巴结的网状细胞，覆盖在肝脏、骨髓、肾上腺皮质、脑垂体前叶的窦状隙上的内皮细胞以及其他器官内的游离组织细胞。其主要细胞成分为网状细胞，网状细胞能分化为吞噬性网状细胞。血中单核细胞，自骨髓生成后进入网状组织，则为组织细胞；在一定条件下，可转化为具有吞噬功能的游离吞噬细胞，形成所谓的单核吞噬细胞系统。在正常情况下，出生 2 个月后的婴儿绝不会有骨髓外造血。在病理状态下，如骨髓纤维化、骨髓增殖性疾病及某些恶性贫血时，骨髓以外的组织器官如脾、肝、淋巴结等都可出现造血灶，此即髓外造血，这是由于这些部位保留具有造血能力的间质细胞，恢复其胚胎时期的造血功能。

此外，肾上腺、腹腔的脂肪、胃肠道也参与制造血细胞。

（3）造血原料

蛋白质、铁和叶酸是造血的三种主要原料。另外，维生素 B_{12}、维生素 C 及多种微量元素和激素等也是造血必不可少的原料。造血原料出生前来自父母，出生后来自饮食。另外，损伤和衰亡血细胞的分解也为人体提供造血原料。

①铁：是使氧气连结在血红素上的重要元素，来源于肉类、蛋黄、豆类、谷物等含铁食物，主要在小肠上皮被吸收。排尿、排汗、排便或表皮细胞脱落都会丢失铁。衰老的血红素在脾、肝分解后，释放到血浆中的大部分铁离子与铁传递蛋白结合送回骨髓，作为合成新红细胞的原料。

②叶酸：是一种维生素，有叶植物、酵母菌、肝脏中含量多，是构成胸腺嘧啶的重要物质。叶酸缺乏时红细胞的制造量就会减少。

③维生素 B_{12}：为含钴的维生素，是合成红细胞的重要元素。叶酸必须靠维生素 B_{12} 才能发挥作用。维生素 B_{12} 必须透过由胃黏膜壁细胞分泌的造血内因子才被人体吸收。内因

子是一种由胃黏膜壁细胞分泌的糖蛋白，如果缺乏这种糖蛋白，就会引起维生素 B_{12} 吸收障碍。维生素 B_{12} 只存在于动物性食物中，因此素食者会缺乏这种维生素。

3. 非造血干细胞的分化环境

在人体已经分化成熟的各种组织器官中都存在成体干细胞。成体干细胞位于称为壁龛的微环境中，壁龛能保护成体干细胞免受外来伤害。处于休眠状态的成体干细胞遇到适当的激活信号，就可复制成新的干细胞，转移离开壁龛，按一定程序分化形成新的功能细胞，以替代衰老和变异细胞，使组织和器官保持生长和衰退的动态平衡。已知皮肤、骨骼肌、骨髓、肠道、肝、肾和肺都存在成体干细胞的壁龛。

（三）损伤、衰亡和突变体细胞的清除结构

免疫系统具有免疫自稳、免疫耐受和免疫监视 3 种维持人体结构稳定的功能。

1. 免疫自稳

是指免疫系统识别和清除体内损伤、衰亡和变性细胞的功能。细胞凋亡是指为维持内环境稳定，由基因控制的细胞自主的有序的死亡。细胞凋亡转变成的凋亡小体，由临近的正常细胞或吞噬细胞清除。

（1）红细胞的清除

红细胞的平均寿命为 120 天，每天约有 0.8% 的衰老红细胞被破坏。90% 的衰老红细胞被巨噬细胞吞噬。由于衰老红细胞的变形能力减退，脆性增高，难以通过微小的孔隙，因此容易滞留于脾和骨髓中而被巨噬细胞所吞噬，称为血管外破坏。巨噬细胞吞噬红细胞后，将血红蛋白消化，释出铁、氨基酸和胆红素，其中铁和氨基酸可被重新利用，而胆红素则由肝排入胆汁，最后排出体外。此外，还有 10% 的衰老红细胞在血管中受机械冲击而破损，称为血管内破坏。血管内破坏所释放的血红蛋白立即与血浆中的触珠蛋白结合，进而被肝摄取。血红蛋白的血红素经代谢释出铁，生成胆红素而经胆汁排出。

（2）白细胞的清除

衰老的白细胞主要被肝、脾内的单核-巨噬细胞吞噬分解。还有一部分白细胞可由黏膜上皮（口腔、气管、消化道和泌尿生殖道）渗出，随分泌物一起排出体外。

（3）血小板的清除

衰老的血小板主要由脾、肝和骨髓的单核-巨噬细胞吞噬和破坏。

免疫自稳功能异常在儿童出现早衰，在成人出现关节退行性病变，即骨质增生。

2. 免疫耐受

是指免疫系统对自身细胞及其产物不产生较强的应答或无应答的功能。其中，免疫应答是指免疫活性细胞（T 淋巴细胞，B 淋巴细胞）识别抗原，产生应答（活化、增殖、分化等）并将抗原破坏和/或清除的过程。免疫耐受功能异常可产生各种自身免疫性疾病。

免疫耐受在胎儿或新生儿期接触抗原时形成，由 T 淋巴细胞、B 淋巴细胞执行。引起

免疫耐受的抗原称为耐受原，包括：①自身组织抗原，引起天然免疫耐受，属于肾藏的成体（主骨生髓）功能范畴；②非自身抗原（如病原微生物和异种组织抗原等），在一定条件下可以是免疫原，也可以是耐受原，属于肺藏的防御（卫外）功能范畴。

3. 免疫监视

是指免疫系统识别、杀伤并及时清除体内突变细胞，防止肿瘤发生的功能。

免疫监视主要由细胞免疫所介导，发挥免疫效应的细胞主要有 T 淋巴细胞、NK 细胞和巨噬细胞。抗体参与的体液免疫不是抗肿瘤免疫的主要成分，体液免疫仅在某些情况下起协同作用，有时甚至能促进肿瘤的生长。另外，红细胞能阻止癌细胞在循环中播散。在外周血中癌细胞遇到红细胞比遇到白细胞的机会多 500～1000 倍。

（四）成体功能的表达结构

1. 骨骼

骨骼是人体中唯一的坚硬器官，具有支撑定形、储藏矿物质的功能，且是躯体运动的杠杆。骨骼的成分之一是矿物质化的骨骼组织，其内部是坚硬的蜂巢状立体结构，其他组织还包括骨髓、骨膜、神经、血管和软骨。人体有 206 块骨，骨与骨之间一般通过关节和韧带连接起来。

（1）颅骨

①脑颅骨：包括额骨、枕骨、蝶骨、筛骨、顶骨、颞骨，构成颅腔，容纳脑。

②面颅骨：包括上颌骨、鼻骨、泪骨、颧骨、下鼻甲、腭骨、犁骨、下颌骨、舌骨，构成面部的基本轮廓，并参与构成眼眶、鼻腔和口腔。

③听小骨：由锤骨、砧骨及镫骨组成，借韧带及关节相连接组成听骨链。

（2）躯干骨

①椎骨：幼年时，椎骨共有 33 块，即颈椎 7 块、胸椎 12 块、腰椎 5 块、骶椎 5 块、尾椎 4 块。随着年龄的增长，5 块骶椎融合成 1 块骶骨，4 块尾椎则融合成 1 块尾骨，故成人有 24 块椎骨。

②肋：包括肋骨和肋软骨。上 7 对肋骨的前端借肋软骨连于胸骨，称真肋。下 5 对肋骨的前端虽接肋软骨，但不直接与胸骨相连，称假肋；其中第 8～10 对肋骨的前端借肋软骨连于上位的肋软骨，形成肋弓；第 11～12 对肋前端游离，称浮肋。

③胸骨：自上而下可分为胸骨柄、胸骨体和剑突 3 部分。

（3）附肢骨骼

①上肢骨：包括锁骨、肩胛骨、肱骨、桡骨、尺骨、手骨、腕骨、掌骨、指骨，形体轻巧，利于劳动。

②下肢骨：包括髋骨、股骨、髌骨、胫骨、腓骨、足骨、跗骨、跖骨、趾骨，粗壮强大，起着支撑和移动身体的作用。

另外，位居关节滑膜囊和腱鞘的滑液膜能分泌滑液，滑润关节，减少摩擦。

2. 体形

组织型体细胞的新生与凋亡速度在生命周期（生、长、壮、老、已）的不同阶段是不同的。在胚胎期、婴幼儿期和学龄期，组织型体细胞的新生速度高于凋亡速度；在青年期，组织型体细胞的新生速度等于凋亡速度；在壮年期和老年期，组织型体细胞的新生速度低于凋亡速度。这种组织型体细胞的新生与衰亡速度变化表现为体貌特征的规律性变化，详见表3-3。免疫自稳功能异常引起的组织器官退行性变或早衰、免疫耐受功能异常引起的自身免疫性疾病、免疫监视功能异常引起的各种肿瘤，可发生于全身各部。

表 3-3　不同生命周期的体貌特征

生命时段	体貌特征
胚胎期	受精卵开始分化，形成三胚层，组织及器官迅速生长，功能渐趋成熟
婴幼儿期 （初生～6岁）	从出生至1周岁的婴儿期生长发育特别快。1年内体重可增加3倍，身高可增加2倍，1～1.5岁时前囟门闭合，出生6个月开始萌出第一颗乳牙，到2岁半左右20颗乳牙萌出完毕，6岁时长出第一颗恒牙（第一磨牙），乳齿开始按出牙顺序脱落
学龄期 （7～12岁）	呼吸中枢和肺的发育近于成熟。大脑半球继续发育，脑重接近成人，运动更加协调和准确，分析和综合能力加强。体格处于稳定阶段，年平均体重增长2kg，身高增长5cm。骨的有机成分多，无机成分少，弹性大而硬度小，不容易骨折而容易变形。肌肉中水分多，蛋白质、脂肪、糖和无机盐少，弹性强伸展性好，但耐力和肌力不足
青年期 （13～35岁）	出现第二性征。男性表现为骨架粗大、骨质重、肌肉纤维粗多结实、脸型方正较长、额骨平直后倾、头型宽大、喉结突出，声音低沉粗犷，长出胡须、腋毛和阴毛，出现遗精，肩宽臀窄、身材高大呈倒三角形，出现男性特有的气味；女性表现为骨架纤小、骨质轻、肌肉纤维细少柔韧、脸型圆润短小、额骨饱满圆滑、头型圆小、乳房隆起、乳头突出，嗓音尖细柔润，皮肤细嫩，皮下脂肪增厚，腋毛和阴毛相继长出，月经来潮，肩窄臀宽，身材凹凸有致呈曲线美，出现女性特有的气味。另外还出现智齿，大汗腺分泌旺盛（主要位于腋窝、乳晕、脐窝、肛周和外生殖器，产生狐臭）
壮年期 （36～59岁）	人体各系统、器官和组织的生理功能开始衰退，新陈代谢趋于缓慢，对营养物质的需求逐渐减少，消化功能逐渐降低。黑色素细胞中酪氨酸酶活性进行性丧失，毛干中色素消失，头发由黑变白。毛发根部的血运和细胞代谢减退，新生毛发逐渐减少，休止期毛发逐渐增多，头发逐渐稀疏。皮下脂肪减少，皮肤弹性减低，面部皱纹增多，皮肤松弛及色素沉着
老年期 （60岁以上）	人体各系统、器官和组织的生理功能更加衰退。骨骼有机物质减少，无机盐增多，钙质丢失，关节软骨、滑膜退变；牙龈、牙槽骨萎缩，牙齿脱落；骨骼肌细胞水分减少，失去弹性，功能减退；毛发根部的血运和细胞代谢减退，头发脱落。女性卵巢功能衰竭，月经停止。男性睾丸萎缩，生精功能衰竭

三、肾藏同化异化（气化）功能的执行结构

是指同化异化系统合成和分解有机物，产生、承载和排放能量的功能。其中，同化异

化系统包括主管有机物合成分解的细胞器和酶，主管能量承载的体液和 ATP，以及产热散热器官。中医将这一功能称为肾藏的气化功能。

（一）文献依据

1. 气具有推动和温煦作用

《难经·八难》："气者，人之根本也。"

《类经·摄生类》："人之有生，全赖此气。"

《难经·二十二难》："气主煦之。"

2. 气源于肾

《难经·二十六难》："命门者……原气之所系也。"

《类经附翼·求正录》："命门水火，即十二脏之化源。"

3. 汗能调节体温

《素问·阴阳别论》："阳加于阴谓之汗。"

《灵枢·决气》："腠理发泄，汗出溱溱，是谓津。"

《素问·生气通天论》："体若燔炭，汗出而散。"

《灵枢·五癃津液别》："天暑衣厚则腠理开，故汗出"，"天寒则腠理闭，气湿不行，水下流于膀胱则为溺与气"。

（二）合成有机物的细胞器

合成代谢又叫同化作用，是指人体把从外界获取的小分子营养物质转变成细胞的组成物质（如蛋白质和核酸）并储存能量的过程，中医称为阴成形过程。分解代谢又叫异化作用，是指人体将细胞中的大分子物质（如糖、脂肪、蛋白质）分解为代谢终产物（如 CO_2、尿酸、尿素）并释放能量的过程，中医称为阳化气过程。

在细胞器合成的有机物中，有的是为细胞供能的，如糖、脂肪和蛋白质，称为供能性有机物，为释放能量提供原料；有的是为细胞的更新、再生和重建提供原料的，如蛋白质、核酸、核糖、磷脂、糖脂、胆固醇，称为结构性有机物，为成体（主骨生髓）功能提供原料。供能性有机物和结构性有机物约占体细胞干重的90%以上。

1. 核糖体

是椭球形的粒状小体，有些附着在内质网膜的外表面，供给膜上及膜外蛋白质，有些游离在细胞质基质中，供给膜内蛋白质，是所有细胞内蛋白质合成的唯一场所。蛋白质合成有两种形式：①内源性蛋白质的合成自始至终都在游离的核糖体上进行；②外输性蛋白多肽链的延伸合成在核糖体上起始不久，必须随同合成活动所在的核糖体一起转移，附着于粗面内质网上才能得以继续并最终完成。蛋白质的合成受 DNA 的调控，通过从 DNA 转录得到的 mRNA 上的遗传信息指导蛋白质的合成。

2. 内质网

是细胞质中由膜构成的网状管道系统，广泛分布于细胞质基质内。它与细胞膜及核膜相通，主管细胞内蛋白质及脂质等物质的合成和运输。粗面内质网表面附着核糖体，具有运输蛋白质的功能。滑面内质网含有许多酶，与糖脂类和固醇类激素的合成与分泌有关。DNA 不直接参与糖类和脂质的合成，但通过调控酶的产生对糖类和脂质的合成起催化作用。糖原的合成主要在肝和骨骼肌细胞的内质网，甘油三酯的合成主要在肝、脂肪组织和小肠黏膜上皮细胞的内质网。

3. 高尔基复合体

位于细胞核附近的网状囊泡，是细胞内的运输和加工系统，能将粗面内质网运输的蛋白质进行加工、浓缩和包装成分泌泡和溶酶体。

4. 中心体

由两个互相垂直排列的中心粒及其周围的物质组成，与有丝分裂有密切关系。

5. 细胞核

常位于细胞的中央，是核酸的合成场所。核酸的合成就是 DNA 的复制，受基因调控。细胞核能保存遗传物质，控制生化合成和细胞代谢，决定细胞或人体的性状表现。

（三）分解有机物的细胞器

1. 线粒体

是一些线状、小杆状或颗粒状的结构。线粒体含核糖体，可产生 DNA 和 RNA，能相对独立遗传。线粒体有丰富的酶系统，能将葡萄糖、脂肪酸、氨基酸等供能性有机物氧化产生能量，储存在三磷酸腺苷（ATP）的高能磷酸键上。细胞生命活动所需的能量，大约 95% 来自线粒体，故线粒体是细胞的"动力工厂"。不同组织的线粒体含量不同，一个骨骼肌细胞约有 200～300 个线粒体，心肌细胞约有 5000 个线粒体，肝细胞约有 800 个线粒体。

2. 溶酶体

单层膜包裹的囊状结构，由高尔基体断裂产生，内含 60 多种水解酶，能够水解多糖、磷脂、核酸和蛋白质，具有消化分解细胞内损坏和衰老细胞器的自溶作用，以及消化分解被细胞吞噬的病原微生物及其细胞碎片的异溶作用。

（四）合成和分解有机物的酶

在有机物的合成和分解过程中，酶起了重要的催化作用。酶是由细胞产生的、对其底物具有高度特异性和高度催化效能的蛋白质或 RNA。根据酶催化的反应类型可分为 6 类：①氧化还原酶。如乳酸脱氢酶、琥珀酸脱氢酶、细胞色素 c 氧化酶、过氧化氢酶。②转移酶。如甲基转移酶、氨基转移酶、乙酰转移酶、转硫酶、激酶、多聚酶。③水解酶。如淀粉酶、蛋白酶、脂肪酶、磷酸酶、糖苷酶。④裂合酶。如脱水酶、脱羧酶、碳酸酐酶、醛缩酶、柠檬酸合酶。⑤异构酶。如异构酶、表构酶、消旋酶。⑥合成酶。如谷氨酰胺合成酶、DNA 连接酶、氨基酰-tRNA 合成酶。其中，有的酶参与了人体细胞有机物的合成与分解，属于肾藏的同化异化（气化）功能范畴；有的酶参与了人体的其他功能，分别归属于相应的人体功能范畴。如胰淀粉酶、胰蛋白酶、糜蛋白酶、羧基肽酶、胰脂肪酶、胆固醇酯水解酶和磷脂酶 A_2 参与了淀粉、蛋白质和脂肪的消化分解，归属于脾藏的消化吸收（运化）功能。

（五）能量的承载结构

糖、脂肪、蛋白质三大供能物质在体内氧化过程中释放的能量，以两种形式存在：①化学能，为人体的生命活动（如肌肉的舒缩，细胞组分及生物活性物质的合成，产生生物电活动的某些离子转运，神经传导，小肠和肾小管细胞对某些物质的主动转运，腺体的分泌和递质的释放）提供动力，中医称为元气，又称原气、肾气、真气；②热能，人体生物氧化过程中释放的能量 50% 以上是热能，为人体的生命活动提供热量，中医称为元阳，又称原阳、肾阳、真阳。中医将元气与元阳合称为阳气。相应地，中医将糖、脂肪和蛋白质三大供能物质称为阴精，详见第五章。

1. 化学能的承载结构

化学能主要存储于三磷酸腺苷（ATP）。ATP 水解为二磷酸腺苷（ADP）及磷酸时释放的能量（在生理条件下可释放 51.6kJ/mol）供人体完成各种生理功能。人体中 ATP 的总量只有大约 0.1mol。人体细胞每天的能量需要水解 200～300mol 的 ATP，这意味着每个 ATP 分子每天要被重复利用 2000～3000 次。

磷酸肌酸（CP）主要存在于肌肉和脑组织中。当物质氧化释放的能量过剩时，ATP 将高能磷酸键转给肌酸，在肌酸激酶催化下合成磷酸肌酸。当组织的 ATP 消耗量超过生成量时，磷酸肌酸的高能磷酸键又可快速转给 ADP 生成 ATP，以补充 ATP 的消耗。因此磷酸肌酸是体内 ATP 的储存库。

人体有的合成代谢不直接利用 ATP 供能，如糖原的合成需要三磷酸尿苷（UTP）提供能量，磷脂的合成需要三磷酸胞苷（CTP）提供能量，蛋白质的合成需要三磷酸鸟苷（GTP）提供能量。但是，UTP、CTP、GTP 的高能磷酸键并非在生物氧化过程中直接生成，而是来源于 ATP。即生物氧化释放的能量首先合成 ATP，再由 ATP 将高能磷酸根转给 UDP、CDP、GDP 生成相应的 UTP、CTP、GTP。

2. 热能的承载结构

生物氧化产生的化学能除骨骼肌收缩对外界物体做一定量的机械功（简称外功）外，各种生理功能所做的功最终都转化为热能。大脑、内脏、骨骼肌、棕色脂肪组织等产热器官可直接产生热能。这些热能借助体液运送到皮肤，再以辐射、传导、对流和蒸发的方式散发。

（六）产热散热结构

体温的高低取决于人体的产热和散热。

1. 产热结构

（1）脑

占体重的 2.5%，安静状态下产热量占人体总产热量的 16%，运动或劳动时产热量占人体总产热量的 3%。

（2）内脏

占体重的 34%，安静状态下产热量占人体总产热量的 56%，运动或劳动时产热量占人体总产热量的 22%。其中肝的代谢最旺盛，产热量最高，肝的血液温度比主动脉血液温度高 0.4℃～0.8℃。

（3）骨骼肌

占体重的 40%，安静状态下产热量占人体总产热量的 18%，运动或劳动时产热量占人体总产热量的 73%。剧烈运动时，其产热量约可增加 40 倍，占人体总产热量的 90% 左右。

（4）棕色脂肪组织

分布于新生儿的肩胛下区、颈部大血管周围、腹股沟等处。棕色脂肪组织细胞的线粒体内膜上存在解耦联蛋白（UCP），使线粒体呼吸链中的氧化磷酸化和 ATP 合成之间的耦联被解除，从而使氧化还原反应过程中释放的能量不能被用来合成 ATP，而是转化为热量散发出来。

2. 散热结构

（1）皮肤

是人体的主要散热部位。当环境温度低于表层温度时，大部分体热通过辐射、传导和对流等方式向外界发散。当环境温度高于表层温度时，则通过蒸发散热来发散体热。

分布到皮肤的动脉穿透隔热层（如脂肪组织），在真皮的乳头下形成微动脉网，再经迂回曲折的毛细血管网延续为丰富的静脉丛。此外，在手指、足趾、耳郭等处皮下存在较多动-静脉吻合支，在体温调节中具有重要作用。当环境温度升高时，动-静脉吻合支开放增多，皮肤血流量增加，有利于体热的发散；当环境温度降低时，动-静脉短路关闭，皮肤血流量减少，则有利于体热的保存。人体可以通过改变皮肤血管的舒缩状态来调节体热的散失量。另外，四肢深部的静脉和动脉相伴行，相当于一个热量的逆流交换系统，即从四肢远端回流的静脉血温度较低，可从与其伴行的动脉摄取热量，而动脉血在流向四肢远端的过程中温度逐渐降低。逆流交换的结果使人体热量的散失减少。

（2）小汗腺

属于外分泌腺，位于皮下组织的真皮网状层，除唇部、龟头、包皮内面和阴蒂外分布全身，掌、跖、腋窝、腹股沟分布较多，额部和手背次之，四肢和躯干最少。但汗腺的分泌能力却以躯干和四肢为最强。

小汗腺分活动性汗腺和非活动性汗腺，当环境温度高于 30℃ 时，活动性汗腺活动增加，排汗明显增加，称为显性出汗；当精神紧张和情绪激动时，可出现排汗增加，称为精神性出汗；摄入辛辣刺激性食物时，口周、鼻尖和颊部等处排汗增加，称为味觉性出汗。小汗腺的活动受神经支配，受体液因素影响。

蒸发是水分从体表汽化时吸收热量而散发体热的一种方式。在正常体温条件下，蒸发 1g 水可使机体散发 2.43kJ 的热量。因此，体表水分的蒸发是一种十分有效的散热形式。当环境温度等于或高于皮肤温度时，蒸发将成为唯一有效的散热形式。

另外，还有小部分体热可随呼气、尿、粪排出。

四、肾藏泌尿（主水）功能的执行结构

是指泌尿系统生成和排泄尿液的功能。中医将这一功能称为肾藏的主水功能。

（一）文献依据

1. 肾主水

《素问·逆调论》："夫水者，循津液而流也。肾者水藏，主津液。"

《素问·水热穴论》："肾何以主水。"

2. 肾与膀胱、三焦、水的关系

《灵枢·本输》："肾合膀胱，膀胱者，津液之府也。"

《素问·灵兰秘典论》："三焦者，决渎之官，水道出焉。膀胱者，州都之官，津液藏焉，气化则能出矣。"

（二）生成、存储和排泄尿液的执行结构

1. 肾

每个肾由大约 100 万个肾单位和少量结缔组织组成。肾单位与集合管通过对血液的滤过、重吸收、分泌共同完成尿的生成。肾通过泌尿能排出肌酐、尿素、尿酸等代谢废物，排出药物及毒物，调节水盐代谢，调节酸碱平衡。

2. 输尿管

能将肾分泌的尿液排入膀胱。输尿管平滑肌为单位平滑肌，具有自律性。

3. 膀胱

由平滑肌组成的囊形结构，平滑肌没有自律性，但在遇到牵拉时可作为一个整体起反应。充盈时能储尿 400～500ml 或以上。

4. 尿道

男性尿道兼有排尿和排精功能。女性尿道仅用于排尿。

5. 保护结构

腹壁肌肉、肌织膜、纤维囊、脂肪囊、肾筋膜、浅筋膜：固定肾。

男性耻骨前列腺韧带、女性耻骨膀胱韧带、脐正中襞、脐外侧襞：固定膀胱。

肾小囊壁层的单层扁平上皮：具有保护功能。

肾小管的单层立方上皮：具有分泌和吸收功能。

肾盏、肾盂、输尿管和膀胱腔面的复层上皮的变移上皮：防止尿液侵袭。

男性尿道的复层柱状上皮：具有保护作用。

（三）参与排尿的平滑肌

输尿管平滑肌：类似心肌组织，具有自律性，在没有外来神经支配时也可进行收缩活动。

膀胱平滑肌：又称逼尿肌，没有自律性，使膀胱内压升高，压迫尿液由尿道排出。

膀胱三角区肌、膀胱括约肌：能关闭尿道内口，防止尿液自膀胱漏出。

（四）参与排尿的骨骼肌

膈、腹外斜肌、腹内斜肌、腹横肌、腹直肌：增加腹压，帮助排尿。

尿道外括约肌：男性约束尿液。

尿道阴道括约肌：女性约束尿液。

（五）维持酸碱平衡的结构

肾通过排出过多的酸或碱以及对 $NaHCO_3$ 的重吸收来调节血浆 $NaHCO_3$ 的浓度。肾对酸碱平衡的调节作用强而持久。

（1）$NaHCO_3$ 的重吸收

肾小管上皮细胞内含有碳酸酐酶（CA），催化 CO_2 和 H_2O 结合，生成 H_2CO_3。H_2CO_3 解离成 H^+ 和 HCO^-，H^+ 分泌到管腔，与原尿中的 Na^+ 交换，使 Na^+ 重新进入肾小管上皮细胞内，与 HCO_3^- 结合生成 H_2CO_3。通过上述过程，从肾小球滤过的 $NaHCO_3$ 在通过肾小管时绝大部分被重吸收。

（2）尿液的酸化

肾小球和集合管对 99% 的 Na^+ 重吸收，在近端小管后半段存在 Na^+-H^+ 交换体，使 Na^+ 进入细胞内，髓袢升支粗段有 $Na^+-K^+-2Cl^-$ 同向转运体，使得小管液中的 Na^+ 进入细胞内，当原尿流经肾远曲小管时，其中的 Na_2HPO_4 解离成 Na^+ 和 $NaHPO_4^-$，Na^+ 与肾小管上皮细胞内分泌的 H^+ 进行 H^+-Na^+ 交换，Na^+ 进入肾小管上皮细胞内与 HCO_3^- 一起重吸收入血形

成 $NaHCO_3$。而管腔中的 H^+ 与 $NaHPO_4^-$ 结合形成 NaH_2PO_4 随尿排出，使尿液的 pH 值降低。这一过程称为尿液的酸化。

（3）泌 NH_3 作用

肾小管上皮细胞内有谷氨酰胺酶，能催化谷氨酰胺水解生成谷氨酸和氨（NH_3）；此外 NH_3 也可以来自氨基酸的脱氨基作用。NH_3 分泌到肾小管腔后与 H^+ 结合生成 NH_4^+，NH_4^+ 与小管液中的强酸根离子（如 Cl^-、SO_4^{2-} 等）结合成铵盐随尿排出。同时，小管液中的 Na^+ 重吸收进入肾小管上皮细胞内，与 HCO_3^- 一起转运入血形成 $NaHCO_3$。

经过尿液的酸化和泌氨作用的方式转运入血的 $NaHCO_3$ 与肾小管液中的重吸收不同，它是由肾小管上皮细胞重新生成的，故也称为 $NaHCO_3$ 再生。通过上述过程即可排出过多的酸性物质，又可补充消耗的 $NaHCO_3$，因此可有效地调节酸碱平衡。

（六）参与代谢终产物排泄的辅助结构

1. 小汗腺

小汗腺分活动性汗腺和非活动性汗腺，当环境温度高于 30℃ 时，活动性汗腺活动增加，排汗明显增加，称为显性出汗；当精神紧张和情绪激动时，可出现排汗增加，称为精神性出汗；摄入辛辣刺激性食物时，口周、鼻尖和颊部等处排汗增加，称为味觉性出汗。小汗腺的活动受神经支配，受体液因素影响。

汗液的成分：大部分为水，占 99.0% ～ 99.5%；固体成分占 0.5% ～ 1.0%，大部分为氯化钠、极少量的氯化钾和尿素等，葡萄糖和蛋白质几乎为零，乳酸则为血浆中的 4 倍，汗液中的氯化钠低于血浆中的氯化钠。这表明汗液不是血浆的超滤液，而是汗腺细胞主动分泌的产物。汗液为低渗液，当人体大量出汗时，主要丢失的为水分，使人体形成高渗性脱水。

2. 大汗腺

大汗腺又称顶泌汗腺，其分泌不受神经支配，感情冲动时分泌增加，血中肾上腺素能刺激它分泌一种乳状物，其成分除水外，还含有少量的蛋白质、糖类、脂类等，含铁量较高，是人体主要的排铁场所。某些人的大汗腺还能分泌一些有色物质，呈黄、绿、红或黑色，可污染衣服使之变色，临床上称为色汗症。

（七）泌尿道的润滑结构

黏液腺：位居泌尿道，分泌黏液，润泽泌尿道。
间皮：位居腹膜的单层扁平上皮，分泌浆液，减少器官间的摩擦。
此外，泌尿系统分泌的尿液也具有润滑作用。

五、肾藏体液调节（藏精）功能的执行结构

是指体液调节系统分泌激素和细胞因子借助体液对人体的调节功能。其中，体液调节

系统由合成和分泌激素的内分泌系统、合成和分泌细胞因子的免疫细胞和某些非免疫细胞组成。中医将这一功能称为肾藏的藏精功能，将激素和细胞因子称为调节之精。

（一）文献依据

1. 肾藏精

《素问·六节藏象论》："肾者，主蛰，封藏之本，精之处也。"

《素问·金匮真言论》："北方黑色，入通于肾，开窍于二阴，藏精于肾。"

《素问·上古天真论》："肾者主水，受五脏六腑之精而藏之。"

2. 肾调节人的生殖与生长发育

《素问·上古天真论》："女子七岁，肾气盛，齿更发长；二七而天癸至，任脉通，太冲脉盛，月事以时下，故有子；三七，肾气平均，故真牙生而长极；四七，筋骨坚，发长极，身体盛壮；五七，阳明脉衰，面始焦，发始堕；六七，三阳脉衰于上，面皆焦，发始白；七七，任脉虚，太冲脉衰少，天癸竭，地道不通，故形坏而无子也。丈夫八岁，肾气实，发长齿更；二八，肾气盛，天癸至，精气溢泻，阴阳和，故能有子；三八，肾气平均，筋骨劲强，故真牙生而长极；四八，筋骨隆盛，肌肉满壮；五八，肾气衰，发堕齿槁；六八，阳气衰竭于上，面焦，发鬓颁白；七八，肝气衰，筋不能动，天癸竭，精少，肾藏衰，形体皆极；八八，则齿发去。"

（二）激素的产生结构

内分泌系统是一个体内信息传递系统，由经典的内分泌腺与能分泌激素的功能器官及组织的内分泌细胞共同构成。经典的内分泌腺包括甲状腺、甲状旁腺、肾上腺、垂体、松果体、胰岛、胸腺和性腺。内分泌细胞主要分布于消化道黏膜、心、肾、肝、下丘脑、胎盘、血管内皮、皮肤、脂肪组织等处。

激素，又称荷尔蒙，是由内分泌腺或器官组织的内分泌细胞所合成与分泌，以体液为介质，在细胞之间传递调节信息的高效能生物活性物质。按化学性质，激素可分为含氮激素（包括氨基酸衍生物、胺类、肽类和蛋白质类激素）和类固醇激素两大类。每种激素作用的器官或器官内细胞称为激素的靶器官或靶细胞。靶细胞具有与相应激素相结合的受体。含氮激素受体位于靶细胞的质膜上，类固醇激素受体一般位于靶细胞的胞质内。

内分泌腺和内分泌细胞合成的激素有 4 种分泌方式：①远距分泌，大多数激素经血液运输至远距离的靶细胞发挥作用。如甲状腺激素分泌后由血液运送到全身组织，对体内几乎所有细胞都有调节作用。②自分泌，有的激素在局部扩散而又返回作用于该内分泌细胞。如胰腺 β 细胞释放的胰岛素能抑制同一细胞进一步释放胰岛素。③旁分泌，有些激素仅由组织液扩散而作用于邻近细胞。如消化道的有些激素就是以此方式传递的。④神经分泌，一些神经元也能将其合成的化学物质释放入血，经血液运行至远处作用于靶细胞，如血管升压素由下丘脑视上核和室旁核的大细胞合成，先沿轴突运抵神经垂体储存，然后释放入血，作用于肾小管上皮细胞和血管平滑肌细胞。

激素对机体整体功能的调节作用可大致归纳为以下几方面：①适应环境变化。激素与神经系统、免疫系统协调、互补，全面整合机体功能，适应环境变化。②调节新陈代谢。多数激素都参与调节组织细胞的物质代谢和能量代谢，维持机体的营养和能量平衡，为机体的各种生命活动奠定基础。③维持生长发育。促进全身组织细胞的生长、增殖、分化和成熟，参与细胞凋亡过程等，确保并影响各系统器官的正常生长发育和功能活动。④维持生殖过程。维持生殖器官的正常发育成熟和生殖的全过程，维持生殖细胞的生成直到妊娠和哺乳过程，以保证个体生命的绵延和种系的繁衍。

1. 松果体

松果体亦称松果腺或脑上腺，因形似松果而得名。其位于间脑顶之上，第三脑室的后端。松果体覆有被膜，即软脑膜。松果细胞是构成松果体的主要成分。在成人，松果体长5～8mm，宽3～5mm，重120mg。松果体在儿童中期发育至顶峰，7岁后逐渐萎缩，16岁钙化。主要分泌两种激素：

（1）8-精缩宫素（AVT，精氨酸加压催产素）。AVT分别通过抑制下丘脑GnRH和垂体促性腺激素的合成和释放，抑制生殖系统活动。

（2）褪黑素（MT）。MT由色氨酸经羟化、脱羧、乙酰化和甲基化等步骤而合成，具有以下作用：①镇静、催眠、镇痛、抗惊厥、抗抑郁；②抑制下丘脑-垂体-靶腺轴的活动，特别是性腺轴，因此MT作用与性激素呈负相关，在性腺发育、性腺激素分泌和生殖周期活动调节中可能起抗衡作用；③参与人体的免疫调节、生物节律（如紊乱的生物钟重建和时差恢复）的调整；④影响心血管、肾、肺、胃肠、消化等器官和系统的功能。

2. 下丘脑

下丘脑又称丘脑下部，位于大脑腹面、丘脑的下方，是调节内脏活动和内分泌活动的较高级神经中枢所在。通常将下丘脑从前向后分为三个区：视上部位于视交叉上方，由视上核和室旁核组成；结节部位于漏斗的后方；乳头部位于乳头体。下丘脑的一些神经元兼有神经元和内分泌细胞的功能，其分泌的信息物质可直接进入血液，因此可将来自中枢神经系统其他部位的神经活动电信号转变为激素分泌的化学信号，能协调神经调节与激素调节之间的关系。其分泌的激素主要有：

（1）促甲状腺激素释放激素（TRH）

由下丘脑促垂体区肽能神经元分泌，是下丘脑-垂体-甲状腺轴的重要组成部分，具有以下作用：①促腺垂体作用。促进促甲状腺激素（TSH）、胰岛素、催乳素（PRL）、生长激素、黄体生成素、卵泡激素分泌；②对中枢神经系统的作用。TRH是大脑中的一种神经传递物质，其在脑内可能是兴奋性调质，对自主神经中枢有直接的兴奋作用，可引起急性心动过速与血压升高；③镇痛作用。

（2）促性腺激素释放激素（GnRH）

由下丘脑弓状核等部位肽能神经元分泌，是下丘脑-垂体-性腺轴的重要组成部分，具有以下作用：①经垂体门脉系统直接作用于腺垂体，促进腺垂体促性腺细胞合成与分泌卵泡刺激素（FSH）与黄体生成素（LH），进而对睾丸的生精作用以及支持细胞和间质细胞的内分泌活动进行调节；②促性腺激素释放激素类似物（GnRHa）可以直接作用于肿瘤组织，引起细胞的凋亡。

（3）生长激素释放激素（GHRH）

是由下丘脑弓状核神经元合成，具有以下作用：①释放入垂体门脉系统后，与垂体生长激素细胞表面的生长激素释放激素受体（GHRHR）结合，活化非选择性离子通道，使细胞膜去极化，促进钙离子内流和生长激素（GH）分泌；②刺激少量泌乳素 PRL 分泌；③促进胰岛素分泌；④促进卵泡的成熟和排卵。

（4）生长激素抑制激素（生长抑素）GHIH（SS）

由下丘脑及胃体、胃窦、小肠黏膜和胰岛内 D 细胞分泌，是一种脑-肠肽，具有以下作用：①抑制腺垂体分泌生长激素（GH），抑制黄体生成素（LH）、卵泡刺激素（FSH）、促甲状腺激素释放激素（TRH）、促甲状腺激素（TSH）、催乳素（PRL）、促肾上腺皮质激素（ACTH）、胰岛素、胰高血糖素的分泌；②抑制由试验餐和 5 肽胃泌素刺激的胃酸分泌，抑制胃蛋白酶、胃泌素的释放；③显著减少内脏血流，降低门静脉压力，降低侧支循环的血流和压力，减少肝脏血流量；④减少胰腺的内外分泌以及胃、小肠和胆囊的分泌，降低酶活性，保护胰腺细胞；⑤影响胃肠道吸收和营养功能；⑥抑制肠嗜铬样（ECL）细胞释放组胺；⑦直接抑制壁细胞的分泌；⑧具有有效的免疫调节作用。

（5）促肾上腺皮质激素释放激素（CRH）

由下丘脑室旁核小细胞合成，具有以下作用：①对腺垂体激素的调节作用。CRH 经正中隆起的垂体门脉系统到达腺垂体，促进腺垂体 ACTH 的合成和释放；抑制腺垂体生长激素的释放，促进生长抑素的功能；间接通过 β-内啡肽抑制促性腺激素的释放，从而抑制腺垂体黄体生成素的释放，使摄食和性行为受到抑制。②对免疫功能的调节作用。淋巴细胞存在 CRH 及其 mRNA，其释放的 CRH 可通过旁分泌影响其他免疫细胞的功能。CRH 还可以促进白细胞 POMC 来源的肽类释放。中枢注射 CRH 可导致 NK 细胞活性降低，可能是应激引起 NK 细胞活性降低的机制之一。炎症部位生成的 CRH 可以刺激白细胞生成 ACTH 及其他 POMC 衍生物，对炎症、免疫反应和痛觉等发挥调制作用。③对心血管的调节作用。静脉给予大剂量 CRH 可导致血管扩张和血压下降，这可能是由于 CRH 促进 β-内啡肽释放所介导；中枢给予 CRH 所产生的心血管效应与外周相反，它通过激活交感神经、抑制副交感神经系统和抑制压力感受性反射而使得心率加快、静脉回流量增加、每搏输出量增加、血压升高。④对应激行为的调节作用。在应激状态下，可促进腺垂体 ACTH 的合成和释放，进而刺激肾上腺皮质分泌糖皮质激素，作用于全身呈现应激反应的各种表现。⑤在妊娠中的作用。妊娠期母体血浆 CRH 主要来源于胎盘的合体滋养层细胞，可扩张胎盘血管，还能促进前列腺素、催产素和雌激素发挥作用，启动分娩。

（6）催乳素释放因子（PRF）

由下丘脑分泌，促进腺垂体分泌催乳素（PRL）。

（7）催乳素抑制因子（PIF）

由下丘脑分泌，抑制腺垂体分泌催乳素（PRL）。平时以 PIF 的抑制作用为主。

（8）血管升压素（抗利尿激素）VP（ADH）

也称精氨酸血管升压素（AVP），血管升压素在下丘脑视上核和室旁核神经元胞体内合成，具有以下作用：①促进肾小管和集合管对水分的重吸收，从而使尿量减少、尿液浓缩；②参与蛋白质、脂类、糖类的合成、转化与分解，参与体温调节；③在中枢神经系统可调节颅内压和脑组织代谢；④使血管平滑肌收缩，调节动脉血压。

（9）缩宫素（OT）

由下丘脑室旁核、视上核分泌，经下丘脑-垂体束运抵神经垂体储存，下丘脑也可控制其分泌，具有以下作用：①刺激子宫收缩；②还能促使乳腺泡周围的平滑肌细胞收缩，有利于乳汁排出；③调节交感和副交感神经活动的作用，并能抑制痛觉。

（10）促黑（素细胞）激素释放因子（MRF）

由下丘脑分泌，促进垂体促黑激素 MSH 分泌。

（11）促黑（素细胞）激素抑制因子（MIF）

由下丘脑分泌，抑制垂体促黑激素 MSH 的释放，用于治疗抑郁和帕金森病。

3. 脑垂体

脑垂体位于颅中窝的垂体窝内，借漏斗连于下丘脑，为不成对的腺体，椭圆形，一般女性垂体较男性大，妊娠时更明显。成年男性垂体重 0.35～0.8g，女性重 0.45～0.9g。脑垂体分为腺垂体和神经垂体两部分。腺垂体包括远侧部、结节部和中间部；神经垂体由神经部和漏斗组成。腺垂体远侧部和结节部合称为垂体前叶；垂体后叶包括中间部和神经部。神经垂体不含腺细胞，其自身不能合成激素。下丘脑视上核和室旁核等部位的大细胞神经元合成血管升压素（VP）和缩宫素（OT），经轴浆运输到神经垂体的末梢并储存。

脑垂体是身体内最重要、最复杂的内分泌腺，是利用激素调节身体平衡的总开关，能控制多种对代谢、生长发育和生殖等有重要作用的激素的分泌。人在 40 岁后，脑垂体萎缩，人体迅速衰老。

（1）生长激素（GH）

由腺垂体分泌，具有以下作用：①促进神经组织以外的所有其他组织生长，尤其是骨骼、肌肉和内脏器官；②使人体的能量来源由糖代谢向脂肪代谢转移，有助于促进生长发育和组织修复；③增强 DNA、RNA 的合成；④刺激产热，升高血糖，促进蛋白质合成，促进红细胞生成；⑤参与人体的应激反应；⑥参与人体钙、磷代谢的调节。

（2）催乳素（PRL）

由腺垂体分泌，具有以下作用：①能促进乳腺发育，发动并维持乳腺泌乳，参与生长发育的调节；②参与应激反应；③调节免疫功能；④影响黄体功能，调控黄体生成素的分泌，刺激黄体生成素受体的生成；促进黄体酮生成；降低黄体酮的分解过程；⑤在睾酮存在的条件下，对男性前列腺及精囊的生长有促进作用，还可增强黄体生成素（LH）对睾丸间质细胞的作用，使睾酮合成增加。

（3）促性腺激素

由腺垂体嗜碱性细胞分泌，包括卵泡刺激素（FSH）、黄体生成素（LH）2种，具有以下作用：①卵泡刺激素在男女两性体内都是很重要的激素，调控青春期性成熟；②女性黄体生成素协同卵泡刺激素，刺激卵巢雌激素分泌，使卵泡成熟与排卵。男性黄体生成素促进睾丸合成分泌雄激素。

（4）促甲状腺激素（TSH）

由腺垂体的远侧部和结节部（合称垂体前叶）储存的 FSH 释放，是下丘脑-垂体-甲状腺轴的重要组成部分，是 G 蛋白耦联受体的配体，可维持甲状腺的生长并促进甲状腺激素合成和释放，刺激甲状腺增生，使细胞增大，数量增多。

（5）促肾上腺皮质激素（ACTH）

由腺垂体 ACTH 细胞合成和分泌，是下丘脑-垂体-肾上腺皮质轴的重要组成部分，具有以下作用：①与肾上腺皮质细胞膜上高亲和力受体结合后，主要促进肾上腺皮质细胞内核酸（DNA、RNA）和蛋白质的合成，且能促使肾上腺皮质增生、肥大；促进肾上腺皮质合成和分泌皮质醇；分泌调节肾上腺皮质束状带与网状带细胞糖皮质激素作用强；促进肾上腺皮质分泌雄激素和雌激素；增强肾上腺素和去甲肾上腺素的释放。也可促进醛固酮的分泌。②ACTH 在中枢神经系统有多种功能，包括学习记忆、动机行为、体温调节、心血管功能的调节、神经损伤修复与再生及拮抗阿片功能等。③几乎对各种发育中的中枢神经元均有营养作用。④免疫调节作用。ACTH 通过两种途径发挥其免疫调节作用：间接刺激糖皮质激素的分泌，引起免疫抑制；直接与免疫细胞膜上的 ACTH 受体结合调节免疫细胞的功能。⑤具有刺激胰岛素释放和降低血糖的作用，但可增强低血糖诱导的生长激素增高血糖的作用。

（6）黑色素细胞刺激素（MRF）

又称促黑激素，由垂体中叶产生，主要作用于黑色素细胞。体内黑色素细胞分布于皮肤及毛发、眼球虹膜色素层及视网膜色素层、软脑膜。皮肤黑色素细胞位于表皮与真皮之间。黑色素细胞胞浆内的黑色素小体内含酪氨酸酶，可促进酪氨酸转变为黑色素。其具有以下作用：①激活酪氨酸酶，并促进酪氨酸酶合成，从而促进黑色素合成，使皮肤及毛发颜色加深；②游离脂肪组织的脂肪酸，改善人的视觉滞留，改变神经应激性，提高智力迟钝者的注意力和记忆力。

4. 甲状腺

位于气管上端的两侧，呈蝴蝶形，是人体最大的内分泌腺，重量约20g，由许多大小不等的滤泡组成。

（1）甲状腺激素（TH）

包括四碘甲状腺原氨酸，即甲状腺素（T4）和3，5，3′-三碘甲状腺原氨酸（T3）两种，以碘和酪氨酸为原料在甲状腺腺泡上皮细胞中合成和分泌。其具有以下作用：①促进能量代谢。甲状腺激素使绝大多数组织耗氧率和产热增加，基础代谢率升高。蛋白质代谢：生理剂量促进蛋白质的合成，过多引起蛋白质分解，过少引起黏液性水肿。糖代谢：甲状腺激素促进小肠黏膜对糖的吸收，增强糖原的分解，加强肾上腺素、胰高血糖素、皮质醇和生长激素升高血糖的作用，同时加强外周组织对糖的利用，甲亢时表现为血糖升高。脂肪的代谢：促进脂肪酸氧化，加强儿茶酚胺和胰高血糖素对脂肪的分解。T3、T4既能促进胆固醇的合成，又能通过肝加速胆固醇的降解，分解速度大于合成速度。②促进生长发育，对骨和脑发育尤为重要。③促进神经系统的发育，提高神经系统的兴奋性。

（2）降钙素（CT）、钙三醇

甲状腺滤泡旁细胞分泌降钙素（CT），甲状腺 C 细胞分泌钙三醇，主要由肾脏代谢。主要靶器官为骨、肾，是甲状旁腺激素的拮抗物。其具有以下作用：①降低血浆中钙、磷浓度，抑制钙、磷的吸收；②抑制破骨细胞对骨的吸收，使骨骼释放钙减少，增加尿中钙和磷的排泄；③可抑制肠道转运钙。

5. 甲状旁腺

甲状旁腺是较小的内分泌器官，呈扁椭圆形，位于甲状腺侧叶的后面，左右各两个，为实质性器官，外有被膜，实质由主细胞和嗜酸性细胞两种。主细胞分泌甲状旁腺素（PTH），靶器官是骨与肾。其具有以下作用：①升高血钙，降低血磷，能抑制肾小管对磷的重吸收，促进肾小管对钙的重吸收；②促进骨细胞释放磷和钙进入血液。

6. 胰岛

胰岛是散在于胰腺腺泡之间的细胞团，仅占胰腺总体积的 1%～2%。胰岛细胞主要分为 α 细胞、β 细胞、γ 细胞及 PP 细胞。

（1）胰高血糖素

α 细胞约占胰岛细胞的 20%，分泌胰高血糖素，主要靶器官是肝，为胰岛素的主要拮抗激素。胰岛素具有以下作用：①能促进糖原分解和糖异生，使血糖明显升高；②激活脂肪酶，促进脂肪分解，同时加强脂肪酸氧化，使酮体生成增多；③促进胰岛素和胰岛生长抑素的分泌；④药理剂量的胰高血糖素使心肌细胞内 cAMP 增加，增强心肌的收缩力。

（2）胰岛素

β 细胞占胰岛细胞的 60%～70%，分泌胰岛素。其具有以下作用：①胰岛对糖代谢的调节。胰岛素促进组织、细胞对葡萄糖的摄取和利用，加速葡萄糖合成为糖原，贮存于肝和肌肉中，并抑制糖异生，促进葡萄糖转变为脂肪酸，贮存于脂肪组织，导致血糖下降；促进葡萄糖氧化生成高能磷酸化合物。胰岛素缺乏时，血糖浓度升高，如超过肾糖阈，尿中将出现糖，引起糖尿病。②对脂肪代谢的调节。胰岛素促进肝合成脂肪酸，然后转运到脂肪细胞贮存。在胰岛素的作用下，脂肪细胞也能合成少量的脂肪酸。胰岛素还促进葡萄糖进入脂肪细胞，除了用于合成脂肪酸外，还可转化为 α-磷酸甘油，脂肪酸与 α-磷酸甘油形成甘油三酯，贮存于脂肪细胞中。胰岛素还抑制脂肪酶的活性，减少脂肪的分解。胰岛素缺乏时，出现脂肪代谢紊乱，脂肪分解增强，血脂升高，动脉硬化，加速脂肪酸在肝内氧化，生成大量酮体，由于糖氧化过程发生障碍，不能很好地处理酮体，以致引起酮血症与酸中毒。③对蛋白质代谢的调节。胰岛素促进蛋白质合成过程，表现在：促进氨基酸通过膜的转运进入细胞；可使细胞核的复制和转录过程加快，增加 DNA 和 RNA 的生成；作用于核糖体，加速翻译过程，促进蛋白质合成；可抑制蛋白质分解和肝糖异生。④对人体的生长也有促进作用，但胰岛素单独作用时，对生长的促进作用并不很强，只有与生长素共同作用时，才能发挥明显的效应。

（3）胰多肽（PP）

PP 细胞数量很少，分泌胰多肽，具有以下作用：①抑制胆囊收缩素和胰酶的排放，使胆囊平滑肌松弛，可降低胆囊内的压力，使胆总管括约肌紧张加强，抑制胆汁向十二指肠的排放；②抑制餐后胰液和胆汁分泌，对胰泌素和胆囊收缩素等外源性促胰腺分泌的作用；③对胃肠道有广泛作用，对五肽胃泌素引起的胃酸分泌的抑制作用；④抑制血浆胃动素的分泌，增加食管下括约肌的压力，抑制胃体部肌电活动。

（4）生长抑素

γ 细胞占胰岛细胞的 10%，分泌生长抑素。

7. 肾上腺

肾上腺位于肾脏上方，左右各一，左肾上腺近似于半月形，重 7.17g（男）和 7.20g（女）；右肾上腺呈三角形，重 7.11g（男）和 6.86g（女）。外周的肾上腺皮质约占肾上腺的 80%，是腺垂体的靶腺。肾上腺皮质分为球状带、束状带和网状带。肾上腺髓质位于肾上腺中心，约占肾上腺的 20%，与交感神经节后神经元在胚胎发育上同源，既属于自主神经系统又属于内分泌系统。肾上腺髓质嗜铬细胞受交感神经节前纤维直接支配。

（1）糖皮质激素（GC）

由肾上腺皮质束状带与网状带细胞分泌，构成下丘脑-腺垂体-肾上腺皮质轴。主要是皮质醇，还分泌少量活性较低的性激素，以雄激素为主，即脱氢表雄酮、硫酸脱氢表雄酮及雄烯二酮。其具有以下作用：①物质代谢：升高血糖、促进脂肪分解、抑制肝外组织细胞内蛋白质合成，加速其分解、促进肝外组织产生的氨基酸转运入肝和肝细胞内蛋白质的合成。②参与应激反应。③血细胞：使血液中红细胞、血小板、中性粒细胞数量增加，淋巴细胞和嗜酸性粒细胞数量减少。④脉管系统：通过对儿茶酚胺类激素的允许作用，增加心肌、血管平滑肌细胞肾上腺素能受体的数量，并使受体与儿茶酚胺的亲和力增加，加强心肌收缩力，增加血管紧张度，参与正常血压的维持；抑制前列腺素的合成，降低毛细血管的通透性，减少血浆滤过，维持循环血量。⑤消化系统：促进胃腺分泌盐酸和胃蛋白酶原，增高胃腺细胞对迷走神经与促胃液素的敏感性。⑥水盐代谢：促进肾远曲小管和集合管保 Na^+ 排 K^+；降低入球小动脉的血流阻力，增加肾血浆流量和肾小球滤过率；抑制血管升压素的分泌，有利于肾排水。⑦神经系统：维持中枢神经系统的正常兴奋性，改变行为和认知能力，影响胎儿和新生儿的脑发育。⑧其他：抗炎、抗毒、抗过敏、抗休克；促进胎儿肺泡发育及肺表面活性物质的生成，防治新生儿呼吸窘迫综合征；参与分娩的启动和过程；增强 GH（促生长素）基因转录，使 GH 生成增加；抑制 TSH（促甲状腺激素）的分泌；在女性青春期，协同 PRL（催乳素）调节乳腺活动。

（2）盐皮质激素（MC）

由肾上腺皮质球状带细胞分泌，包括醛固酮、11-去氧皮质酮、11-去氧皮质醇。其中，醛固酮生物活性最强，其次是去氧皮质酮。醛固酮具有以下作用：①醛固酮可促进肾远端小管和集合管对 Na^+ 及水的重吸收和对 K^+ 的排泄，即有保 Na^+、保水和排 K^+ 作用，维持细胞外液量和循环血量的稳态；②醛固酮还可以促进汗腺和唾液腺导管对汗液和唾液中 NaCl 的重吸收，并排出 K^+ 和 $HCO3^-$；促进大肠对 Na^+ 的吸收，减少粪便中 Na^+ 的排出量。当醛固酮分泌异常过多时可导致人体 Na^+、水潴留，引起高血钠、低血钾和碱中毒，以及顽固的高血压；相反，醛固酮缺乏则 Na^+、水排出过多，可出现低血钠、高血钾和酸中毒和低血压。此外，醛固酮也能增强血管平滑肌对儿茶酚胺的敏感性，其作用甚至强于 GC。

（3）雄激素

主要有脱氢表雄酮、雄烯二酮和硫酸脱氢表雄酮。与性腺不同，肾上腺皮质可终生合成雄激素，而不仅仅在性腺发育以后。肾上腺雄激素生物学活性很弱，主要在外周组织转化为活性更强的形式而产生效应。肾上腺雄激素对两性不同。对于性腺功能正常男性，其作用甚微，即使分泌过多也不表现出临床体征，但对男童却能引起性早熟性阴茎增大和第二性征过早出现。对于女性，肾上腺雄激素是体内雄激素来源的基础，在女性的一生中都发挥作用，其中 40%～65% 在外周组织进一步活化的激素可促进女性腋毛和阴毛生长等，维持性欲和性行为。肾上腺皮质雄激素分泌过量的女性患者可出现痤疮、多毛和一些男性化变化。

（4）肾上腺素、去甲肾上腺素

肾上腺髓质嗜铬细胞主要分泌肾上腺素（E）、去甲肾上腺素（NE）和少量的多巴胺。E 和 NE 比例约为 4∶1。血中的 NE 除由髓质分泌外，主要来自肾上腺素能纤维，E 则主要来自肾上腺髓质。其参与应激反应，表现为：①提高中枢神经系统的兴奋性，使人体处于警觉状态，反应灵敏；②呼吸功能加强，肺通气量增加；③心血管活动加强，心排血量增加，血压升高，血液循环加快，内脏血管收缩，骨骼肌血管舒张，血流量增多，全身血液重新分配以利于应急时重要器官得到更多的血液供应；④增加能量代谢，增加供能，使肝糖原分解增强而血糖升高，脂肪分解加速而血中游离脂肪酸增多，葡萄糖与脂肪氧化过程增强，以适应在应急情况下对能量的需要。

（5）肾上腺髓质素（ADM）

肾上腺髓质嗜铬细胞、血管内皮细胞可能是合成和分泌肾上腺髓质素的主要部位。受交感神经节前纤维直接支配，在肾内生成 PGE2 和 PGI2 刺激颗粒细胞释放肾素。其具有以下作用：①利尿，利钠，抑制血管紧张素Ⅱ和醛固酮的释放，舒张血管、降低血压；②扩张支气管平滑肌；③促进胃酸分泌；④扩张肾动脉。

8. 睾丸

睾丸位于阴囊内，左右各一，扁椭圆体。

（1）雄激素

男性由睾丸的间质细胞（也称 Leydig 细胞）分泌，主要包括睾酮（T）、脱氢表雄酮（DHEA）、雄烯二酮和雄酮。肾上腺皮质束状带与网状带也分泌少量活性较低的雄激素。睾酮的生物活性最强，其余几种雄激素的生物活性不及睾酮的 1/5；但睾酮在进入靶组织后可转变为活性更强的双氢睾酮（DHT）。正常男子血中睾酮以 20～50 岁含量最高，50岁以上则随年龄增长逐渐减少。睾酮水平还表现有年节律、日节律及脉冲式分泌的现象，但个体差异较大。雄激素具有以下作用：①影响胚胎性分化：雄激素可诱导含 Y 染色体的胚胎向男性分化，促进内、外生殖器的发育。②维持生精作用：睾酮自间质细胞分泌后，可直接与生精细胞的雄激素受体结合，或进入支持细胞并转变为双氢睾酮，随后进入曲细精管，促进生精细胞的分化和精子的生成过程。③刺激附性器官的生长和维持性欲：睾酮能刺激附性器官的生长发育，也能促进男性第二性征的出现并维持在正常状态。在男性，雄激素可刺激性欲和维持性行为，引起自发性阴茎勃起。

女性主要由卵泡内膜细胞和肾上腺皮质网状带细胞所产生，具有以下作用：①刺激女性腋毛和阴毛生长；②维持性欲和性行为；③睾酮水平较高的女性，其阴道对性刺激的敏感性较高。

（2）抑制素

男性由睾丸支持细胞分泌，选择性作用于腺垂体，对卵泡刺激素（FSH）的合成和分泌具有很强的抑制作用，而生理剂量的抑制素对黄体生成素（LH）的分泌却无明显影响。女性由卵巢颗粒细胞分泌，具有以下作用：①卵泡期其抑制 FSH 合成和释放的作用不如雌二醇强；②在黄体期，抑制素的浓度增高，可明显抑制 FSH 的合成；③在妊娠期，抑制素主要来源于胎盘。抑制素的作用通过诱导 FSH 受体的表达，促进卵泡内膜细胞分泌雄激素，抑制颗粒细胞分泌孕激素等多种方式，调控卵泡的生长发育。

（3）激活素

由睾丸的细精管中塞尔托利氏细胞分泌。

9. 卵巢

卵巢位于子宫底的后外侧，左右各一，质较韧硬，与盆腔侧壁相接。

（1）雌激素

卵巢是分泌雌激素的主要器官，睾丸、胎盘和肾上腺也能分泌少量雌激素。雌激素包括雌二醇（E2）、雌酮和雌三醇（E3），三者中以雌二醇活性最强，雌酮的活性仅为雌二醇的10%，雌三醇活性最低。雌三醇是雌二醇在肝内降解的主要代谢产物，肝功能障碍可导致体内雌激素过多。雌激素具有以下作用：①协同 FSH 促进卵泡发育，诱导排卵前夕 LH 峰的出现而诱发排卵，是卵泡发育、成熟、排卵不可缺少的调节因素；②促进子宫发育，使子宫内膜发生增生期变化，增加子宫颈黏液的分泌，促进输卵管上皮增生、分泌及输卵管运动，有利于精子与卵子的运行；③促进阴道、外阴等生殖器官的发育和成熟，维持生殖器官的正常功能；④使阴道黏膜上皮细胞增生、角化，糖原含量增加，使阴道分泌物呈酸性而增强阴道的抗菌能力；⑤促进乳房发育，维持女性第二性征。

（2）孕激素

由卵巢、排卵后的黄体和胎盘的合体滋养层细胞分泌，主要有黄体酮（P）、20α-羟孕酮和17α-羟孕酮，其中以黄体酮的生物活性为最强。排卵前，颗粒细胞和卵泡膜即可分泌少量黄体酮，排卵后黄体细胞在分泌雌激素的同时，还大量分泌黄体酮，并在排卵后5～10天达到高峰，以后分泌量逐渐降低。妊娠两个月左右，胎盘开始合成大量黄体酮。孕激素具有以下作用：①调节腺垂体激素的分泌：排卵前，黄体酮可协同雌激素诱发 LH 分泌出现高峰，而排卵后则对腺垂体促性腺激素的分泌起负反馈抑制作用。②影响生殖器官的生长发育和功能活动：黄体酮可使处于增生期的子宫内膜进一步增厚，并进入分泌期，从而为受精卵的生存和着床提供适宜的环境。此外，黄体酮还具有降低子宫肌细胞膜的兴奋性、抑制母体对胎儿的排斥反应，以及降低子宫肌对缩宫素的敏感性等作用，有利于安宫保胎。③促进乳腺腺泡的发育：在雌激素作用的基础上，黄体酮可促进乳腺腺泡的发育和成熟，并与缩宫素等激素一起，为分娩后泌乳做准备。④升高女性基础体温：女性的基础体温在卵泡期较低，排卵日最低，排卵后可升高0.5℃左右，直至下次月经来临。临床上常将基础体温的变化作为判断排卵的标志之一。排卵影响基础体温的机制可能与孕酮和去甲肾上腺素对体温中枢的协同作用有关。⑤孕激素可抑制输卵管的节律性收缩，减少分泌宫颈黏液，增大稠度，使精子难以通过。

（3）雄激素

由卵巢分泌，女性体内有少量雄激素，主要由卵泡内膜细胞和肾上腺皮质网状带细胞所产生。

（4）抑制素（INH）

由卵巢颗粒细胞分泌。

10. 黄体

黄体是排卵后卵泡壁塌陷而成的结构。黄体细胞有两型，一是来自粒层的颗粒黄体细胞，二是来自卵泡内膜的卵泡膜黄体细胞。黄体分泌孕激素和雌激素。一般认为，颗粒黄体细胞分泌孕激素，卵泡膜黄体细胞分泌雌激素。松弛素主要由妊娠期间卵巢中的黄体分泌，子宫、胎盘也可产生。松弛素的单独作用很小，它必须在雌激素和孕激素预先作用后才能发挥显著的作用。其作用如下：①由于松弛素参与体内硫酸黏多糖的解聚作用，因而可以使骨盆韧带、耻骨联合松弛，以利于分娩时胎儿产出；②在雌激素作用下，松弛素还能促进乳腺的发育；③降血糖；④升高体温。

11. 胎盘

由底蜕膜、叶状绒毛膜及羊膜组成。

（1）人绒毛膜促性腺激素（HCG）

胎盘绒毛组织的合体滋养层细胞分泌，到妊娠8～10周时达到高峰，随后分泌逐渐减少，到妊娠20周左右降至较低水平，并一直维持到妊娠末期。其具有以下作用：①维持月经黄体的寿命，使月经黄体增大成为妊娠黄体。②可吸附于滋养细胞表面，以免胚胎滋养层细胞被母体淋巴细胞攻击。③在胎儿垂体分泌LH以前，刺激胎儿睾丸分泌睾酮促进男性性分化。还可促进性腺发育，对男性能刺激睾丸中间质细胞的活力，增加雄性激素（睾酮）的分泌。④能与母体甲状腺细胞TSH受体结合，刺激甲状腺活性。

（2）人绒毛膜生长激素（HCS）

又称人胎盘催乳激素（HPL），由人绒毛膜组织的合体滋养层细胞分泌，具有以下作用：①促进胎儿生长；②促进乳腺的生长和发育；③促黄体功能；④促进糖原、蛋白质的合成和红细胞的生成；⑤抑制血纤维蛋白溶解和抑制母体对胎儿的排斥。

（3）孕激素

由胎盘的合体滋养层细胞分泌。在妊娠期间，母体血中孕酮浓度逐渐升高，妊娠第6周，胎盘开始分泌孕酮，12周以后孕酮含量迅速增加，至妊娠末期达到高峰。

（4）雌激素

由胎儿与胎盘共同参与合成，90%是雌三醇，雌酮和雌二醇则很少。

胎盘还可以分泌绒毛膜促甲状腺激素、ACTH、TRH、GnRH及内啡肽等。

12. 胸腺

位于胸腔上纵隔前部。胚胎后期及初生时，人胸腺约重10～15g，是一生中重量相对最大的时期。青春期约重30～40g，此后逐渐退化，至老年仅重15g。胸腺分泌胸腺素，可诱导造血干细胞发育为T淋巴细胞，具有增强细胞免疫功能和调节免疫平衡等作用。

13. 心

心房肌细胞分泌心房钠尿肽，又称心钠素（ANP），具有以下作用：①降低血压：ANP可使血管舒张，外周阻力降低；也可使搏出量减少，心率减慢，故心排出量减少。②利钠、利尿和调节循环血量：ANP作用于肾脏可增加肾小球滤过率，也可抑制肾小管重吸收，使肾排水和排Na^+增多；还能抑制肾近球细胞释放肾素，抑制肾上腺球状带细胞释放醛固酮；在脑内，ANP可抑制血管升压素的释放。这些作用都可导致体内细胞外液量减少，循环血量减少。③调节细胞增殖：ANP 可抑制血管内皮细胞、平滑肌细胞、心肌成纤维细胞和肾小球细胞等多种细胞的增殖，是一种细胞增殖的负调控因子。④ANP 还具有对抗 RAS、内皮素和交感系统等缩血管作用。

14. 血管内皮细胞

也称内皮细胞，是附于心、血管和淋巴管内表面的单层扁平上皮，形成血管的内壁。血管内皮细胞分泌内皮素（ET），其他各种组织也分泌内皮素，主要有 ET1、ET2 和 ET3 三种亚型，内皮素-1（ET1）由内皮细胞产生，内皮素-2（ET2）产生于肾脏，内皮素-3（ET3）主要产生于神经组织。内皮素不仅存在于血管内皮，也广泛存在于各种组织和细胞中，具有以下作用：①有强烈而持久的缩血管效应和促进细胞增殖与肥大的效应；②参与心血管细胞的凋亡、分化、表型转化。

15. 肾

肾小球旁器（也称球旁复合体）的球旁颗粒细胞释放肾素，也称血管紧张素原酶。肾素作用于肝脏合成的血管紧张素前体，生成十肽血管紧张素 I（Ang I），Ang I 在血管紧张素转换酶（ACE）的作用下，生成血管紧张素 II（Ang II）。Ang II 则可在 ACE2、氨基肽酶和中性内肽酶（NEP）的作用下，生成七肽血管紧张素 III（Ang III）。Ang II 对尿生成的调节包括直接作用于肾小管影响其重吸收功能，改变肾小球滤过率，间接通过血管升压素和醛固酮而影响尿的生成。Ang II 和 Ang III 均可刺激肾上腺皮质分泌醛固酮。醛固酮作用于远曲小管和集合管的上皮细胞，可增加 K^+ 的排泄和增加 Na^+、水的重吸收。

16. 胃肠道

从胃到大肠的黏膜层内存在 40 多种内分泌细胞，总数远大于体内其他内分泌细胞的总和，因此消化道被认为是体内最大的内分泌器官。由消化道内分泌细胞合成和释放的激素主要在消化道内发挥作用，故称为胃肠激素。这类激素在化学结构上都属于肽类物质，故又称胃肠肽。迄今已被鉴定的胃肠肽约 30 余种，主要有胃泌素、缩胆囊素、促胰液素、抑胃肽和胃动素。

多数胃肠激素（如胃泌素、促胰液素、缩胆囊素、抑胃肽）经血液循环途径而起作用，即远距分泌。有些胃肠激素则通过旁分泌（如生长抑素）、神经分泌（如血管活性肠肽、铃蟾肽、P 物质）而产生效应。有些胃肠激素（如胰多肽）可直接分泌入胃肠腔内而发挥作用，称为腔分泌；还有些胃肠激素分泌到细胞外，扩散到细胞间隙，再反过来作用于分泌该激素的细胞自身，称为自分泌。

（1）胰多肽（PP）

由胰岛 PP 细胞合成和释放，具有以下作用①抑制胆囊收缩素和胰酶的排放，使胆囊平滑肌松弛，可降低胆囊内的压力，使胆总管括约肌紧张加强，抑制胆汁向十二指肠的排放；②抑制餐后胰液和胆汁分泌，对胰泌素和胆囊收缩素等外源性促胰腺分泌的作用；③对胃肠道有广泛作用，对五肽胃泌素引起的胃酸分泌有抑制作用；④抑制血浆胃动素的分泌，增加食管下括约肌的压力，抑制胃体部肌电活动。

（2）促胰液素

由十二指肠、空肠、回肠和胃窦的"S"细胞分泌，具有以下作用：①强烈刺激胰脏外分泌腺分泌水和碳酸氢钠；②刺激胆汁分泌；③抑制胃泌素释放和胃酸分泌，抑制生长抑素的局部释放；④抑制胃肠蠕动，并延缓胃液和固体食物的排空，增强胆囊收缩素的胆囊收缩作用。

（3）缩胆囊素

由小肠黏膜 I 细胞释放，是一种脑-肠肽，具有以下作用：①刺激胰腺分泌胰酶和碳酸氢盐，增强胰酶的活性，刺激胰岛释放胰岛素；②与胃泌素竞争壁细胞上的共同受体，对胃泌素引起的胃酸分泌反应可产生抑制作用；③刺激十二指肠的分泌，对肝胆汁分泌也有一定的刺激作用；④消化系统运动功能：有强烈的收缩胆囊的作用；兴奋胃肠平滑肌，引起休息状态下的胃和幽门括约肌收缩；抑制食管下括约肌和 Oddi 氏括约肌的收缩。

（4）促胃液素

由胃窦部、十二指肠上段的 G 细胞分泌，具有以下作用：①促进食管和胃的括约肌以及消化道平滑肌的收缩；②刺激胃酸、胰酶、胆汁、小肠液等的分泌。

（5）铃蟾肽（BN）

由胃肠道和胰腺的神经系统分泌，包括胃泌素释放肽（GRP）、神经介素 B（NMB）、神经介素 C（NMC）。作为中枢神经系统的神经递质，铃蟾肽刺激各种胃肠激素的释放，调节胃肠运动，以及刺激消化道正常黏膜组织的生长等，在其所有的生物学效应中最为重要的是它作为自分泌或旁分泌生长因子促进各类细胞特别是肿瘤细胞的增殖。

（6）神经降压素（NT）

广泛分布于中枢神经系统和胃肠道内，具有以下作用：①降压作用，包括中枢降压和外周扩血管的作用；②使血糖升高；③降低体温；④镇痛作用；⑤对胃肠分泌和胃肠运动具有调节作用。

17. 皮肤

胆固醇脱氢后生成的 7-脱氢胆固醇在皮肤经紫外线照射即可形成胆钙化醇（维生素 D3）。胆钙化醇在肝脏中经羟化酶系作用形成 25-羟胆钙化醇，再在肾脏中被羟化为 1，25-二羟胆钙化醇，这种物质的活性较胆钙化醇高 50%，被证明是维生素 D 在体内的真正活性形式。胆钙化醇又称为维生素 D3 或胆钙化固醇，因与阳光有密切关系，所以又叫"阳光维生素"，具有以下作用：①促进小肠黏膜对钙的吸收：1，25-二羟维生素 D3 可促进小肠黏膜上皮细胞对钙的吸收。1，25-（OH）2-D3 进入小肠黏膜细胞内，通过其特异性受体促进 DNA 转录，生成与钙有很高亲和力的钙结合蛋白，直接参与小肠黏膜上皮细胞吸收钙的转运过程；1，25-（OH）2-D3 也能促进小肠黏膜细胞对磷的吸收。因此，它既能升高血钙，也能升高血磷。②调节骨钙的沉积和释放：1，25-（OH）2-D3 对动员骨钙入血和钙在骨的沉积都有作用。一方面，1，25-（OH）2-D3 可通过增加破骨细胞的数量，增强骨的溶解，使骨钙、骨磷释放入血，从而升高血钙和血磷；另一方面，1，25-（OH）2-D3 又能刺激成骨细胞的活动，促进骨钙沉积和骨的形成，但总的效应是升高血钙。可协同 PTH 的作用，如缺乏 1，25-（OH）2-D3，则 PTH 对骨的作用明显减弱。在骨质中还存在一种可与钙结合的多肽，称骨钙素。骨钙素由成骨细胞合成并分泌至骨基质中，在调节和维持骨钙中起重要的作用。骨钙素的分泌受 1，25-（OH）2-D3 的调节。③促进肾小管对钙和磷的重吸收：使尿钙、磷的排出量减少。

18. 脂肪组织

白色脂肪组织合成和分泌瘦素，褐色脂肪组织、胎盘、肌肉和胃黏膜也有少量合成。瘦素的分泌具有昼夜节律，夜间分泌水平高。其具有以下作用：①主要在于调节体内的脂肪储存量并维持人体的能量平衡；②作用于下丘脑弓状核，通过抑制神经肽 Y 神经元的活动，减少摄食量，与参与摄食平衡调节的兴奋性因素相抗衡；③具有其他较广泛的生物效应，不但可影响下丘脑-垂体-性腺轴的活动，对 GnRH、LH 和 FSH 的释放有双相调节作用，也影响下丘脑-垂体-甲状腺轴和下丘脑-垂体-肾上腺轴的活动。

19. 各种组织

全身许多组织细胞都能产生前列腺素。前列腺素的作用极为广泛复杂。按结构可分为 A、B、C、D、E、F、G、H、I 等类型，各类型的前列腺素对不同的细胞可产生完全不同的作用：①血管内皮产生的前列环素（PGI2）：抑制血小板聚集、舒血管、舒张支气管平滑肌，降低肺通气阻力，预防刺激因素诱发哮喘；②血小板产生的血栓烷 A2（TXA2）：聚集血小板、缩血管；③前列腺素 E2（PGE2）：舒张支气管平滑肌，降低肺通气阻力，舒血管，抑制胃酸分泌、增加肾血流量，促进排钠利尿，保护胃黏膜；④前列腺素 F2α（PGF2α）：收缩支气管平滑肌；⑤前列腺素 A1（PGA1）：舒血管；⑥前列腺素 A2（PGA2）、前列腺素 B（PGB）、前列腺素 D2（PGD2）、6-酮前列腺素 F1α（PGF1α）、PGH：缩血管；⑦前列腺素对各个系统有不同作用。脉管系统：升高或降低血小板聚集，影响血液凝固，使血管平滑肌收缩或舒张。呼吸系统：使气管平滑肌收缩或舒张。消化系统：抑制胃腺分泌，保护胃黏膜，加快小肠运动。泌尿系统：调节肾血流量，促进水、钠排出。神经系统：调节神经递质的释放和作用，影响下丘脑体温调节，参与睡眠活动，参与疼痛和镇痛过程。内分泌系统：加快皮质醇的分泌，加快组织对激素的反应性，参与神经内分泌调节过程。生殖系统：调节生殖道平滑肌活动，加快精子在男女生殖道的运行，参与调制月经、排卵、胎盘及分娩等生殖活动。脂代谢：抑制脂肪分解。防御系统：参与炎症反应，如发热和疼痛的发生等。

（三）细胞因子的产生结构

细胞因子（CK）为生物信息分子，是由免疫细胞（如单核细胞、巨噬细胞、T 细胞、B 细胞、NK 细胞等）和某些非免疫细胞（内皮细胞、表皮细胞、成纤维细胞等）经刺激而合成、分泌的一类具有广泛生物活性的小分子可溶蛋白质。细胞因子具有调节固有免疫和适应性免疫，促进造血，刺激细胞活化、增殖和分化等功能。

1. 淋巴细胞

主要包括 T 淋巴细胞、B 淋巴细胞和 NK 细胞，合成和分泌淋巴因子。重要的淋巴因子有 IL-2、IL-3、IL-4、IL-5、IL-6、IL-9、IL-10、IL-12、IL-13、IL-14、TNF-β、IFN-γ、GM-CSF 和神经白细胞素等。

2. 单核-巨噬细胞

合成和分泌单核因子，如 IL-1、IL-6、IL-8、TNF-α、G-CSF 和 M-CSF 等。

3. 骨髓和胸腺中的基质细胞、血管内皮细胞、成纤维细胞

合成和分泌非淋巴细胞、非单核-巨噬细胞产生的细胞因子，如 IL-7、IL-11、SCF、内皮细胞源性 IL-8 和 IFN-β 等。

根据功能，细胞因子可分为 6 类：

①白细胞介素（IL）：是由淋巴细胞、单核-巨噬细胞、骨髓和胸腺中的基质细胞、血管内皮细胞、成纤维细胞等多种细胞产生的细胞因子。目前已经发现的白细胞介素有 30 多种，能促进免疫细胞的成熟、活化和增殖，刺激骨髓造血干/祖细胞发育分化，促进肿瘤细胞凋亡。

②干扰素（IFN）

IFN-α：由浆细胞样树突状细胞、淋巴细胞、单核-巨噬细胞产生，具有抗病毒、免疫调节、促进 MHC 分子表达的作用。

IFN-β：由成纤维细胞产生，具有抗病毒、抗细胞增殖、免疫调节、促进 MHC 分子表达的作用。

IFN-γ：由活化 T 细胞、NK 细胞产生，具有抗病毒、激活巨噬细胞、促进 MHC 分子表达和抗原提呈、促进 Th1 细胞分化、抑制 Th2 细胞分化、促进 CTL 功能的作用。

③趋化因子：趋化作用是指白细胞沿浓度梯度向着化学刺激物做定向移动。具有吸引白细胞定向移动的化学刺激物称为趋化因子。分为 4 个亚族：①CC 亚家族，如单核细胞趋化蛋白-1（MCP-1/MCAF），对单核细胞、T 淋巴细胞、嗜碱性细胞和树突状细胞有趋化和激活作用。②CXC 亚家族，如 IL-8，可趋化多形核白细胞到达急性炎症部位。③C 亚家族，如淋巴细胞趋化蛋白，对 T 淋巴细胞、NK 细胞和树突状细胞有趋化作用。④CX3C 亚家族，Fractalkine 是 CX3C 型趋化因子，对单核细胞和 T 细胞有趋化作用。

④生长因子（GF）：是一类由细胞分泌的、类似于激素的信号分子，多数为肽类物质，目前已发现的肽类生长因子有数十种，具有调节细胞生长与分化的作用。

根据功能和作用靶细胞不同，生长因子可分为表皮生长因子（EGF）、血小板衍生的生长因子（PDGF）、血小板衍生的内皮细胞生长因子（PDECGF）、成纤维细胞生长因子（FGF）、肝细胞生长因子（HGF）、胰岛素样生长因子-Ⅰ（IGF-1）、IGF-Ⅱ、白血病抑制因子（LIF）、神经生长因子（NGF）、抑瘤素 M（OSM）、转化生长因子（TGF）、血管内皮细胞生长因子（VEGF）等。

⑤集落刺激因子（CSF）：是指能刺激多能造血干细胞和不同发育分化阶段的造血母细胞增殖、分化的生长因子，包括粒细胞 CSF（G-CSF）、巨噬细胞 CSF（M-CSF）、粒细胞-巨噬细胞 CSF（GM-CSF）、多能集落刺激因子（multi-CSF，又称 IL-3）、红细胞生成素（EPO）、干细胞因子（SCF）、白血病抑制因子（LIF），血小板生成素（TPO）。

⑥肿瘤坏死因子（TNF）：是指能使肿瘤发生出血性坏死的细胞因子。根据来源和结构不同，可分为 TNF-α 和 TNF-β 两类，能杀伤肿瘤细胞。

（四）激素和细胞因子的灭活结构

肝是大多数激素灭活的主要场所。水溶性激素（如胰岛素、去甲肾上腺素）通过肝细胞内吞作用进入细胞内，游离态的脂溶性激素则通过扩散作用进入肝细胞。雌激素、醛固酮在肝内与葡萄糖醛酸或活性硫酸等结合而灭活；胰岛素灭活包括胰岛素分子二硫键断裂，形成 A、B 链，再在胰岛素酶作用下水解；甲状腺素灭活包括脱碘、移去氨基等。降钙素、钙三醇主要由肾脏代谢。激素灭活后的产物大部分通过肾由尿排出，小部分随胆汁排出体外。

细胞因子生物活性的灭活机制尚不清楚。

第四节　肝藏功能性质的执行结构

肝藏有支配内脏运动（疏泄）、支配躯体运动（藏血）两种功能，分别由内脏神经系统和躯体神经系统来执行。

一、肝藏支配内脏运动（疏泄）功能的执行结构

是指内脏神经系统产生和传导内脏感觉和运动信号，并使人对外来刺激产生情绪体验的功能。中医将这一功能称为肝藏的疏泄功能。

（一）文献依据

1. 肝主疏泄

《格致余论·阳有余阴不足论》："司疏泄者，肝也。"

《血证论·脏腑病机论》："木之性主乎疏泄。"

《内经博议》："以木为德，故其体柔和而升，以象应春，以条达为性……其性疏泄而不能屈抑。"

2. 肝调节他藏

《杂病源流犀烛·肝病源流》："肝和则生气，发育万物，为诸脏之生化。"

《知医必辨·论肝气》："人之五脏，惟肝易动难静。其他脏有病，不过自病……惟肝一病，延及他脏。"

《知医必辨·论肝气》："肝气一动，即乘脾土，作痛作胀，甚则作泻，又或上犯胃土，气逆作呕，两胁痛胀。"

《血证论·脏腑病机论》："肝属木，木气冲和发达，不致遏郁，则血脉得畅。"

《薛氏医案·求脏病》："肝气通则心气和，肝气滞则心气乏。"

3. 肝条畅情志

《灵枢·本神》："肝气虚则恐，实则怒。"

《杂病源流犀烛》："肝……其气偏急而激暴易怒，故其为病也，多逆。"

《柳州医话》："七情之病，必由肝起。"

（二）产生和传导内脏感觉信号的执行结构

1. 一般内脏感觉

一般内脏感觉是指嗅觉和味觉以外的心血管、腺体和内脏的感觉。

（1）感受器

感受器是人体内一些专门感受体内、外环境变化的结构或装置。

刺激感受器：位于咽喉、气管、支气管。咽喉有咳嗽欲望，气管和支气管有胸骨下刺痛感。

机械压力感受器：位于咽喉，使咽喉有刺痛、刺激感。

冷/流动感受器：位于咽喉，使咽喉有痛感和恶心感。

上皮细胞纤维感受器：位于肺，使肺有刺激感、极想咳和透不过气的感觉。

慢适应感受器：位于肺，无不适感。

J感受器：位于肺，感受喉刺痛、不适感、呼吸困难、痛感。

机械感受器：位于心脏、大血管、脾、食管、胆囊、胰、结肠和直肠、肛门、肾、输尿管、膀胱和尿道。心脏无不适感，大血管有不适感和痛感，脾有不适感和痛感，食管有不适感和胀痛感，胆囊有不适感和痛感，胰有痛感，脾有不适感和痛感，结肠和直肠有充满感、排便欲望、不适感和痛感，肛门有切割感，肾脏有痛感，输尿管有痛感，膀胱和尿道有充满感、排尿欲望、不适感和痛感。

管壁压力感受器：位于大血管，无不适感。

化学感受器：鼻黏膜内分布着嗅觉感受器；舌黏膜、口腔黏膜和咽黏膜内分布有味觉感受器；位于大血管、肾，大血管无不适感，肾脏有痛感。

温度感受器：位于食管，感受冷觉、热觉。

张力感受器：位于食管、胃、十二指肠，使食管有充满感，胃有充满感/排空感，十二指肠无不适感。

黏膜的机械、化学和温度感受器：位于胃、空肠和回肠，胃有饱满感、饥饿感、冷热感，空肠和回肠无不适感。

浆膜的机械感受器：位于胃，胃有不适感和痛感。

渗透压感受器：位于肝，感受口渴。

心房感受器：位于心脏，无不适感。

心室和冠状血管感受器：位于心脏，有不适感和痛感。

（2）传导通路

①脑神经节（包括膝神经节、舌咽神经下节、迷走神经下节）细胞的周围突随同面神经、舌咽神经、迷走神经分布于内脏器官（眼、泪腺、腮腺、舌下腺、下颌下腺、头面表面血管、心、喉、气管、肺、胃、肝、胆囊、胰、小肠、大肠、肾上腺、肾、膀胱、生殖器），中枢突随同面神经、舌咽神经、迷走神经进入脑干，终于孤束核，换元后进入丘脑腹后内侧核或下丘脑外侧区换元，最后到达大脑皮层岛叶。

②脊神经节细胞的周围突随同交感神经和骶部副交感神经分布于内脏器官。中枢突分为三支，随同交感神经和盆内脏神经进入脊髓，第一支在脊髓中央管背外侧的后联合核换元，再到臂旁核换元，通过丘脑，到达大脑皮层；第二支在后角灰质换元（主管内脏痛、快痛），伴脊髓丘脑束，在丘脑腹后外侧核换元，最后到达皮层中央后回和大脑外侧沟上部；第三支沿脊髓固有束内上行（主管内脏痛、慢痛），在脊髓和脑干网状结构多次换元，再到丘脑背内侧核换元，最后到达大脑边缘叶。

2. 特殊内脏感觉

（1）嗅觉

嗅细胞的周围突构成嗅觉感受器，嗅细胞的中央突形成嗅丝，投射到嗅球，在嗅球换元，经嗅束、嗅三角和外侧嗅纹，进入前嗅核、梨状前区、杏仁周区、杏仁体皮层内侧核、嗅结节、额叶内部的内鼻区，这些区域都投向额叶的眶额皮层；另一些嗅觉信息通过杏仁核投射到下丘脑，通过内鼻区投射到海马区。

（2）味觉

味觉的感受器为味蕾，第一级神经元的周围突与其相连，神经元胞体（位于膝神经节、舌咽神经下节、迷走神经下节）发出的中枢突分别加入面神经、舌咽神经、迷走神经进入孤束核上段（味觉核，接受来自味蕾的特殊内脏感觉冲动）和臂旁内侧核，接着投射到下丘脑、杏仁核和丘脑腹后内侧核，投射到丘脑腹后内侧核的纤维进一步投射到额叶岛盖、额叶的盖区。

内脏感觉的特点：一般刺激不引起感觉，对牵拉、膨胀刺激敏感，对切割不敏感，对刺激的定位较差。

（三）内脏感觉信号的加工结构

加工内脏感觉信号的皮层代表区混杂在体表第一感觉区中。人脑的第二感觉区和位于大脑半球内侧面延续于运动前区的运动辅助区也参与内脏感觉信号的加工。此外，边缘系统皮层也参与了内脏感觉信号的加工。

嗅觉区：位于海马旁回钩的内侧部及其附近，加工嗅觉信号。

味觉区：位于中央后回下部（43 区），舌和咽的一般感觉区附近，加工味觉信号。

（四）产生和传导内脏运动信号的执行结构

1. 内脏运动信号的产生结构

大脑皮层额叶内侧面：与内脏功能有关。

大脑新皮层的运动前区：是自主神经皮层的一部分。

大脑皮层颞叶粒下层：控制内脏活动。

边缘系统：在进化上是脑的古老部分，维持个体和种族生存。由边缘叶（由大脑皮层的隔区、扣带回、海马旁回、海马、齿状回、岛叶前部、颞极组成）及与其联系密切的皮层下结构如杏仁核、隔核、下丘脑、背侧丘脑的前核、中脑被盖的一些结构组成，与内脏运动有关。边缘叶的皮层区可找到呼吸、血压、瞳孔、胃肠和膀胱等各种内脏活动的代表区。

脑干网状结构：存在着重要的生命中枢，如心血管运动中枢、呼吸中枢、血压调节中枢、呕吐中枢等。脑干网状结构外侧核群中的肾上腺素和去甲肾上腺素能神经元，有的发出纤维投射到迷走神经背核、疑核和孤束核，参与胃肠和呼吸反射；有的发出纤维参与心血管、呼吸、血压和化学感受器的反射活动，并对痛觉的传递进行调制。

2. 内脏运动信号的传导通路

交感神经通路：大脑皮层扣带回（最高中枢）→下丘脑（皮层下中枢）→脑干网状结构（内脏基本调节中枢，动眼神经副核支配睫状肌和瞳孔括约肌，上泌涎核控制泪腺、舌下腺和下颌下腺的分泌，下泌涎核控制腮腺的分泌，迷走神经背核控制大部分胸腹内脏和心血管活动）→第 1 胸节～第 3 腰节侧角（低级中枢）→交感神经节前纤维→交感神经节（包括交感干神经节、腹腔神经节、肠系膜上神经节、肠系膜下神经节）→交感神经节后纤维→效应器官（皮肤和肌肉的血管、一般的汗腺、竖毛肌、肾上腺髓质和肾脏只有交感神经支配）。

副交感神经通路：大脑皮层（最高中枢）→下丘脑（皮层下中枢）→脑干网状结构（内脏基本调节中枢）→脑干副交感核和脊髓第 2～4 骶节（低级中枢）→副交感神经节前纤维→副交感神经节→副交感神经节后纤维→效应器官。

（五）情绪的产生结构

情绪是人将自身需求与外部刺激相比较而产生的内心体验，常表现为笑逐颜开、怒目圆睁、愁眉苦脸、眉头紧锁、痛哭流涕、惶恐不安、惊慌失措，中医称为喜、怒、忧、思、悲、恐、惊七情，或称情志。

1. 生理激起的执行结构

任何情绪都是发生在一定的生理激起水平上。从延髓到脑干部位的网状结构上行激活系统向中枢神经系统及大脑皮层传送的弥散性冲动，支持着脑的一般激活和情绪；网状结构的下行纤维又把信息输送回来，协调着脑的激活水平和情绪状态。与此同时，人体的内脏器官也会产生一系列的生理变化，并突出地表现在呼吸系统、脉管系统、消化系统、内分泌系统以及新陈代谢过程的自然节律等活动的改变上，这些生理变化不仅支持和维持着情绪，而且影响着情绪的强度和持续时间；此外，变化的梯度还提示着各种具体情绪之间的性质差异。

2. 自身需求信息的记忆结构

自身需求是指基于既往经验而产生的对外界的预期。美国著名社会心理学家马斯洛（A. H. Maslow）把人的自身需求分成由低到高 7 个层次，分别是生理需求（拥有生存条件），安全需求（保障生命安全），社交需求（获得他人关怀），尊重需求（受到他人尊重），认知需求（探索未知世界），审美需求（追求美好事物），自我实现需求（实现理想目标）。其中，生理需求和安全需求与生俱来，信息存贮于下丘脑和杏仁核。其他需求与人的经历有关，信息或以非陈述性长时记忆（又称内隐记忆）的形式存储于纹状体、运动皮层、感觉联合皮质、小脑、杏仁核，或以陈述性长时记忆（又称外显记忆）的形式存储于内侧颞叶（包括嗅皮层、杏仁复合体、海马结构和海马旁回等）、内侧丘脑（包括背内侧核和前部核团的巨细胞部）和额叶腹内侧部（包括眶回、内侧前额叶和扣带回）。其中，以陈述性长时记忆（又称外显记忆）存储的需求属于心藏产生有意识精神活动的功能范畴。

3. 外部刺激信号的识别结构

额叶（判断、抽象思维、冲动）、颞叶（联想、比较）、顶叶（躯体感觉）、枕叶（视觉）、颞叶（听觉）、岛叶（躯体感觉）的新皮质面积占大脑皮质的 96%，外部刺激形成的感觉信号传递到这些部位产生各种认知，调控人体的所有功能活动，属于心藏产生有意识精神活动的功能范畴。这些认知中与自身需求相关联（使人感兴趣）的部分能诱发情绪的产生。

4. 内心体验信号的产生结构

内心体验信号是边缘系统将外部刺激信号与自身需求信息进行比较产生的评价结果。边缘系统在进化上是维持个体和种族生存的脑的古老部分，是一个相对独立的功能系统，其分析信号的参照模型是遗传的，是天生的，一方面担当着情绪的产生和调控，又称"情绪脑"；另一方面通过自主神经接受内脏感觉信号，调控内脏运动，属于肝藏支配内脏运动的功能范畴。而大脑新皮质粒上层发展最晚，在人脑最发达，其分析信号的参照模型是通过学习或练习建立的，属于心藏产生有意识精神活动的功能范畴。

（1）恐惧和发怒

人在恐惧时表现为出汗、瞳孔扩大、蜷缩、后退、左右探头企图寻机逃跑等；在发怒时则表现为攻击行为，如怒发冲冠、摩拳擦掌、嚎叫咆哮。引发恐惧和发怒的环境刺激一般都是对人体或生命可能或已经造成威胁和伤害的信号。当危险信号出现时，人通过快速判断后做出抉择，或者逃避，或者进行格斗。因此，恐惧和发怒是一种本能的防御反应，也有人称之为格斗-逃避反应。

下丘脑腹内侧区、下丘脑背侧区、中脑中央灰质背侧部、杏仁核外侧部产生惊恐信号；下丘脑外侧区、杏仁核内侧部和尾侧部产生恼怒信号。

（2）愉快和痛苦

愉快是一种积极的情绪，通常由那些能够满足人体需要的刺激所引起，如在饥饿时得到美味的食物；痛苦则是一种消极的情绪，一般由那些伤害躯体和精神的刺激或因渴望得到的需求不能得到满足而产生，如严重创伤、饥饿和寒冷等。

中脑被盖腹侧区、内侧前脑束、伏隔核和额叶皮层，这些脑区称为奖赏系统或趋向系统，引起自我满足和愉快，约占全脑的35%。

下丘脑后部的外侧部分、中脑的背侧和内嗅皮层，这些脑区称为惩罚系统或回避系统，使人感到嫌恶和痛苦，约占全脑的5%。

5. 内心体验信号的表达结构

（1）大脑皮层联络区

由边缘系统产生的内心体验信号上行传递到由大脑额叶和顶叶的一些区域以及皮层以下的一些结构组成的高级联络皮层，加工形成的有意识的注意即为情绪体验，并产生通过正确识别、判断、评估外部刺激而使人的行为符合特定目的的能力，即理性。情绪体验和理性都属于心藏产生有意识精神活动的功能范畴。

按照发生的速度、强度和持续时间，情绪体验可分为：①心境，是一种微弱、弥散和持久的情绪，即平常所说的心情；②激情，是一种猛烈、迅疾和短暂的情绪，即平常所说的激动；③应激，是一种出乎意料的紧急情景所引起的急速、高度紧张的情绪状态。

（2）自主神经

由边缘系统产生的内心体验信号在多数情况下表现为交感神经系统活动的相对亢进。如当人体遇到恐惧、愤怒、焦虑、搏斗、运动、低血糖、低血压、寒冷等紧急情况时，通过传入纤维将有关信息传到延髓、下丘脑及大脑皮层，交感神经兴奋，肾上腺髓质激素分泌水平急剧上升（可达基础水平的1000倍），人体处于警觉状态，心率加快，心输出量增加，血压升高，全身血量重新分布，以确保心脑和肌肉等器官的血流量增加；呼吸加深加快，血糖升高，脂肪分解，葡萄糖、脂肪氧化增强，以满足人体在紧急状态下激增的能量需求。这种在紧急状态下发生的交感-肾上腺髓质系统活动增强的适应性反应称为应急反应。

在某些情况下也可表现为副交感神经系统活动的相对亢进，如食物性刺激可增强消化液分泌和胃肠道运动，性兴奋时生殖器官血管舒张，悲伤时则表现为流泪等。

（3）骨骼肌

①表情肌：额肌（提眉，下牵皮肤）、枕肌（后牵头皮）、眼轮匝肌（闭合睑裂，扩张泪囊，利泪液引流）、口轮匝肌（闭合口裂，提上唇，降下唇，拉口角向上、向下或向外）、提上唇肌、提口角肌、颧肌（提口角与上唇）、降口角肌、降下唇肌（降口角与下唇）、颊肌（使唇颊贴紧牙齿，牵口角向外侧）、舌骨上肌群（拉下颌骨向下而张口）、咀嚼肌（闭口、张口、拉下颌骨向对侧）、颈阔肌（下拉口角，紧张颈部皮肤），产生各种表情。

②颈部肌群：胸锁乳突肌（一侧收缩使头向同侧侧屈，两侧收缩使头向后仰）、颈深肌外侧群（一侧收缩，颈侧屈，如果肋骨固定，可使颈前屈）、颈深肌内侧群（屈头，屈颈）、竖脊肌（伸脊柱、仰头）、夹肌（单侧收缩使头转向同侧，两侧收缩使头后仰）、斜方肌（一侧收缩使颈屈向同侧，脸转向对侧，两侧收缩使头后仰）、肩胛提肌（肩胛固定，使颈屈向同侧），产生头部活动，表达情绪。

③躯干四肢肌：通过躯体动作和姿态表达情绪。

6. 不良情绪的形成条件

（1）内脏功能紊乱

内脏活动主要由边缘系统调节，边缘叶和岛叶接受内脏感觉信号，产生内脏运动信号并通过自主神经调节内脏运动。内脏本身的功能紊乱或内脏之间协调关系的紊乱引发的饿、胀、渴、恶心、便意、胸闷、窒息、性欲、心慌、疼痛等不良感觉信号经内脏感觉神经传导到边缘系统，很有可能影响边缘系统对外来刺激与自身需求的比较判断，产生不良的内心体验。

（2）得意的经历或心灵创伤

人在社会交往中逐步建立的高级需求如果是得意的既往经历或巨大心灵创伤形成的，信息以非陈述性长时记忆（又称内隐记忆）的形式存储于纹状体、运动皮层、感觉联合皮质、小脑、杏仁核，很有可能影响边缘系统对外来刺激与自身需求的比较判断，产生不良的内心体验。

（3）不满足自身需求的外部刺激

能够诱发情绪反应的外部刺激有两类，一类是能够满足自身需求的外部刺激，诱发的情绪反应是积极的、良好的；另一类是不能满足自身需求的外部刺激，诱发的情绪反应是消极的、不良的。

7. 情绪的作用

（1）情绪的正向作用

情绪本为人体对外部刺激的正常反应，当人情绪处于低强度的心境状态时，不会对人体产生负面影响。即使是情绪处于高强度的激情或应激时，也未必产生负面影响。假如人有惊恐、大怒、悲痛的内心体验而不能爆发，就会出现全身发抖、手脚冰凉、小便失禁、身体瘫软等现象，显然是对人体有害的。故激情的爆发是一种心理压力的宣泄，是人的自我调节或保护机制，是有益于身心健康的。适度的应激可以提高人体的警觉水平，促使人体避免危险，以适当的方法应对事件。

（2）情绪的负向作用

易激惹又称激惹性增加，表现为一般刺激即引起强烈而不愉快的情绪或激怒，常见于癔症、精神衰弱、甲状腺功能亢进症等疾病。情感脆弱是指极易伤感，当谈到一件对情绪影响极其轻微的事情时，就流泪、哭泣，常见于癔症、神经衰弱等疾病。当人处于易激惹或情感脆弱状态时，常表现为过度或持久的激情或应激反应，影响人体对事件的判断和决策，并引发溃疡、心肌梗死等疾病，称为不良情绪。

二、肝藏支配躯体运动（藏血）功能的执行结构

是指躯体神经系统产生和传导躯体感觉和运动信号支配躯体运动的功能。中医将这一功能称为肝藏的藏血功能。

（一）文献依据

1. 筋能统摄躯体运动

《灵枢·经脉》："筋为刚。"

《素问·生气通天论》："骨正筋柔"，"湿热不攘，大筋𤹀短，小筋弛长，𤹀短为拘，弛长为痿"，"有伤于筋，纵，其若不容"。

2. 肝与筋、目、耳、爪甲关系密切

《素问·五藏生成》："肝之合筋也，其荣爪也。"

《素问·藏气法时论》："肝……虚则目𥄂𥄂无所见，耳无所闻。"

（二）视觉、听觉、平衡觉信号的产生和传导结构

1. 视器

包括眼球、眼副器。眼副器位于眼球的周围，包括眼睑、结膜（睑结膜为复层柱状上皮，具有保护作用）、泪器、眼球外肌、眶脂体和眶筋膜等，产生视觉信号。

2. 视觉传导路

视觉传导通路包括3级神经元。眼球视网膜神经部最外层的视锥细胞和视杆细胞为光感受器细胞，中层的双极细胞为第1级神经元，最内层的节细胞为第2级神经元，节细胞的轴突在视神经盘处汇集成视神经。视神经由视神经管入颅腔，形成视交叉后，延为视束。在视交叉中，来自两眼视网膜鼻侧半的纤维交叉，交叉后加入对侧视束；来自视网膜颞侧半的纤维不交叉，进入同侧视束。视束绕过大脑脚向后，主要终止于外侧膝状体。第3级神经元胞体在外侧膝状体内，由外侧膝状体核发出纤维组成视辐射，经内囊后肢投射

到端脑距状沟上下的视区皮层，产生视觉。

视束中尚有少数纤维经上丘臂终止于上丘和顶盖前区。上丘发出的纤维组成顶盖脊髓束，下行至脊髓，完成视觉反射。顶盖前区发出纤维到中脑动眼神经副核，构成瞳孔对光反射通路的一部分。

3. 瞳孔对光反射通路

视网膜→视神经→视交叉→视束→上丘臂→顶盖前区→两侧动眼神经副核→动眼神经→睫状神经节→节后纤维→瞳孔括约肌收缩→两侧瞳孔缩小。

4. 前庭蜗器

前庭器的位觉感受器感受头部位置变化、重力变化和运动速度刺激。听器的听觉感受器感受声波刺激。

5. 听觉传导路

听觉传导通路的第 1 级神经元为蜗神经节内的双极神经细胞，其周围突分布于内耳的螺旋器；中枢突组成蜗神经，与前庭神经一道，在延髓和脑桥交界处入脑，止于蜗腹侧核和蜗背侧核。第 2 级神经元胞体在蜗腹侧核和蜗背侧核，发出纤维大部分在脑桥内形成斜方体并交叉至对侧，至上橄榄核外侧折向上行，形成外侧丘系。外侧丘系的纤维经中脑被盖的背外侧部大多数止于下丘。第 3 级神经元胞体在下丘，其纤维经下丘臂止于内侧膝状体。第 4 级神经元胞体在内侧膝状体，发出纤维组成听辐射，经内囊后肢，止于大脑皮层颞横回的听觉区。

少数蜗腹侧核和蜗背侧核的纤维不交叉，进入同侧外侧丘系；还有一些窝神经核发出的纤维在上橄榄核换神经元，然后加入同侧的外侧丘系。也有少数外侧丘系的纤维直接止于内侧膝状体。

6. 平衡觉传导路

平衡觉传导通路的第 1 级神经元是前庭神经节内的双极细胞，其周围突分布于内耳半规管的壶腹嵴及前庭内的球囊斑和椭圆囊斑；中枢突组成前庭神经，与蜗神经一道经延髓和脑桥交界处入脑，止于前庭神经核群。第 2 级神经元为前庭神经核群，由此核群发出的第 2 级纤维向大脑皮层的投射径路尚不清楚，可能是在背侧丘脑的腹后核换神经元，再投射到颞上回前方的大脑皮层。

由前庭神经核群发出纤维至中线两侧组成内侧纵束，其中，上升的纤维止于动眼、滑车和展神经核，完成眼肌前庭反射；下降的纤维至副神经脊髓核和上段颈髓前角细胞，完成转眼、转头的协调运动。

此外，由前庭神经外侧核发出纤维组成前庭脊髓束，完成躯干、四肢的姿势反射（伸肌兴奋、屈肌抑制）。前庭神经核群还发出纤维与部分前庭神经直接来的纤维，共同经小脑下脚（绳状体）进入小脑，参与平衡调节。前庭神经核群还发出纤维与脑干网状结构、迷走神经背核及疑核联系，故当平衡觉传导通路或前庭器受刺激时，可引起眩晕、呕吐、恶心等症状。

7. 视器、前庭蜗器的润滑结构

黏液腺：位居眼结膜、内耳，分泌黏液，润泽相应部位。

泪腺：位居视器，分泌泪液，润泽视器。

（三）浅感觉信号的产生和传导结构

浅感觉是指皮肤黏膜的触-压觉、温度觉和痛觉。

1. 感受器

触压觉感受器：指环层小体、麦斯纳小体、梅克尔盘、鲁菲尼小体等，位居皮肤、外生殖器。

温度觉感受器：A_8和 C 类传入纤维的末梢，感受冷觉、热觉，位居皮肤。

痛觉感受器：位居皮肤、角膜、结合膜。

2. 躯干和四肢的痛温觉、粗略触觉和压觉传导通路

第 1 级神经元为脊神经节内假单极神经元，其周围突分布于躯干和四肢皮肤内的感受器；中枢突经后跟进入脊髓。其中，传导痛温觉的纤维（细纤维）在后跟的外侧部入脊髓，经背外侧束，再终止于第 2 级神经元；传导粗触觉和压觉的纤维（粗纤维）经后跟的内侧部进入脊髓后索，再终止于第 2 级神经元。第 2 级神经元胞体主要位于第 Ⅰ、Ⅳ～Ⅷ层，它们发出纤维上升 1～2 个节段经白质前连合交叉至对侧的外侧索和前索内上行，组成脊髓丘脑侧束和脊髓丘脑前束（侧束传导痛温觉，前束传导粗触觉、压觉）。脊髓丘脑束上行，经延髓下橄榄核的背外侧、脑桥和中脑内侧丘系的外侧，终止于背侧丘脑的腹后外侧核。第 3 级神经元的胞体位于背侧丘脑的腹后外侧核，它们发出纤维称丘脑中央辐射，经内囊后肢投射到中央后回中、上部和中央旁小叶后部。

3. 头面部的痛温觉和触压觉传导通路

第 1 级神经元为三叉神经节（除外耳道和耳甲的皮肤感觉传导外）内假单极神经元，其周围突经相应的脑神经分支分布于头面部皮肤及口鼻黏膜的相关感受器，中枢突经三叉神经根入脑桥；三叉神经中传导痛温觉的纤维入脑后下降为三叉神经脊束，止于三叉神经脊束核；传导触压觉的纤维终止于三叉神经脑桥核。第 2 级神经元的胞体在三叉神经脊束核和三叉神经脑桥核内，它们发出纤维交叉到对侧，组成三叉丘脑束，止于背侧丘脑的腹后内侧核。第 3 级神经元的胞体在背侧丘脑的腹后内侧核，发出纤维经内囊后肢，投射到中央后回下部。

（四）深感觉信号的产生和传导结构

深感觉又称本体感觉，是指肌、腱、关节等器官在不同状态（运动或静止）时产生的感觉（如人在闭眼时能感觉身体各部位的位置），包括位置觉、运动觉和震动觉。

1. 感受器

①肌梭：骨骼肌内的梭形小体，感受肌肉长度，手肌、足肌分布多，产生牵张发射。

②腱器官：分布于肌腱的胶原纤维之间，感受肌肉张力，产生反牵张反射，防止肌肉拉伤。

③关节感受器：感觉关节韧带的运动。

这些感受器位居骨骼肌、肌腱、韧带和关节表面，感知四肢的位置、运动及肌肉收缩程度，信号经躯体感觉纤维传入。

2. 躯干和四肢意识性本体感觉和精细触觉传导通路

该传导路由 3 级神经元组成：第 1 级神经元为脊神经节内假单极神经元，其周围突分布于肌、腱、关节的本体觉感受器和皮肤的精细触觉感受器，中枢突经脊神经后根的内侧部进入脊髓后索，分为长的升支和短的降支。其中，来自第 5 胸节以下的升支行于后索的内侧部形成薄束；来自第 4 胸节以上的升支行于后索的外侧部，形成楔束。两束上行止于延髓的薄束核和楔束核。短的降支至后角或前角，完成脊髓牵张反射。第 2 级神经元的胞体在薄、楔束核内，由此二核发出的纤维向前绕过中央灰质的腹侧，在中线上与对侧的交叉，称内侧丘系交叉，交叉后的纤维转折向上，在椎体束的背方呈前后方向排列，行于延髓中线两侧，称内侧丘系。内侧丘系在脑桥呈横位居被盖的前缘，在中脑被盖则居红核的外侧，最后止于背侧丘脑的腹后外侧核。第 3 级神经元的胞体在丘脑腹后外侧核，发出纤维称丘脑中央辐射，经内囊后肢投射至中央后回的中、上部和中央旁小叶后部，部分纤维头投射至中央前回。

3. 躯干和四肢非意识性本体感觉传导通路

非意识性本体感觉传导通路是反射通路的上行部分，为传入小脑的深感觉传导路，不产生意识，由 2 级神经元构成，第 1 级神经元为脊神经节内假单极神经元，其周围突分布于肌、腱、关节的本体觉感受器，中枢突经脊神经后根的内侧部进入脊髓，终止于 $C_8 \sim L_2$ 节段胸核和腰骶膨大第 V $\sim$ XII 层外侧部。其中：①由胸核发出的第 2 级纤维在同侧脊髓侧索组成脊髓小脑后束，向上经小脑下脚进入旧小脑皮层；②由腰骶膨大第 V $\sim$ VII 层外侧部发出的第 2 级纤维组成对侧和同侧的脊髓小脑前束经小脑上脚止于旧小脑皮层；③传导上肢和颈部本体感觉的第 2 级神经元胞体位于颈膨大部第 VI、XII 层和延髓的楔束副核，这两处神经元发出的第 2 级纤维也经小脑下脚进入小脑皮层。

4. 头面部本体感觉传导通路

尚不十分清楚。

（五）躯体感觉信号的加工结构

体表感觉区：第一体表感觉区位于中央后回和旁中央小叶后部（3、1、2 区），第二体表感觉区位于中央后回下部的岛盖皮层，加工背侧丘脑腹后核传来的对侧躯体、四肢、头面部的痛觉、温觉、触觉、压觉信号。

本体感觉区：中央前回（4 区）是运动区，也是本体感觉代表区，加工双侧躯干四肢的肌、腱、骨膜及关节的深部感觉、位置觉、运动觉、震动觉信号。

视觉区：位于距状沟上、下的枕叶皮层，即上方的楔叶和下方的舌回（17 区），加工来自外侧膝状体纤维的视觉信号。

听觉区：位于颞横回（41、42 区），加工来自内侧膝状体纤维的听觉信号。

平衡觉区：位于中央后回下端，头面部感觉区附近，加工平衡觉信号。

（六）躯体运动信号的产生和传导结构

根据躯体运动的复杂程度和受意识控制程度，人体的运动可分为反射运动、随意运动和节律性运动 3 类。①反射运动：是最简单、最基本的运动形式，一般由特定的感觉刺激引起，并有固定的运动轨迹，故又称为定型运动。反射运动的运动强度与刺激大小有关，一般不受意识调控。反射运动归属于肝藏的支配躯体运动（藏血）功能范畴。②随意运动：是为达到某种目的而进行的运动。随意运动可以是对感觉刺激的反应，也可以由主观意愿而发动，其运动的方向、轨迹、速度和时程均受意识控制。一些复杂的随意运动需经学习并反复练习不断完善后才能熟练掌握。这些运动的复杂细节被编制成"运动程序"存储起来，一旦进行已经熟悉的随意运动，就不再需要思考具体步骤，即可根据意愿去完成。随意运动归属于心藏的产生有意识精神活动（藏神）功能范畴。③节律性运动：是介于反射运动和随意运动之间的一类运动形式，可随意地开始和停止，运动一旦开始便不需要意识的参与而能自动地重复进行，但在进行过程中能被感觉信息调控。如呼吸肌的呼吸运动和咀嚼肌的咀嚼运动。节律性运动归属于心藏的产生下意识精神活动（藏神）功能范畴。

1. 产生躯体运动信号的结构

（1）大脑皮层运动区

①主要运动区：包括中央前回（4 区）和运动前区（6 区），是控制躯体运动最重要的区域。它们接受本体感觉冲动，感受躯体的姿势和躯体各部分在空间的位置及运动状态，并根据人体的需要和意愿整合和控制全身的运动。

②其他运动区：人的运动辅助区位于两半球内侧面，扣带回沟以上，4 区之前的区域。此外，第一感觉区以及后顶叶皮层也与运动有关。皮层脊髓束和皮层脑干束中约 31% 的纤维来自中央前回，约 29% 的纤维来自运动前区和运动辅助区，约 40% 的纤维来自后顶叶皮层（5、7 区）和第一感觉区。

（2）脊髓小脑（旧小脑）

由蚓部和半球中间部组成。这部分小脑主要接受来自脊髓和三叉神经的传入信息，也接受视觉和听觉信息。蚓部的传出纤维向顶核投射，经前庭核和脑干网状结构下行至脊髓前角的内侧部分，也经丘脑外侧腹核上行至运动皮层的躯体近端代表区。半球中间部的传出纤维向间位核投射，经红核大细胞部，下行至脊髓前角的外侧部分，也经丘脑外侧腹核上行至运动皮层的躯体远端代表区。脊髓小脑的主要功能是调节进行过程中的运动，协助大脑皮层对随意运动进行适时的控制。当运动皮层向脊髓发出运动指令时，通过皮层脊髓束的侧支向脊髓小脑传递有关运动指令的"副本"；另外，运动过程中来自肌肉与关节等处的本体感觉传入以及视、听觉传入等也到达脊髓小脑。脊髓小脑通过比较来自大脑皮层的运动指令和外周的反馈信息，察觉运动指令和运动执行情况之间的偏差，一方面通过上行纤维向大脑皮层发出矫正信号，修正运动皮层的活动，使其符合当时运动的实际情况；另一方面通过脑干-脊髓下行通路调节肌肉的活动，纠正运动的偏差，使运动能按预定的目标和轨道准确进行。

（3）脑干网状结构

内侧核群发出的网状脊髓束，与脊髓中间神经元发生突触联系，最终调控脊髓前角运动神经元，对骨骼肌张力产生抑制和易化作用。起自中脑和脑桥的纤维可兴奋脊髓前角的 α 和 γ 神经元，增强肌张力，其兴奋和增强是自主性的。延髓网状脊髓束则可抑制 γ 神经元，使肌张力减弱，但这种抑制和减弱只能在大脑皮层的作用下才能发挥效应。

2. 传导躯体运动信号的结构

（1）锥体系

锥体系的上运动神经元由位于中央前回上、中部及中央旁小叶前半部的巨型锥体细胞和其他类型的锥体细胞，以及位于额、顶叶部分区域的锥体细胞组成。上述神经元的轴突形成锥体束，其中，下行至脊髓的纤维束称皮层脊髓束；止于脑干内一般躯体（支配躯干四肢的骨骼肌）和特殊内脏（支配咀嚼肌、表情肌和咽喉肌）运动核的纤维束称皮层核束。

①皮层脊髓束：由位于中央前回上、中部和中央旁小叶前半部等处皮层的锥体细胞轴突集中而成，下行经内囊后肢的前部、大脑脚底中 3/5 的外侧部和脑桥基底部至延髓锥体。在锥体下端，约75%～90%的纤维交叉至对侧，形成锥体交叉。交叉后的纤维继续于对侧脊髓侧索内下行，称皮层脊髓侧束。此束沿途发出侧支，逐节终止于前角细胞（α 运动神经元、β 运动神经元、γ 运动神经元），主要支配四肢肌。在延髓锥体，皮层脊髓束中小部分未交叉的纤维在同侧脊髓前索内下行，称皮层脊髓前束，该束仅达上胸节，并经白质前连合逐节交叉至对侧，终止于前角运动神经元，支配躯干和四肢骨骼肌运动。皮层脊髓前束中有一部分纤维始终不交叉而止于同侧脊髓前角运动神经元，主要支配躯干肌。上肢肌肉由 C_5～T_1 支配，下肢由 L_1～S_4 支配，躯干由副神经、C_4～T_{12}、L_1 支配。故躯干肌受两侧大脑皮层支配，上下肢肌只受对侧大脑皮层支配。

②皮层核束：主要由中央前回下部的锥体细胞的轴突集合而成，下行经内囊膝至大脑脚底中 3/5 的内侧部，由此向下陆续分出纤维，终止于双侧脑神经运动核（动眼神经核、

滑车神经核、展神经核，支配眼球外肌）、三叉神经运动核（支配咀嚼肌）、面神经核（支配额肌和眼轮匝肌）的细胞群、疑核（支配咽喉肌）、副神经脊髓核（支配胸锁乳突肌、斜方肌）。小部分纤维交叉到对侧，终止于面神经核。支配面下部肌（下部表情肌）的神经元细胞群和舌下神经核（支配舌内、外肌），二者发出的纤维分别支配同侧面下部的面肌和舌肌。锥体系的下运动神经元为脑神经一般躯体和特殊内脏运动核及脊髓前角的运动神经元，它们的胞体和轴突构成传导运动的最后公路。正常情况下，上运动神经元对下运动神经元具有抑制作用。

（2）锥体外系

是指锥体系以外影响和控制躯体运动的所有传导路径。其结构十分复杂，包括大脑皮层（主要是躯体运动区和躯体感觉区）、纹状体、背侧丘脑、底丘脑、中脑顶盖、红核、黑质、脑桥核、小脑和脑干网状结构等，以及它们的纤维联系。锥体外系的纤维最后经红核脊髓束、网状脊髓束等下行终止于脑神经运动核和脊髓前角细胞。在种系发生上，锥体外系是较古老的结构。锥体外系的功能是调节肌张力、协调肌肉活动、维持体态姿势和习惯动作。锥体外系的主要通路包括：

①皮层-新纹状体-背侧丘脑-皮层环路

大脑皮层躯体运动、感觉区→皮层纹状体纤维→新纹状体→纹状体苍白球纤维→苍白球→苍白球丘脑纤维→背侧丘脑腹前核、腹外侧核→内囊→大脑皮层额叶躯体运动区。

②新纹状体-黑质环路

自尾状核和壳发出纤维止于黑质，再由黑质发出纤维返回尾状核和壳。

③苍白球-底丘脑环路

苍白球发出的纤维终止底丘脑核，后者发出纤维经同一途径返回苍白球。

④皮层-脑桥-小脑-皮层环路

大脑皮层额、顶、枕、颞叶→小脑中脚（桥脑小脑束）→对侧新小脑皮层→齿状核→小脑上脚交叉→背侧丘脑腹前核、腹外侧核→大脑皮层躯体运动区。另有分支，小脑上脚交叉→红核→红核脊髓束→脊髓前角细胞。

（七）大脑的营养供给结构

躯体神经系统的功能异常常由脑血管病变（如脑缺血、脑出血、脑血栓、脑栓塞）引起，中医称为肝不藏血，筋失所养。脑血管属于心藏的主血脉功能范畴，但在这里做一简述。

1. 脑的动脉

脑的动脉来源于颈内动脉和椎动脉。以顶枕裂为界，大脑半球的前 2/3 和部分间脑由颈内动脉分支供应，大脑半球的后 1/3 和部分间脑、脑干、小脑由椎动脉供应。故可将脑的动脉归纳为颈内动脉系和椎-基底动脉系。此两系动脉在大脑的分支可分为皮质支和中央支，前者营养大脑皮质及其深部的髓质，后者供应基底核、内囊及间脑等。

（1）颈内动脉

按其行程，颈内动脉可分为颈部、岩部、海绵窦部和前床突上部。海绵窦部和前床突上部合称虹吸部，常呈"U"形或"V"形弯曲，是动脉硬化的好发部位。颈内动脉主要分支有大脑前动脉、大脑中动脉、脉络丛前动脉、后交通动脉。

大脑中动脉营养大脑半球上外侧面的大部分和岛叶，其中包括躯体运动中枢、躯体感觉中枢和语言中枢。该动脉发生阻塞，将出现严重的功能障碍。大脑中动脉途经前穿质时，发出一细小的中央支，又称豆纹动脉，垂直向上进入脑实质，营养尾状核、豆状核、内囊膝和后支的前部，行程呈"S"形弯曲，在高血压动脉硬化时容易破裂（又名出血动脉）而导致脑出血。

脉络丛前动脉供应外侧膝状体、内囊后肢的后下部、大脑脚底的中 1/3 及苍白球等结构。此动脉细小且行程长，易被血栓阻塞。

（2）椎动脉

左右椎动脉在脑桥和延髓交界处合成一条基底动脉。椎动脉的主要分支有脊髓前动脉、脊髓后动脉、小脑下后动脉。其中，小脑下后动脉是椎动脉最大的分支，因为行程弯曲，易发生栓塞而出现同侧面部浅感觉障碍、对侧躯体浅感觉障碍（交叉性麻痹）和小脑共济失调等。

基底动脉的主要分支有小脑下前动脉、迷路动脉、脑桥动脉、小脑上动脉、大脑后动脉。

（3）大脑动脉环

由两侧大脑前动脉起始段、两侧颈内动脉末端、两侧大脑后动脉借前、后交通动脉联通共同组成。此环使两侧颈内动脉系与椎-基底动脉系相交通。在正常情况下，大脑动脉环两侧的血液不相混合，而是作为一种代偿的潜在装置。动脉环易发生动脉瘤。

2. 脑的静脉

脑的静脉壁薄无瓣膜，不与动脉伴行，收集大脑、脑干和小脑的血液，包括大脑外静脉、大脑内静脉。

第五节　心藏功能性质的执行结构

心藏有产生精神活动（藏神）和循环（主血脉）两种功能，分别由中枢神经系统和脉管系统、抗凝系统、纤溶系统执行。

一、心藏产生精神活动（藏神）功能的执行结构

是指中枢神经系统产生精神活动的功能。中医将这一功能称为心藏的藏神功能。

（一）文献依据

1. 心藏神

《灵枢·天年》："神气舍心。"

《灵枢·邪客》："心者……精神之所舍也"，"心伤则神去，神去则死矣"。

《素问·六节藏象论》："心者，生之本，神之变也。"

2. 心产生有意识精神活动

《灵枢·本神》："所以任物者谓之心。"

《古今图书集成·五色注》："积神于心，以知往今。"

3. 心主宰五脏六腑

《素问·灵兰秘典论》："心者，君主之官也。"

《灵枢·邪客》："心者，五脏六腑之大主也。"

《灵枢·口问》："心动则五脏六腑皆摇。"

4. 脑生神

《本草纲目》："脑为元神之府。"

5. 与舌关系密切

《灵枢·脉度》："心气通于舌，心和则舌能知五味矣。"

《灵枢·五阅五使》："舌者，心之官也。"

《灵枢·忧恚无言》："舌者，音声之机也。"

6. 与情志关系密切

《素问·经脉别论》："惊而夺精，汗出于心。"

《灵枢·邪气脏腑病形》："愁忧恐惧则伤心。"

《灵枢·本神》："喜乐者，神惮散而不藏。"

《素问·调经论》："神有余则笑不休，神不足则悲。"

（二）有意识精神活动的产生结构

精神活动是人关于外界和自身的认识过程。意识是指人对外界和自身的觉察与关注程度。根据关注程度的高低，可将精神活动分为两类：一类是关注程度很低的下意识精神活动，如本能动作、习惯技巧、睡眠梦幻和昼夜节律；另一类是关注程度很高的有意识精神活动，如产生意识、思维、学习、记忆、策划随意运动。

1. 觉醒状态的维持结构

觉醒即从睡梦中醒来，表现为人体对外界刺激的反应性升高和意识恢复，腹腔内脏及皮肤末梢血管收缩，心搏加强和加速，代谢率增加，瞳孔扩大，抗重力肌保持一定的张力，维持一定的姿势或进行运动，眼球可产生追踪外界物体移动的快速运动。觉醒状态可使人体迅速适应环境变化，因而能进行各种体力和脑力劳动。

（1）上行网状激动系统

经脑干上行的各种特异性感觉传导路，均可发出侧支进入网状结构外侧核群，中继后到达内侧核群，或直接进入内侧核群，再由此发出上行纤维终止于背侧丘脑的非特异性核团（古丘脑）及下丘脑。如此，各种特异性的躯体和内脏感觉（脊髓网状纤维）、躯体感觉（脑神经感觉核和上丘）、视觉（上丘）、听觉（听觉传导通路侧支）、味觉（孤束核）、平衡觉（前庭核）、嗅觉等信息转化为非特异性的信息，广泛投射到大脑皮层，使大脑皮层保持适度的意识和清醒，以对各种传入信息有良好的感知能力。另外，大脑皮层的感觉运动区、额叶、眶回、扣带回、颞上回、海马、杏仁核和下丘脑也通过下行纤维兴奋脑干网状结构。

（2）辅助觉醒系统

脑桥蓝斑去甲肾上腺能系统、低位脑干的中缝背核5-羟色胺能系统、脑桥头端被盖胆碱能神经元、中脑黑质多巴胺能系统、前脑基底部胆碱能系统、下丘脑结节乳头体核组胺能神经元、小丘脑外侧区的增食因子能神经元，也是与觉醒有关的脑区和投射系统。脑干和下丘脑内与觉醒有关的脑区之间存在广泛的纤维联系，它们可能经丘脑和前脑基底部上行至大脑皮层而产生和维持觉醒。

2. 意识、思维的执行结构

意识是在觉醒状态下的觉知，既包括对外界事物的觉知，如看到美丽的风景，听到优美的音乐，也包括对自身内部状态的觉知，如知觉、思维、情感和欲望，亦包括个体对这些内容和自身行为的评价。

意识是指大脑对客观世界的反应，表现为知、情、意三者的统一。①知，指人类对世界的知识性与理性的追求，它与认识的内涵是统一的。②情，指情感，是指人类对客观事物的感受和评价。③意，指意志，是指人类追求某种目的和理想时表现出来的自我克制、毅力、信心和顽强不屈等精神状态。意识具有自觉性、目的性和能动性三大作用特性，其中意识的自觉自知性产生人的饥饿、寒冷、欲望需求等内在意向，意识的目的目标性是产生人的清醒、糊涂、注意力集中与分散等外在意识，意识的能动性是产生人的兴趣、意志等人格倾向。

大脑皮层联络区：大脑皮层感觉区和运动区以外的所有区域均为联络区，约占整个皮层的一半，是人类特有的组织。它所包含的皮层区域完全由皮层的上层细胞所组成，与外周感官无直接联系。联络区在皮层上构成两大区域，其一分布于脑后部两侧枕叶、顶叶和颞叶之间的结合部位，是各感觉区的皮层重叠部分；其二位于皮层运动区前上方，它在人的行为的复杂程序序列中起作用。大脑皮层联络区同所有皮层均有联系，其主要功能是整合来自各感觉通道的所有信息，对信息进行分析、加工和储存，组织人的言语思维，规划人的目的行为，调整人的意志活动，支配人的主动而有条理的行动。

左侧大脑皮层：在语言功能活动上占优势。与语言、意识、数学分析等密切相关。

右侧大脑皮层：在非语词性的认知功能活动上占优势。与空间辨认、深度知觉、触-压觉认识、图像视觉认识、音乐欣赏有关。

颞叶联络皮层：颞叶前部与联想和比较有关；颞叶内侧面（属于边缘系统，海马是其中的重要结构）与精神、行为有关。

额叶前部：参与短时程情景式的判断、抽象思维。

额中回后部的书写中枢：主持书写。

3. 学习、记忆的执行结构

学习是指人从外界环境获取新信息的过程，分为非联合型学习和联合型学习两种形式。前者不需要在刺激和反应之间形成某种明确的联系，后者是在时间上很接近的两个事件重复地发生，最后在脑内逐渐形成联系。

记忆是指大脑将获取的信息进行编码、存储和提取的过程，分为陈述性记忆和非陈述性记忆两类。陈述性记忆指与特定的时间、地点、任务有关的事实或事件的记忆，与意识有关，能用语言表述出来，或作为影像形式保存在记忆中。陈述性记忆的形式依赖于海马、内侧颞叶及其他脑区。陈述性记忆还可分为情景式记忆和语义式记忆。前者是对一件具体事物或一个场面的记忆，而后者则是对文字和语言的记忆。陈述性记忆属于心藏产生有意识精神活动的功能范畴。非陈述性记忆指对一系列规律性操作程序的记忆，只通过一系列行为动作来表达，是一种下意识的感知及反射，又称反射性记忆。非陈述性记忆属于肝藏产生下意识精神活动的功能范畴。

前额叶皮层：参与短时程情景式的记忆。

颞叶联络皮层：参与听觉、视觉（陈述性）的记忆。

顶叶联络皮层：参与精细躯体感觉和空间深度感觉的学习记忆。

边缘系统：参与学习和记忆过程。

基底前脑：包括下丘脑前视区、隔核、斜角带核、Meynert基底核、伏隔核、嗅结节、杏仁核，与学习记忆有关。

间脑的背侧丘脑的联络性核团（新丘脑）：包括前核、内侧核和外侧核的背侧组，参与学习记忆活动。

苍白球：属于端脑基底核，参与学习记忆功能。

4. 语言信息的产生结构

语言是人类相互交流思想和传递信息的工具。习惯用右手的人，语言活动功能主要由左侧大脑皮层管理。位于中央前回底部前方的Broca区（44、45区）与说话有关，位于颞上回后端的Wernicke区（22区）与听觉、视觉信息的理解有关。这两个语言功能区之间通过弓状束联系，在语言的加工过程中发挥作用。Broca区能将来自Wernicke区的信息处理为相应的发声形式，然后投射到运动皮层，引发唇、舌、喉的运动。Wernicke区后方的角回能将阅读文字形式转变为Wernicke区所能接受的听觉文字形式。

5. 随意运动的策划结构

随意运动是为达到某种目的而进行的运动。随意运动可以是对感觉刺激的反应，也可以由主观意愿而发动，其运动的方向、轨迹、速度和时程均受意识控制。

（1）大脑皮层联络区

是按功能划分出的一种区域。人脑除中央后回称为躯体感觉区，中央前回称为运动区，枕极和矩状裂周围皮层称为视觉区，颞横回称为听觉区之外，额叶皮层的大部，顶叶、枕叶和颞叶皮层的其他部分都称为联络区。其中：①额叶联络区位于额叶前部，接受由内囊前脚的丘脑前辐射来的发自丘脑背内侧核的纤维，并经顶叶接受视、听和体感区的传入，也接受尾状核、杏仁核和下丘脑的投射纤维。额叶也发出纤维到顶叶和颞叶扣带回皮层、基底神经节、丘脑背内侧核、杏仁核、海马、下丘脑和脑干。②顶叶联络区位于中央之后，与额叶皮层和丘脑的外侧后核有双向的纤维联系，并发出纤维到丘脑外侧背核，与丘脑的联系皆通过内囊后脚。③颞叶联络区通过内囊后脚豆状核下部的丘脑腹辐射，接受来自丘脑枕核的纤维。④枕叶联络区接受来自丘脑枕核的纤维，此束纤维通过内囊后脚豆状核后部的丘脑后辐射。枕叶联络区与额叶和颞叶都有纤维联系。

各个大脑皮层联络区所接受的皮层下的纤维多来自新丘脑。新丘脑并不直接接受其以下水平来的传入纤维，而接受来自丘脑其他核的纤维，其功能为联系中枢。联络区都接受多通道的感觉信息，汇通各个功能特异区的神经活动。

（2）基底神经节

又称基底核，位于大脑白质深部，由尾状核、豆状核、屏状核、杏仁核组成。与躯体运动调节有关的主要是纹状体，包括发生上较新的新纹状体（尾核和壳核）和发生上较古老的旧纹状体（苍白球）。此外，中脑黑质和丘脑底核在功能上与基底神经节紧密相关，因此也被归入其中。

基底神经节是皮层下与皮层构成神经回路的重要脑区，参与运动的策划和运动程序的编制。基底神经节对随意运动的产生和稳定协调、肌紧张的调节、本体感受传入冲动信息的处理都有关。

（3）皮层小脑

是指小脑半球外侧部，它不接受外周感觉的传入，而主要经脑桥核接受大脑皮层广大区域（感觉区、运动区和联络区）的投射。其传出纤维先后经齿状核、红核小细胞部、丘脑外侧腹核换元后，再回到大脑皮层运动区；还有一类纤维投射到红核小细胞部，经换元后发出纤维投射到下橄榄核和脑干网状结构。投射到下橄榄核主核的纤维，换元后经橄榄小脑束返回皮层小脑，形成小脑皮层的自身回路；而投射到脑干网状结构的纤维，换元后经网状脊髓束下达脊髓。皮层小脑与大脑皮层运动区、感觉区、联络区的联合活动与随意运动的策划和运动程序的编制有关。当大脑皮层发动精巧运动时，首先通过大脑-小脑回路从皮层小脑提取程序，并将它回输到运动皮层，再通过皮层脊髓束发动运动。这样，运动就变得非常协调、精巧和快速。

皮层小脑与基底神经节都参与运动的设计和程序编制、运动的协调、肌紧张的调节，以及对本体感觉传入信息的处理等活动。但两者在功能上有一定的差异：基底神经节主要在运动的准备阶段起作用，而小脑则主要在运动进行过程中起作用。另外，基底神经节主要与大脑皮层构成回路，而小脑除与大脑皮层形成回路外，还与脑干及脊髓有大量的纤维联系。因此，基底神经节可能主要参与运动的设计，而小脑除参与运动的设计外，还参与运动的执行。

6. 有意识精神活动的表达结构

（1）表达眼神的骨骼肌和平滑肌

上直肌：在眼球的上方，收缩时使瞳孔转向内上方。

下直肌：在眼球的下侧，使瞳孔转向内下方。

内直肌：在眼球内侧，收缩时使瞳孔转向内侧。

外直肌：在眼球的外侧，使瞳孔转向外侧。

上斜肌：位于上直肌和内直肌之间，使瞳孔转向外下方。

下斜肌：位于下直肌与眶下壁之间，使瞳孔转向外上方。

提上睑肌：位于上直肌的上方，提上睑。

睫状肌（调节晶状体的曲度）、瞳孔开大肌、瞳孔括约肌：调节瞳孔的大小，属于多单位平滑肌，类似骨骼肌，受外来神经支配或激素影响。

（2）表达语言的骨骼肌

舌内肌、颏舌肌、舌骨舌肌、茎突舌肌：控制舌头活动，表达语言。

舌骨上肌群（二腹肌、下颌舌骨肌、茎突舌骨肌、颏舌骨肌）：上提舌骨（舌骨又称语言骨）。

舌骨下肌群（肩胛舌骨肌、胸骨舌骨肌、胸骨甲状肌、甲状舌骨肌）：下降舌骨。

（3）有意识行为的执行结构

躯干四肢肌：产生有意识的行为动作。

（三）下意识精神活动的产生结构

1. 本能行为的调控结构

本能行为是指人在进化过程中形成并经遗传固定下来的对个体和种族生存具有重要意义的行为，如摄食、饮水、性行为和防御等。

（1）摄食行为

下丘脑外侧区：又称摄食中枢，调节摄食行为。

下丘脑腹内侧核：又称饱中枢，调节摄食行为。

杏仁核基底外侧核群、隔区：能易化下丘脑饱中枢并抑制摄食中枢的活动。

（2）饮水行为

下丘脑前部的渗透压感受器：感知血浆晶体渗透压升高引起的渴觉。

间脑的穹隆下器（SFO）和终板血管器（OVLT）：由肾素-血管紧张素系统介导，感知细胞外液量的减少引起的渴觉。

（3）性行为

脊髓、低位脑干：参与交媾过程中一系列的反射。

边缘系统：伴随交媾的行为成分、交媾的欲望、性行为的协调。

内侧视前区：参与性行为。

杏仁核：外侧核和基底外侧核抑制性行为，杏仁皮层内侧区兴奋性行为。

（4）防御行为

防御行为依伤害性刺激的强弱和人体的状态可分为两种类型：攻击行为和逃避行为。

①攻击行为

下丘脑：刺激内侧下丘脑腹内侧核及其前方邻近部位，或刺激外侧下丘脑，可产生攻击行为。

②逃避行为

下丘脑：除腹内侧核及其周边部位外的内侧下丘脑。

中脑：中脑中央灰质的内侧部到腹侧部。

丘脑：丘脑背内侧部。

2. 睡眠梦幻的调控结构

睡眠是指人周期性出现的一种自发的和可逆的静息状态，表现为人体对外界刺激的反应性降低和意识的暂时中断。

睡眠时，嗅、视、听、触等感觉减退，骨骼肌反射和肌紧张减弱，自主神经功能可出现一系列改变，如血压轻度下降、心率减慢、瞳孔缩小、尿量减少、体温下降、代谢率降低、呼吸变慢、胃液分泌增多而唾液分泌减少、胃肠道蠕动减弱、发汗功能增强。睡眠使人体的体力和精力得到恢复，还能增强免疫，促进生长发育，增进学习和记忆能力，有助情绪稳定。一般情况下，成年人每天需要睡眠 $7 \sim 9h$，儿童需要更多睡眠时间，新生儿需要 $18 \sim 20h$，而老年人所需睡眠时间则较少。

梦幻是指入睡后大脑皮层对身体内外的各种刺激或残留在大脑里的外界刺激产生的奇幻情景，是人释放压力的一种方式。

下丘脑后部、丘脑髓板内核群邻旁区、丘脑前核、脑干尾端网状结构（又称上行抑制系统）、基底前脑的视前区和 Broca 斜带区：与慢波睡眠（SWS）有关，能促进生长和体力恢复。

脑桥头端被盖外侧区、蓝斑和中脑中缝核：与快波睡眠（FWS）有关，能促进学习记忆和精力恢复，做梦是特征之一。

脑干网状结构的中缝核群：又称缝际核，发出上行投射纤维至间脑、基底核和大脑皮层广泛区域，抑制大脑皮层的活动，产生睡眠作用。

前额叶周边：又称意识脑区。当人在睡眠时，意识脑区的兴奋度降至最低，此时无法辨别脑中意象的真伪，大脑进而采取了全部信以为真的方式，即梦幻。

3. 习惯技巧的调控结构

习惯动作，又称节律性运动，是指积久养成的活动方式，如呼吸、咀嚼、行走。可随意地开始和停止，运动一旦开始便不需要意识的参与而能自动地重复进行，但在进行过程中能被感觉信息调控。技巧动作是指经过反复学习和训练才能完成的动作，如单杠、木马。二者属于肝藏的产生下意识精神活动的范畴。

习惯技巧常常通过有意识地反复学习而掌握，并通过一系列行为动作来表达。但学习掌握之后，常以一系列规律性操作程序记忆于大脑皮层-纹状体系统、小脑、脑干。当人需要执行这些习惯性或技巧性动作时，就不再需要意识的全程介入。这是一种下意识的感知及反射，又称反射性记忆、非陈述性记忆。其中，操作技能存储于纹状体，运动技能存储于小脑。

4. 昼夜节律的调控结构

人体内的许多活动能按一定的时间顺序发生周期性变化，这一现象称为生物节律。日周期是最重要的生物节律，如血细胞数、体温、促肾上腺皮质激素分泌等的日周期变动。

（1）下丘脑视交叉上核

下丘脑视交叉上核可能是控制日周期的关键部位。视交叉上核可通过视网膜-视交叉上核束与视觉感受装置发生联系，因此外界的昼夜光照变化可影响其活动，从而使体内日周期节律和外环境的昼夜节律趋于同步。若人为改变每日的光照和黑暗的时间，可使一些人体功能的日周期位相发生移动。控制生物节律的传出途径既有神经性的，也有体液性的。例如，松果体激素——褪黑素可能对体内器官起着时钟指针的作用。

（2）松果体

位于间脑脑前丘和丘脑之间，为生物钟调控中心、神经-激素转换器。分泌褪黑激素受光照和黑暗的调节，因此，昼夜周期中光照与黑暗的周期性交替就会引起褪黑激素的分泌量相应地出现昼夜周期性变化。褪黑激素在血浆中的浓度白昼降低，夜晚升高。松果体通过褪黑激素的这种昼夜分泌周期，向中枢神经系统发放"时间信号"，转而引发若干与时间或年龄有关的"生物钟"现象，调节睡眠与觉醒昼夜节律。

褪黑激素能缩短睡前觉醒时间和入睡时间，改善睡眠质量，使睡眠中觉醒次数明显减少，浅睡阶段短，深睡阶段延长，次日早晨唤醒阈值下降，有较强的调整时差功能，具有镇静、催眠、镇痛、抗惊厥、抗抑郁作用。

二、心藏循环（主血脉）功能的执行结构

是指脉管系统约束和推动血液和淋巴循行全身，抗凝系统和纤溶系统防止血栓形成的

功能。中医将这一功能称为心藏的主血脉功能。

（一）文献依据

1. 脉为血府

《灵枢·决气》："壅遏荣气，令无所避，是谓脉。"

《灵枢·营卫生会》："营在脉中。"

《素问·脉要精微论》："夫脉者，血之府也。"

2. 脉与心关系密切

《素问·六节藏象论》："心者……其充在血脉。"

《灵枢·本藏》："心应脉。"

《灵枢·五色》："心合脉。"

3. 心能行血

《素问·痿论》："心主身之血脉。"

《素问·平人气象论》："心藏血脉之气。"

《素问·痹论》："心痹者，脉不通。"

（二）约束血液的执行结构

心：由心肌细胞构成。心肌细胞包括组成窦房结、房内束、房室交界部、房室束（即希斯束）和浦肯野纤维等的特殊分化的心肌细胞，以及一般的心房肌和心室肌工作细胞。前5种组成了心脏起搏传导系统，具有自律性和传导性，是心脏自律性活动的功能基础；后2种具收缩性，是心脏舒缩活动的功能基础。

动脉：是运送血液离开心的管道，从心室发出反复分支，最后移行于毛细血管。

毛细血管：毛细血管壁由单层内皮细胞构成，外面有基膜包围，总厚度约 $0.5\mu m$。内皮细胞之间相互连接处存在细微的裂隙，成为沟通毛细血管内、外的通路，能防止红细胞进入组织液。

静脉：是引导、输送血液返回心脏的管道，起于毛细血管，在回心过程中逐渐汇合成小静脉、中静脉、大静脉，最后注入心房。

血小板：为成熟的巨核细胞胞浆脱落下来的小块胞质，是血液中体积最小的血细胞，有质膜，没有细胞核，形状不规则，约占血液体积的0.3%。血小板的寿命一般不超过10天。约2/3的血小板存在于末梢血循环，1/3存在于脾脏。血管创伤而失血时，由于内皮下胶原的暴露，1～2s内即有少量血小板黏附于内皮下的胶原上，形成较松软的止血栓子，再促进血凝并形成坚实的止血栓子，通过血小板的黏附，可"识别"损伤部位，使止血栓能正确定位。

红细胞：血管受损出血时，红细胞释放的 ADP 和局部凝血过程中生成的凝血酶均可使血小板活化而释放内源性 ADP 和 TXA2（抑制血栓烷素 A2），进而促使血小板发生不可逆聚集，使血流中的血小板不断地聚集、黏着在已黏附固定于内皮下胶原的血小板上，形成血小板止血栓堵塞伤口，达到初步的止血作用。

（三）推动血液的执行结构

1. 动脉血的动力

心：为血液循环的主要动力来源。

大动脉：平滑肌含大量弹性纤维，将心脏射血产生的动能转化成弹性势能，使心脏间断射血变得连续，属多单位平滑肌，类似骨骼肌，受外来神经支配或激素影响。

小动脉：平滑肌类似心肌组织，具有自律性，在没有外来神经支配时也可进行收缩活动。

此外，位居心包膜的单层扁平上皮，能分泌浆液减少心脏与心包膜间的摩擦。

2. 静脉血的动力

心：舒张时心室吸引心房和大静脉血液。

肺：吸气时胸膜腔负压加大、胸腔内大静脉内压降低，促进静脉血回流。

胃肠、动脉：运动时有助于静脉血回流。

骨骼肌：挤压静脉或体位改变促进静脉血回流。

静脉平滑肌：类似心肌组织，具有自律性，在没有外来神经支配时也可进行收缩活动。

（四）淋巴循环的执行结构

1. 淋巴循环的管道

淋巴管道：毛细淋巴管、淋巴管、淋巴干、淋巴导管。

淋巴组织：弥散淋巴组织、淋巴小结。

淋巴器官：淋巴结、胸腺、脾、扁桃体。

2. 淋巴循环的动力

淋巴管平滑肌：又称淋巴管泵。

胸腔负压：促进淋巴回流。

淋巴管周围动脉：搏动时有助于淋巴回流。

骨骼肌：挤压淋巴管或体位改变促进淋巴回流。

（五）防止血栓形成的结构

生理情况下，人体总有少量凝血因子、血小板被激活或血管内皮细胞受损等现象发生，因此人体内存在抗凝和纤溶系统来防止血管内形成血栓。执行结构有器官、细胞和分子3个层次。

1. 肝

（1）产生抗凝血酶、肝素辅因子Ⅱ（HCⅡ）。血浆中含有多种丝氨酸蛋白酶抑制物，主要有抗凝血酶Ⅲ（AT-Ⅲ）、肝素辅因子Ⅱ、C₁抑制物、α₁抗胰蛋白酶、α₂-抗纤溶酶和α₂-巨球蛋白等。抗凝血酶是最重要的抑制物，负责灭活60%～70%的凝血酶，其次是肝素辅因子Ⅱ，可灭活30%的凝血酶。抗凝血酶能与内源性途径产生的蛋白酶如凝血酶和凝血因子FⅨa、FⅩa、FⅪa、FⅫa等分子活性中心的丝氨酸残基结合而抑制其活性。在缺乏肝素的情况下，抗凝血酶的直接抗凝作用慢而弱，但它与肝素结合后，其抗凝作用可增强2000倍。正常情况下，循环血浆中几乎无肝素存在，抗凝血酶主要通过与内皮细胞表面的硫酸乙酰肝素结合而增强血管内皮的抗凝功能。抗凝血酶缺乏或基因缺陷可导致"血栓前状态"（血液高凝），是发生静脉血栓与肺栓塞的常见原因之一，但与动脉血栓形成关系不大。

（2）在维生素K的参与下，产生蛋白质C。在凝血过程中，FⅧa和FVa是FX和凝血酶原激活的限速因子。蛋白质C系统可使FⅧa和FVa灭活。蛋白质C系统主要包括蛋白质C、凝血酶调节蛋白、蛋白质S和蛋白质C的抑制物。蛋白质C以酶原的形式存在于血浆中。当凝血酶离开损伤部位而与正常血管内皮细胞上的凝血酶调节蛋白结合后，可激活蛋白质C，后者可水解灭活FⅧa和FVa，抑制FX和凝血酶原的激活，从而有助于避免凝血过程向周围正常血管部位扩展。此外，活化的蛋白质C还有促进纤维蛋白溶解的作用。血浆中的蛋白质S是活化蛋白质C的辅因子，可使对FⅧa和FVa的灭活作用大大增强。

2. 血管内皮细胞

是指衬于心、血管和淋巴管内表面的单层扁平上皮，形成血管的内壁。

（1）屏障保护作用。完整的血管内皮细胞可以形成屏障，把血小板、凝血因子和具有高度促凝作用的内皮下细胞外基质隔开，防止凝血过程的启动。

（2）抗血小板聚集作用。血管内皮细胞合成的一氧化氮（NO）、前列腺环素（PGI2）和二磷酸腺苷酶可抑制血小板的聚集。

（3）抗凝血作用。血管内皮细胞可：①合成血栓调节蛋白（一种存在内皮细胞表面的糖蛋白），与血液中的凝血酶结合后，激活抗凝血因子蛋白C（肝脏合成），使其活性增强1万～2万倍，这种蛋白在蛋白S（内皮细胞合成）的协同作用下，降解激活的凝血因子Va、Ⅷa。②合成膜相关肝素样分子（是一类存在于内皮细胞表面的蛋白多聚糖），与抗凝血酶Ⅲ结合，灭活凝血酶及凝血因子Xa、Ⅸ等。

（4）降解纤维蛋白作用。血管内皮细胞还能合成、分泌组织型纤溶酶原激活物（t-PA），后者可激活纤溶酶原为纤溶酶，通过降解已形成的纤维蛋白，保证血管的通畅。

（5）平滑肌松弛作用。内皮细胞合成和分泌平滑肌松弛因子，它能促使环鸟苷酸水平升高，引起血管扩张，同时能抑制血小板聚集和对内皮细胞的附着；与前列腺环素在体内相辅相成共同对血小板的活性发挥抑制作用。

（6）增殖和游走作用。血管内皮细胞自身在血小板、白细胞分泌的游走因子和血流切力刺激下也能增殖和游走。这一功能可能与动脉硬化灶的修复和新血管生成有关。

3. 血小板

释放血管内皮生长因子（VEGF）和血小板源生长因子（PDGF），促进血管内皮细胞、平滑肌细胞和成纤维细胞的增殖，有利于受损血管的修复和维持血管壁的完整性。血小板减少到一定数量时即可发生漏出性出血。

4. 肥大细胞和嗜碱性粒细胞

产生肝素。肺、心、肝、肌肉等组织中含量丰富，生理情况下血浆中几乎不含肝素。肝素具有强的抗凝作用，还可刺激血管内皮细胞释放 TFPI。

5. 各种组织

分泌前列腺素（PG），能促进或抑制血小板聚集，影响血液凝固。

6. 纤溶系统

血液凝固过程中形成的纤维蛋白被分解液化的过程，叫纤维蛋白溶解（简称纤溶）。参与纤溶过程的一系列化学物质组成的系统称为纤溶系统，包括纤溶酶、纤溶酶的激活物与抑制物 3 个组成部分。纤溶是人体的一种保护性生理反应，能使纤维蛋白凝块溶解，保证血流通畅，也参与组织的修复和血管的再生。

第六节　五藏功能性质的动物进化特征

本章第一节至第五节使我们认识了五藏的功能性质和执行结构。那么，这样认识的脾、肺、肾、肝、心五藏有无内在规律可循？本节将五藏的各种功能与动物体各种功能的进化做了对比，发现五藏的各种功能体现了动物功能由低级到高级的进化历程。

（一）动物功能的进化历程

人类所属的动物界开始于距今约 6 亿年前的古生代寒武纪，以最先具有动物特征的原生动物为起点，进化经历了原生动物、海绵动物、腔肠动物、扁形动物、纽形动物、线形动物、环节动物、软体动物、节肢动物、脊索动物 10 个先后出现的门类。以扁形动物为分界点，10 个门类可分为扁形动物以前的无器官阶段和自扁形动物以后的有器官阶段。

1. 无器官阶段动物功能的进化历程

在无器官阶段，原生动物作为单细胞动物，已经具有了一般动物都具有的运动、消化、呼吸、泌尿、防御、支撑、繁殖、调控、循环、代谢 10 种基本功能，这些功能均由细胞器承担完成，如：①由鞭毛、纤毛、伪足实现物理位移，即运动功能；②由胞膜、胞口、胞咽、胞肛、食物泡实现饮食物的摄取、消化和食物残渣的排出，即消化吸收功能；③由胞膜实现 O_2 的摄入及 CO_2 的排出，即呼吸功能；④由胞膜、伸缩泡、储蓄池实现水、电解质平衡和代谢废物的排出，即泌尿功能；⑤由胞膜、表膜形成皮肤和骨骼实现防御和支撑功能；⑥通过二分裂、出芽或形成配子、孢子实现繁殖功能；⑦由眼点、鞭毛、纤毛实现对光和外物刺激的感应，即调控功能；⑧由胞液实现体内物质的运输，即循环功能；⑨由细胞器实现物质的合成和分解、能量的产生和释放，即代谢功能。

单细胞动物之间不存在结构上的差异，功能形式亦相对简单，效率相对低下。自海绵动物起，动物进化到多细胞阶段，细胞首次出现分化，产生了专门行使有性生殖功能的有性生殖细胞、支撑功能的成骨针细胞、防御功能的扁细胞和运动功能的肌细胞。自腔肠动物起，构成动物体的细胞群开始呈现二胚层分化，由内、外胚层围成的原肠腔使动物具有了细胞外同化、呼吸、泌尿和循环功能；感觉细胞和神经细胞分化出来构建起的原始的、无中枢的网状神经系统，独立承担了动物的调控功能。

2. 有器官阶段动物功能的进化历程

自扁形动物起，细胞进一步分化，其中形态相似、功能相近的细胞及细胞间质经有序结合形成了具有某些特定功能的组织、器官、系统。①扁形动物作为最原始的有器官动物，已具有了由肌肉组成的运动系统，由口、肠腔组成的消化、呼吸系统，由原肾管组成的泌尿系统，由性腺及附属器组成的生殖系统，由感觉细胞和神经细胞组成的梯状神经系统。②自纽形动物起，动物体首次分化出闭管式脉管系统。体内物质的循环、分布不再是仅由体液、原肠腔等简单结构完成的被动扩散，而是由独立的管道及血液承担的定向运输。自环节动物起，动物体开始具有能够鼓动血液运行的心脏，使得体内物质的运输更加高效。③自环节动物起，神经系统分化出现脑，动物具有了记忆功能。脊索动物的管状神经系统更为发达，使包括人在内的高等脊椎动物具有了意识、思维、情感等高级精神活动。

（二）五藏的功能体现动物功能的进化历程

在单细胞原生动物具有的 10 种基本功能中，防御、支撑、运动、消化、呼吸、循环、泌尿、繁殖、调控 9 种功能在动物体的进化过程中，出于效率提高的需要逐渐分化出特定的细胞、组织、器官或系统，并由它们独立承担，称为特有功能；同化异化功能仍保持在细胞器层次，并未进化为某细胞、组织、器官或系统的特有功能，称为共有功能。

细胞执行结构的改变和在此基础上实现的功能专一化是动物进化的标志。故在动物体的进化过程中，如果细胞的结构和功能没有专一化，说明由该细胞组成的组织、器官或系统的特有功能进化程度最低；如果细胞的结构和功能最早专一化，说明由该细胞组成的组织、器官或系统的特有功能进化程度较高；如果细胞的结构和功能最后专一化，说明由该细胞组成的组织、器官或系统的特有功能进化程度最高。

对比单细胞原生动物的 9 种特有功能，可将五藏的各种功能分为脾藏的消化吸收和运动功能，肺藏的呼吸和防御功能，肾藏的泌尿、生殖、同化异化、成体功能，肝藏的支配内脏运动和支配躯体运动功能，心藏的产生精神活动和循环功能。

与动物体的进化历程进行比较容易发现，在五藏的各种功能中，脾藏的消化吸收功能、肺藏的呼吸功能、肾藏的泌尿功能都起源于口和原肠腔，细胞的执行结构和功能未出现分化，故进化程度最低；肾藏的生殖功能起源于有性生殖细胞，后者的执行结构和功能在海绵动物时期就开始了专一化，故进化程度较高；肝藏的支配内脏运动功能起源于感觉细胞和神经细胞，后者的执行结构和功能在腔肠动物时期就开始了专一化，故进化程度更高；心藏的产生精神活动功能起源于环节动物时期神经系统分化出来的使动物具有记忆功能的脑，故进化程度最高。

　　脾藏的运动功能、肺藏的防御功能、肾藏的成体功能分别起源于海绵动物时期分化出来的肌细胞、扁细胞和成骨针细胞，故进化程度较低；肝藏的支配躯体运动功能起源于腔肠动物时期分化出来的感觉细胞和神经细胞，故进化程度较高；心藏的循环功能起源于环节动物时期出现的次生体腔，故进化程度最高。详见图3-2。内分泌、免疫和造血三个解剖系统的起源与进化过程没有文献报道。

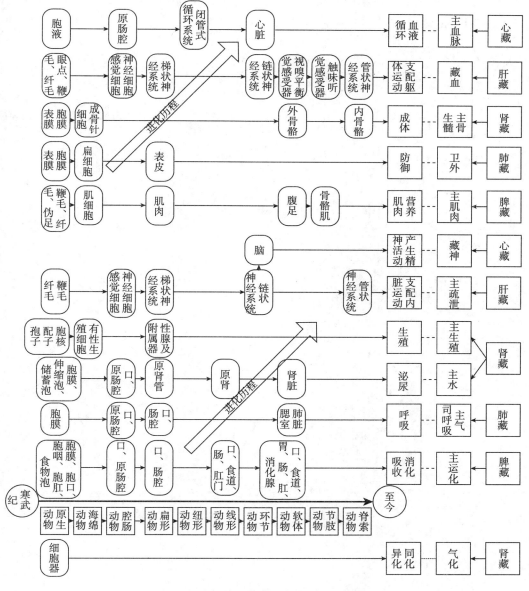

图3-2　中医五藏功能的动物进化特征

纵观整个动物进化历程，从单细胞构成的生命个体（原生动物），到多细胞简单聚集构成的生命个体（海绵动物），再到由于细胞分化而形成的组织、器官、系统构成的复杂生命个体（扁形动物及其以后的动物门类），动物体的解剖结构从无差别的简单结构进化到功能专一化的有序度较高的复杂结构，动物体的生命活动从"低级"形式发展为"高级"形式。这种"能够避免衰退为完全均一的、惰性的平衡态"能力称为自组织能力，是生命现象有别于非生命现象的重要特征。热力学第二定律证明一个孤立系统的发展具有趋向于无序状态或随机状态的时间指向性。自组织能力使得生命现象也具有时间指向性，即结构和功能趋向于更加有序。

因此，中医五藏的解剖结构和功能并不是平等的、并列的，而是体现了从低级到高级的动物进化历程。

第四章 五藏功能协同的调节结构

功能性质取决于执行结构，功能实现取决于保障结构，功能态势取决于维系结构，功能协同取决于调节结构。在本章，我们将重点讨论五藏功能协同的调节结构，见表4-1。

表4-1 五藏功能协同的调节结构

五藏	功能性质	功能协同的调节结构
脾藏	消化吸收（运化）	神经调节，由肝藏支配内脏运动（疏泄）、心藏产生有意识精神活动（藏神）功能执行；自身调节，由肠神经系统执行
	运动（主肌肉）	神经调节，由心藏产生有意识精神活动（藏神）、肝藏支配躯体运动（藏血）功能执行
肺藏	呼吸（主气司呼吸）	神经调节，由肝藏支配内脏运动（疏泄）、心藏产生精神活动（藏神）功能执行
	肺藏防御（卫外）	体液调节，由肾藏的体液调节（藏精）功能执行
肾藏	生殖（生子）	体液调节，由肾藏的体液调节（藏精）功能执行
	成体（主骨生髓）	体液调节，由肾藏的体液调节（藏精）功能执行
	同化异化（气化）	体液调节，由肾藏的体液调节（藏精）功能执行；神经调节，由肝藏支配内脏运动（疏泄）、心藏产生有意识精神活动（藏神）功能执行
	泌尿（主水）	体液调节，由肾藏的体液调节（藏精）功能执行；神经调节，由肝藏支配内脏运动（疏泄）功能执行
	体液调节（藏精）	神经调节，由肝藏支配内脏运动（疏泄）功能执行
心藏	循环（主血脉）	神经调节，由肝藏支配内脏运动（疏泄）功能执行；体液调节，由肾藏的体液调节（藏精）功能执行

第一节 功能实现的保障结构

按照所处状态，人体的结构可分为固定结构和流动结构两部分。固定结构表达了组成人体的各部分之间的空间位置，以组织型体细胞为构成要素，常常是慢变量。流动结构流动于人体各种固定结构之间，以物质流和能量流为构成要素，常常是快变量。其中，物质流是指单位时间内流经人体各种固定结构的糖、脂肪、蛋白质、水、矿物质、维生素、血细胞和代谢产物。能量流是指单位时间内流经人体各种固定结构的化学能和热能。

人体各种功能的启动和运行过程称为功能实现。如呼吸系统的呼吸功能在人出生后才启动和运行。为人体各种功能的实现提供保障的固定结构（神经系统、内分泌系统和自身调节系统除外）统称为保障结构。根据功能不同，保障结构可分为 5 类：

1. 工作环境维护结构

为人体各种功能的实现提供环境保障。包括提供支撑保护的骨骼（属于肾藏的主骨生髓功能范畴），支撑形体固定内脏的筋膜（属于脾藏的主肌肉功能范畴），防御清除病原微生物和异物的免疫系统（属于肺藏的卫外功能范畴）。

2. 物质能量供给结构

为人体各种功能的实现提供营养物质、O_2 和能量。包括提供营养物质的消化系统（属于脾藏的运化功能范畴），提供 O_2 的呼吸系统（属于肺藏的主气司呼吸功能范畴），合成供能性有机物、化生能量的细胞器（属于肾藏的气化功能范畴）。

3. 物质能量运输结构

为人体各种功能的实现提供物质能量运输保障。包括提供管道和动力的脉管系统（属于心藏的主血脉功能范畴），提供物质转运的物质转运系统（属于脾藏的布散津液功能范畴），保障血液循环的凝血系统（属于脾藏的统血功能范畴）。

4. 废物热量排放结构

为人体各种功能的实现清除食物残渣、代谢废物和热量。包括排出食物残渣的消化系统（属于脾藏的运化功能范畴），排出 CO_2 的呼吸系统（属于肺藏的主气司呼吸功能范畴），排出代谢废物的泌尿系统（属于肾藏的主水功能范畴），散发热量的皮肤、小汗腺（属于肾藏的气化功能范畴）。

5. 形体产生和维护结构

产生新的生命个体，维护人体各种结构的稳定性。包括产生生殖细胞孕育人体的生殖系统（属于肾藏的生子功能范畴），合成结构性有机物的细胞器（属于肾藏的气化功能范畴），产生体细胞的成体系统，和清除损伤、衰亡和变异细胞的免疫系统（属于肾藏的主骨生髓功能范畴）。

第二节　功能态势的维系结构

人体某种功能目前所处的状态和未来发展的趋势统称为功能态势。如呼吸功能可处于呼吸平稳的正常状态，可处于呼吸困难的痉挛状态，可处于呼吸表浅的底气不足状态，可处于呼吸微弱的衰竭状态；由呼吸困难的痉挛状态发展为呼吸平稳的正常状态是向好的趋势，由呼吸表浅的底气不足状态发展为呼吸微弱的衰竭状态是向坏的趋势。功能态势具有如下特性：

1. 代谢性。功能态势由人体与外界进行的物质和能量交换来维持。新陈代谢过程伴随着高效的神经、体液和自身调节。

2. 自然性。功能态势是人体在各种环境因素的影响下运动变化的自然呈现。外来影响是展示人体调节能力的试金石。

3. 流变性。观察功能态势时不对人所处的环境施加任何限制，于是由于环境因素的种类和力度随时间不断变化，而时间具有不可逆转性，使得反映人体功能态势的观察指标不可能严格重复。

4. 时序性。自然界存在昼夜、朔望月、四季的节律性变化，适应环境的过程使人体的功能态势及其观察指标表现为昼夜、朔望月、四季的节律性变化。

5. 多维性。人体任何功能的顺利实施不仅需要执行结构，还受保障结构、维系结构、调节结构和影响因素的影响，需要多个维度的观测和系列的评价指标才能准确刻画。

根据是否与外界存在物质和能量交换，可将客观存在的系统分为两类：简单系统，即与外界没有物质和能量交换的系统，如杯子、桌子；复杂系统，即与外界有物质和/或能量交换的系统，如汽车、生物。

物理学、化学、生物学、生物医学在开展科学研究时都奉行一个重要原则，即"结构决定功能"。可从两个方面解读：①执行结构的改变引起功能性质的改变，常常是物理学和化学揭示的规律。如石墨的层状结构不同于金刚石的正四面体结构，于是石墨的硬度远小于金刚石。②执行结构的改变引起功能态势的改变，常常是生物学和生物医学揭示的规律。如二尖瓣狭窄引起心脏泵血功能的降低。

对于一个与外界没有物质和/或能量交换的简单系统（线性系统）来说，功能态势的改变由且仅由执行结构的改变决定。如玻璃杯的缺口大小与其盛水功能的降低程度一一对应。但对于一个与外界有物质和/或能量交换的复杂系统（非线性系统）来说，功能态势的改变不仅可以由执行结构的改变引起，还可以由物质能量交换的改变引起。如电灯的亮度不仅取决于电灯的结构，还与电压的高低有关。

人体是一个开放的复杂巨系统，要维持其稳定的状态和向好的趋势，需要不断与外界进行物质和能量交换。这些为维持人体功能态势而被不断交换的物质和能量称为维系结构，又称流动结构，因为来源、性状、分布和功能不同，中医称为精、气、血、津液。

来自父母的生殖之精（精子、卵子）交媾形成人的雏形（受精卵），经过母体十月怀胎产生具有固定结构的形（五藏，或称脏腑、形体、官窍）。出生后，人体一方面借助脾藏的运化（消化吸收）功能将饮食物变成水谷精微（糖、脂肪、蛋白质、水、无机盐、维生素），并将食物残渣以粪便形式排出体外，借助脾藏的物质转运（输布津液）功能，以津液（体液）为承载介质将水谷精微布散周身（形）；另一方面借助肺藏的主气司呼吸（呼吸）功能从空气中摄取清气（O_2），并以血（红细胞、血浆）为承载介质布散周身（形）。布散周身的水谷精微一方面借助肾藏的气化（同化）功能化生体细胞成分（蛋白质、核酸、核糖、结构多糖、磷脂、糖脂、胆固醇等），借助肾藏的主骨生髓（成体）功能生成新的体细胞填充人的形，借助肾藏的生子（生殖）功能化生生殖之精（精子、卵子）繁育后代，借助肾藏的主骨生髓（成体）功能化生新的血细胞，在肾藏的气化（异化）功能作用下与清气（O_2）相合化生的能量分为维持体温的热能（元阳）和为人体各种生命活动（神）提供动力的化学能（元气）。损伤、衰亡和变异的体细胞、血细胞借助肾藏的主骨生髓（成体）功能分解成人体物质参与全身代谢，以维持组织型体细胞和游走型体细胞（血细胞）的稳定。肾藏气化（异化）过程中产生的代谢废物（尿酸、尿素等）以津液（体液）为承载介质，主要借助肾藏的主水（泌尿）功能排出体外，少量到达皮肤形成汗液排出体外，产生的浊气（CO_2）以血（红细胞、血浆）为承载介质，借助肺藏主气司呼吸（呼吸）功能排出体外。维持生命活动的化学能最终主要转化为热能，与维持体温的热能一起以津液（体液）为承载介质到达皮肤排出体外，少量热能通过呼气和粪尿排出体外。详见图4-1。

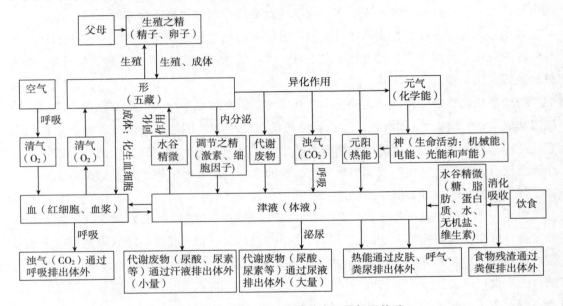

图4-1 精、气、血、津液的内涵及相互关系

精、气、血、津液的生物学基础详见表4-2。

表4-2 精、气、血、津液的生物学基础

	功能性质	五藏归属	生物学基础
精	产生生命个体（生殖之精）	肾藏的生子功能	生殖细胞
	调节生命活动（调节之精）	肾藏的藏精功能	激素和细胞因子
气	温煦作用（元阳）	肾藏的气化功能	热能
	推动作用（元气）	肾藏的气化功能	化学能
血	承载 O_2 和 CO_2	肺藏的主气司呼吸功能	红细胞和血浆
津液	承载营养物质和代谢产物	脾藏的布散津液功能	体液
	营养作用（水谷精微）	脾藏的布散津液功能	营养物质
	润滑作用	脾藏的运化功能、肺藏的主气司呼吸和卫外功能、肾藏的生子和主水功能	外分泌腺的分泌物等

第三节　功能协同的调节结构

功能实现过程中执行结构的内部协同、执行结构与保障结构的协同、整个人体与外界环境的协同统称为功能协同。

执行结构的内部协同主要由自身调节结构执行，执行结构与保障结构的协同主要由体液调节结构执行，整个人体与外界环境的协同主要由神经调节结构执行。这些为了人体某种功能的顺利实施而参与调节的结构称为调节结构。

一、神经调节

神经调节是通过神经反射而影响生理功能的一种调节方式，常用于整个人体与外界环境之间协同关系的调节。其特点是迅速、准确、作用范围窄、作用时间短。

神经反射是指人体在中枢神经系统的参与下，对内、外环境刺激所做出的规律性应答。神经反射的基本结构是反射弧，包括感受器、传入神经、神经中枢、传出神经和效应器五个基本环节。感受器是接受刺激并转化成神经冲动的器官，效应器是产生反应的器官，中枢是脑和脊髓，传入和传出神经是将中枢与感受器和效应器联系起来的通路。

按照形成过程，神经反射可分为非条件反射和条件反射。非条件反射是指人生来就有的先天性反射，是一种由大脑皮层以下的神经中枢（如脑干、脊髓）参与即可完成的比较低级的神经活动。在心理发展的早期阶段，这种神经活动提供了最基本的生存技能，也就是本能，如食物反射、防御反射、定向反射，属于心藏的产生下意识精神活动（藏神）功能范畴。参与躯体运动的非条件反射，如巴宾斯基反射、抓握反射、惊跳反射（又叫摩罗反射）、游泳反射、行走反射、膝跳反射、缩手反射、角膜反射、腹壁反射、提睾反射、跖反射、肛门反射等，属于肝藏的支配躯体运动（藏血）功能范畴。参与内脏运动的非条件反射，如婴儿吮吸反射、吞咽反射、打嗝反射、排便反射、咳嗽反射、喷嚏发射、排尿反射等，属于肝藏的支配内脏运动（疏泄）功能范畴。

条件反射是人出生以后在生活过程中逐渐形成的后天性反射，是一种在非条件反射的基础上由大脑皮层参与完成的高级神经活动，如望梅止渴。条件反射的建立需要一个学习过程，属于心藏的产生有意识精神活动（藏神）功能范畴。非条件反射和条件反射的区别见表4-3。

表4-3　非条件反射和条件反射的区别

非条件反射	条件反射
是在长期种族进化过程中形成的先天性反射	是在个体生活过程中建立的获得性反射
参与反射的中枢是脑干和脊髓	参与反射的中枢是大脑皮层
引起反射的刺激必须是该感受器的直接刺激	任何无关刺激都可变为条件反射的刺激
反射弧是永久固定的	反射弧是暂时的，易变的
适应的范围小，只适应不变的环境	适应的范围广，可以适应多变的环境

在神经调节过程中，神经递质是神经信号传递的媒介。神经递质是指神经末梢释放的特殊化学物质，它能作用于支配的神经元或效应细胞膜上的受体，完成信息传递功能。重要的神经递质有乙酰胆碱（Ach）、多巴胺（DA）、去甲肾上腺素（NE）、肾上腺素（E）、5-羟色胺（5-HT）、一氧化氮等。因为分布和作用的对象不同而分别归属于不同的人体功能范畴，如躯体神经与骨骼肌的神经肌肉接头是以乙酰胆碱为兴奋性递质，这里的乙酰胆碱属于肝藏的支配躯体运动（藏血）功能范畴；副交感神经与心肌的神经肌肉接头也是以乙酰胆碱为抑制性递质，这里的乙酰胆碱属于肝藏的支配内脏运动（疏泄）功能范畴。神经递质的灭活由肝脏执行。

神经调节的执行结构可分为内脏神经系统、躯体神经系统和中枢神经系统，分别属于肝藏的疏泄、肝藏的藏血和心藏的藏神功能范畴。

二、体液调节

传统的体液调节是指细胞产生某些特殊的化学物质（如激素），通过体液途径而影响生理功能的一种调节方式，常用于人体各种功能的执行结构之间协同关系的调节。细胞因子也是通过体液运送至靶器官发挥调节作用的，故也纳入体液调节范畴。体液调节具有作用较缓慢、温和、作用范围宽、作用时间久的特点。体液调节的执行结构激素和细胞因子属于肾藏的藏精功能范畴。

另外，神经、内分泌和免疫三个系统间可通过相同的肽类激素和共有的受体相互作用，形成一个完整的调节环路。神经内分泌系统对免疫系统有明显的影响，神经递质或激素与淋巴细胞膜表面相应受体结合调节免疫系统，如生长抑素、糖皮质激素可抑制免疫应答，生长激素、甲状腺激素可促进免疫应答。乙酰胆碱、肾上腺素、去甲肾上腺素、多巴胺等神经递质对免疫应答的影响因免疫细胞种类不同而作用各异。促肾上腺皮质激素既可刺激肾上腺皮质分泌糖皮质激素，又可作用于免疫系统抑制抗体的生成。免疫系统在接受神经内分泌系统调节的同时，亦有重要反向调节作用，如免疫反应产物白细胞介素-1可作用于下丘脑促肾上腺皮质激素释放激素（CRH）合成的神经元，促进 CRH 的分泌。

三、自身调节

自身调节是指许多器官、组织、细胞不依赖于神经或体液调节而自身也能对周围环境变化产生的适应性反应，常用于人体某种功能的执行结构内部协同关系的调节。其特点是幅度较小，也不十分灵敏，但仍有一定意义。

自身调节的执行结构因为作用对象不同而分属于五藏。如肠神经系统属于脾藏的运化功能范畴，肾血流量的自身调节属于肾藏的主水功能范畴，循环系统的代谢性自身调节和肌源性自身调节属于心藏的主血脉功能范畴，骨骼肌的初长（收缩前的长度）对收缩力量的调节属于脾藏的主肌肉功能范畴，心肌的初长对收缩力量的调节属于心藏的主血脉功能范畴。

第四节　脾藏功能协同的调节结构

脾藏功能协同的调节主要表现为神经调节和自身调节，体液调节也发挥一定作用。

一、脾藏消化吸收（运化）功能协同的调节结构

脾藏消化吸收（运化）功能协同的调节主要表现为自身调节和神经调节。神经调节包括肝藏支配内脏运动（疏泄）功能和心藏产生有意识精神活动（藏神）功能的调节。另外，体液调节也发挥一定作用。

（一）自身调节

肠神经系统是消化道特有的神经系统，分布于从食管中段到肛门的绝大部分消化道管壁内，包含胃肠道的黏膜下神经丛（麦斯纳氏神经丛）和肠肌神经丛（奥尔巴克氏神经丛）的神经节细胞、中间连结纤维，以及从神经丛发出供应胃肠道平滑肌、腺体和血管的神经纤维。肠壁内的神经节细胞超过 1 亿个，与脊髓所含神经元的总数相近。进入肠壁的交感神经节后纤维和副交感神经节前纤维，只能与部分肠神经节细胞形成突触联系，传递中枢神经系统的信息，影响兴奋性或抑制性神经递质的释放，从而调节胃肠道功能。还有大量肠神经节细胞并不直接接受来自中枢神经系统的冲动。因此，肠神经系统是相对独立的整合系统，可独立地调节胃肠运动、分泌、血流量以及水、电解质。

肠神经系统的结构与中枢神经系统相似：①肌间神经丛的神经纤维外无神经束膜和神经内膜等结缔组织包裹，而有神经胶质细胞支持；②分布于肌间神经丛内的神经元及其胞突相互间构成的神经网络，与神经胶质细胞交织在一起，留下的细胞外间隙很小；③肌间神经丛内部几乎没有血管，供应神经成分的毛细血管的分布在神经胶质鞘之外；④毛细血管壁厚，血管内皮细胞间的连接紧密，使得蛋白质和其他大分子不能通过，构成的血-肠肌间神经丛屏障与中枢神经系统的血-脑屏障类似；⑤肠神经系统内的神经元有多种类型，可感受黏膜表面的压力和牵张刺激，还有能加工输入信息和产生传出冲动的中间神经元，以及兴奋性和抑制性运动神经元；⑥肠神经系统内的神经递质也多种多样，除了乙酰胆碱和去甲肾上腺素外，肠神经系统的神经递质还有 5-羟色胺（5-HT）、三磷酸腺苷（ATP）以及多种神经肽，其中包括血管活性肠肽（VIP）、P 物质、生长抑素、铃蟾肽、脑啡肽、缩胆囊素、胰多肽和神经降压肽等。

（二）肝藏支配内脏运动（疏泄）功能对脾藏消化吸收（运化）功能的调节

表现为内脏神经系统产生和传导内脏感觉和运动信号调节消化系统的功能。

1. 消化吸收功能相关内脏感觉感受器和传入神经

味感受器：又称味蕾、接触性化学感受器，分布于口腔，特别是舌，信号经特殊内脏

感觉纤维传入。

痛觉感受器：位于腹膜，痛觉信号经一般内脏感觉纤维传入。

人体觉感受器：位居食道、胃肠道，感受疼痛、牵拉、化学（分布在肌层或黏膜层内的游离神经末梢）刺激，信号经一般内脏感觉纤维传入。

2. 消化吸收功能相关内脏运动神经中枢

（1）脊髓

脊髓对内脏活动的调节是初级的，基本的排便反射可在脊髓水平完成，但这些反射平时受高位中枢的控制。

（2）低位脑干

由延髓发出的自主神经传出纤维支配食管、胃、胰腺、肝和小肠等。

（3）下丘脑

下丘脑能产生某些行为欲，如食欲、渴觉等。

（4）边缘系统

大脑半球内侧面皮层与脑干连接部和胖胝体旁的环周结构称为边缘叶，其中最内圈的海马、穹隆等为古皮层；较外圈的扣带回、海马回等为旧皮层。边缘叶连同与其密切相关的岛叶、颞极、眶回等皮层，以及杏仁核、隔区、下丘脑、丘脑前核等皮层下结构，统称为边缘系统。刺激扣带回前部可出现胃运动抑制；刺激杏仁核可出现咀嚼、唾液和胃液分泌增加、胃蠕动增强、排便。

（5）大脑新皮层

刺激新皮层内侧面4区一定部位，会产生直肠运动的变化；刺激4区底部，可发生消化道运动及唾液分泌的变化。

3. 消化吸收功能相关内脏运动神经

（1）交感神经

支配消化道的交感神经从脊髓第5胸段至第2腰段侧角发出，其节前纤维在腹腔神经节、肠系膜神经节或腹下神经节内更换神经元，尔后发出节后纤维，主要终止于壁内神经丛内的胆碱能神经元，抑制其兴奋性；少数交感节后纤维直接支配消化道平滑肌、血管平滑肌和消化道腺细胞。交感神经兴奋时，可引起消化道运动减弱，腺体分泌抑制和血流量减少，消化道括约肌收缩。

（2）副交感神经

支配消化道的副交感神经包括迷走神经和盆神经，其节前纤维进入胃肠组织后，主要与肌间神经丛和黏膜下神经丛的神经元形成突触；节后纤维支配腺细胞、上皮细胞、血管和消化道平滑肌细胞。消化道内副交感节后纤维主要为胆碱能纤维，兴奋时释放乙酰胆碱，通过激活M受体，可使消化道收缩，腺体分泌增多，消化道括约肌松弛。

4. 脑-肠-菌轴

中枢神经系统、自主神经系统、肠神经系统、消化道以及种类繁多的肠道菌群是一个重要的调节系统，即脑-肠-菌轴，可能是"肝气乘脾""肝气犯胃"的生物学基础。

（1）下-上调节。肠道上皮细胞、肠壁集合淋巴小结、肠道固有层内分泌细胞和嗜铬细胞都可以在肠道菌群的刺激下产生各种信号分子，如脑-肠肽、胺类，这类物质经过血运上行，可以顺利通过血脑屏障作用于中枢神经系统，也可以直接作用于外源性初级传入神经元胞体的特异性受体间接发挥作用。另外，肠道微生物还可通过释放某些特定的信号分子，如肠道菌群代谢产物、病原体相关分子和细菌相关分子，如脂多糖（LPS）和肽聚糖，既可以通过激活肠道上皮细胞特异性受体发挥作用，也可以直接进入血液循环，刺激远位器官，产生相应的神经和精神症状。

（2）上-下调节。中枢神经系统对消化系统的调节，除了交感神经和迷走神经两大分支外，还包括下丘脑-垂体-肾上腺轴、交感-肾上腺轴以及调节脊髓反射和背角兴奋性的下行单胺能投射通路。在大脑情感中枢和内脏感觉中枢的双重调控下，内侧额前皮质区接受外侧额前皮质和额眶叶皮质区的双重信号投射。其中，额眶叶皮质区可整合包括与消化道相关的摄食行为、内脏疼痛等感觉信号，将信号输入至岛叶和前扣带回皮质。当我们面对环境刺激时，相应产生各种情绪波动，可能是负面的或正面的情绪。这些情绪刺激大脑情感中枢，对原先肠道发出的信号产生的回忆，进而通过下行信号转导通路，最终调节胃肠动力、分泌、肠黏膜通透性和信号分子在肠腔内的释放，达到影响肠道菌群的作用。

（三）心藏产生有意识精神活动（藏神）功能对脾藏消化吸收（运化）功能的调节

表现为大脑皮层联络区、基底神经节和皮层小脑策划随意运动，支配参与消化吸收骨骼肌的随意运动。

1. 消化功能相关躯体感觉感受器和传入神经

触觉感受器：又称环层小体、麦斯纳小体、梅克尔盘，位居口唇、消化道黏膜，信号经躯体感觉纤维传入。

温度觉感受器：即 Aδ 和 C 类传入纤维的末梢，感受冷觉、热觉，位居消化道黏膜，信号经躯体感觉纤维传入。

痛觉感受器：位于消化道黏膜，痛觉信号经躯体感觉纤维传入。

味觉感受器：分布于口腔，特别是舌。

葡萄糖感受器：位居下丘脑，与饥饿有关。

肝内特殊感受器：与饥饿有关。

直肠壁内感受器：位居直肠壁，产生排大便欲望。

2. 消化功能相关运动神经中枢

饱食中枢：位于下丘脑腹内侧核，是消化道的躯体感觉中枢。

大脑皮层的味觉中枢（可能在中央后回下部，即 43 区，舌和咽的一般感觉区附近）、视觉中枢：对食物的形状、颜色、气味、味道、进食的环境乃至语言文字描述产生有意识的感受。

摄食中枢、疑核和舌下神经核：位于下丘脑外侧区，是消化道的躯体运动中枢。产生运动信号调控位于口腔、咽、食管上端的骨骼肌及肛门外括约肌的运动，产生咀嚼、吞咽、呕吐、排便动作。

大脑皮层联络区、基底神经节和皮层小脑接受消化道躯体感觉中枢的信号，策划随意运动，策动消化道躯体运动中枢产生运动信号支配消化道的随意运动。

3. 消化功能相关特殊内脏运动纤维

特殊内脏运动纤维是指支配由腮弓衍化来的骨骼肌如胸锁乳突肌、面肌、咀嚼肌、咽喉肌的内脏运动纤维。

（1）参与咀嚼和吞咽骨骼肌的神经支配

口轮匝肌：面神经。

舌肌：舌下神经。

颊肌：面神经颊支。

咀嚼肌：面神经颊支。

颞肌：颞深神经。

翼内肌：翼内肌神经。

翼外肌：翼外肌神经。

茎突咽肌：茎突咽肌神经。

咽鼓管咽肌：迷走神经咽支。

咽腭肌：迷走神经咽支。

咽缩肌：迷走神经和舌咽神经的分支混合组成。

食管上括约肌：由舌咽神经组成，有一部分纤维走行于迷走神经内。

（2）参与呕吐和排便骨骼肌的神经支配

膈：膈神经。

腹外斜肌：第 5～11 肋间神经及肋下神经、髂腹下神经、髂腹股沟神经。

腹内斜肌：第 5～11 肋间神经及肋下神经、髂腹下神经、髂腹股沟神经。

腹横肌：第 5～11 肋间神经及肋下神经、髂腹下神经、髂腹股沟神经。

腹直肌：第 5～11 肋间神经及肋下神经。

肛门外括约肌：受直肠下神经、阴部神经、骶丛和 S2、S3 神经根支配。还存在来自骶丛和 S4 神经根的直接分支。

5. 排便的调节过程

正常人的直肠内通常没有粪便，当肠蠕动将粪便推入直肠时，刺激直肠壁内的感受器，冲动经盆神经和腹下神经传入脊髓腰、骶段的初级排便中枢，并同时上传到大脑皮层引起便意。当条件许可时，即可发生排便反射。此时，传出冲动沿盆神经下传，使降结肠、乙状结肠和直肠收缩，肛门内括约肌舒张；同时，阴部神经的冲动减少，使肛门外括约肌舒张，于是将粪便排出体外。在排便过程中，支配膈肌和腹肌的神经也参与活动，这些神经的兴奋可使膈肌和腹肌收缩，腹内压升高，促使粪便排出。

（四）体液调节对脾藏消化吸收（运化）功能的调节

人体内的一些细胞能生成并分泌某些特殊的化学物质，经体液运输到达胃肠道的组织细胞，对这些细胞进行调节。

由胰岛 PP 细胞合成和释放胰多肽（PP），具有以下作用：①抑制胆囊收缩素和胰酶的排放，使胆囊平滑肌松弛，可降低胆囊内的压力，胆总管括约肌紧张加强，抑制胆汁向十二指肠的排放；②抑制餐后胰液和胆汁分泌，对胰泌素和胆囊收缩素等外源性促胰腺分泌的作用；③对胃肠道有广泛作用，对五肽胃泌素引起的胃酸分泌的抑制作用；④抑制血浆胃动素的分泌，增加食管下括约肌的压力，抑制胃体部肌电活动。

十二指肠、空肠、回肠和胃窦的"S"细胞分泌促胰液素，具有以下作用：①强烈刺激胰脏外分泌腺分泌水和碳酸氢钠；②刺激胆汁分泌；③抑制胃泌素释放和胃酸分泌，抑制生长抑素的局部释放；④抑制胃肠蠕动，并延缓胃液和固体食物的排空，增强胆囊收缩素的胆囊收缩作用。

小肠黏膜 I 细胞释放缩胆囊素，可：①刺激胰腺分泌胰酶和碳酸氢盐，增强胰酶的活性，刺激胰岛释放胰岛素；②与胃泌素竞争壁细胞上的共同受体，对胃泌素引起的胃酸分泌反应可产生抑制作用；③刺激十二指肠的分泌，对胆汁分泌也有一定的刺激作用；④消化系统运动功能：有强烈的收缩胆囊的作用；兴奋胃肠平滑肌，引起休息状态下的胃和幽门括约肌收缩；抑制食管下括约肌和 Oddi 氏括约肌的收缩。

胃窦部、十二指肠上段的 G 细胞分泌促胃液素，具有以下作用：①促进食管和胃的括约肌以及消化道平滑肌的收缩；②刺激胃酸、胰酶、胆汁、小肠液等的分泌。

胃肠道和胰腺的神经系统分泌铃蟾肽（BN），包括胃泌素释放肽（GRP）、神经介素 B（NMB）、神经介素 C（NMC）。作为中枢神经系统的神经递质，刺激各种胃肠激素的释放，调节胃肠运动，以及刺激消化道正常黏膜组织的生长等。

广泛分布于中枢神经系统和胃肠道内的神经降压素（NT），对胃肠分泌和胃肠运动具有调节作用。

下丘脑外侧区和穹隆周围核分泌增食因子，能增加食欲、刺激摄食和减少能量消耗，与肥胖的发生密切相关。

中枢神经系统、胰腺、甲状腺、肾上腺髓质、腺垂体分泌生长抑素、血管活性肠肽、脑啡肽和 P 物质，能调节胃肠功能。

甲状腺分泌甲状腺激素（TH），增加肠蠕动，增加食欲。

肾上腺皮质分泌盐皮质激素（MC）、肾上腺髓质嗜铬细胞分泌肾上腺髓质素（ADM）、肾小球旁器的球旁细胞分泌肾素，调节胃肠吸收水钠。

肾上腺皮质分泌糖皮质激素，促进胃腺分泌盐酸和胃蛋白酶原；增高胃腺细胞对迷走神经与促胃液素的敏感性。

人体各种组织都能分泌的前列腺素（PG）能抑制胃腺分泌，保护胃黏膜，促进小肠运动。

二、脾藏运动（主肌肉）功能协同的调节结构

脾藏运动（主肌肉）功能协同的调节主要表现为神经调节。心藏产生有意识精神活动（藏神）、肝藏支配躯体运动（藏血）功能对脾藏运动（主肌肉）功能的调节属于神经调节。

人的中枢运动调控系统由三级水平的神经结构组成。大脑皮层联络区、基底神经节和皮层小脑居于最高水平，负责运动的总体策划，这一水平的神经结构属于心藏产生有意识精神活动（藏神）功能对脾藏运动（主肌肉）功能的调节；运动皮层和脊髓小脑居于中间水平，负责运动的协调、组织和实施；脑干和脊髓处于最低水平，负责运动的执行，这两种水平的神经结构属于肝藏支配躯体运动（藏血）功能对脾藏运动（主肌肉）功能的调节。

（一）心藏产生有意识精神活动（藏神）功能对脾藏运动（主肌肉）功能的调节

是指大脑皮层联络区、基底神经节和皮层小脑对随意运动的总体策划。

1. 大脑皮层联络区

是按功能划分出的一种区域。人脑除中央后回称为躯体感觉区，中央前回称为运动区，枕极和矩状裂周围皮层称为视觉区，颞横回称为听觉区之外，额叶皮层的大部，顶叶、枕叶和颞叶皮层的其他部分都称为联络区。其中：①额叶联络区位于额叶前部，接受由内囊前脚的丘脑前辐射来的发自丘脑背内侧核的纤维，并经顶叶接受视、听和体感区的传入；也接受尾状核、杏仁核和下丘脑的投射纤维。额叶也发出纤维到顶叶和颞叶扣带回皮层、基底神经节、丘脑背内侧核、杏仁核、海马、下丘脑和脑干。②顶叶联络区位于中央之后，与额叶皮层和丘脑的外侧后核有双向的纤维联系，并发出纤维到丘脑外侧背核，与丘脑的联系皆通过内囊后脚。③颞叶联络区通过内囊后脚豆状核下部的丘脑腹辐射接受来自丘脑枕核的纤维。④枕叶联络区接受来自丘脑枕核的纤维，此束纤维通过内囊后脚豆状核后部的丘脑后辐射。枕叶联络区与额叶和颞叶都有纤维联系。

各个大脑皮层联络区所接受的皮层下的纤维多来自新丘脑。新丘脑并不直接接受其以下水平来的传入纤维，而接受来自丘脑其他核的纤维，其功能为联系中枢。联络区都接受

多通道的感觉信息，汇通各个功能特异区的神经活动。

2. 基底神经节

是大脑皮层下的一些神经核群，与躯体运动调节有关的主要是纹状体，包括发生上较新的新纹状体（尾核和壳核）和发生上较古老的旧纹状体（苍白球）。此外，中脑黑质和丘脑底核在功能上与基底神经节紧密相关，因此也被归入其中。

基底神经节是皮层下与皮层构成神经回路的重要脑区，参与运动的策划和运动程序的编制。基底神经节对随意运动的产生和稳定协调、肌紧张的调节、本体感受传入冲动信息的处理都有关。

3. 皮层小脑

是指小脑半球外侧部，它不接受外周感觉的传入，而主要经脑桥核接受大脑皮层广大区域（感觉区、运动区和联络区）的投射。其传出纤维先后经齿状核、红核小细胞部、丘脑外侧腹核换元后，再回到大脑皮层运动区；还有一类纤维投射到红核小细胞部，经换元后发出纤维投射到下橄榄核和脑干网状结构。投射到下橄榄核主核的纤维，换元后经橄榄小脑束返回皮层小脑，形成小脑皮层的自身回路；而投射到脑干网状结构的纤维，换元后经网状脊髓束下达脊髓。皮层小脑与大脑皮层运动区、感觉区、联络区的联合活动与随意运动的策划和运动程序的编制有关。当大脑皮层发动精巧运动时，首先通过大脑-小脑回路从皮层小脑提取程序，并将它回输到运动皮层，再通过皮层脊髓束发动运动。这样，运动就变得非常协调、精巧和快速。

皮层小脑与基底神经节都参与运动的设计和程序编制、运动的协调、肌紧张的调节，以及对本体感觉传入信息的处理等活动。但两者在功能上有一定的差异：基底神经节主要在运动的准备阶段起作用，而小脑则主要在运动进行过程中起作用。另外，基底神经节主要与大脑皮层构成回路，而小脑除与大脑皮层形成回路外，还与脑干及脊髓有大量的纤维联系。因此，基底神经节可能主要参与运动的设计，而小脑除参与运动的设计外，还参与运动的执行。

（二）肝藏支配躯体运动（藏血）功能对脾藏运动（主肌肉）的运动功能的调节

1. 策划好的运动指令被传送到皮层运动区和脊髓小脑，负责运动的协调、组织

（1）大脑皮层运动区

①主要运动区

包括中央前回（4区）和运动前区（6区），是控制躯体运动最重要的区域。它们接受本体感觉冲动，感受躯体的姿势和躯体各部分在空间的位置及运动状态，并根据人体的需要和意愿整合和控制全身的运动。

②其他运动区

人的运动辅助区位于两半球内侧面，扣带回沟以上，4 区之前的区域。此外，第一感觉区以及后顶叶皮层也与运动有关。皮层脊髓束和皮层脑干束中约 31% 的纤维来自中央前回，约 29% 的纤维来自运动前区和运动辅助区，约 40% 的纤维来自后顶叶皮层（5、7 区）和第一感觉区。

（2）脊髓小脑

由蚓部和半球中间部组成。这部分小脑主要接受来自脊髓和三叉神经的传入信息，也接受视觉和听觉信息。蚓部的传出纤维向顶核投射，经前庭核和脑干网状结构下行至脊髓前角的内侧部分，也经丘脑外侧腹核上行至运动皮层的躯体近端代表区。半球中间部的传出纤维向间位核投射，经红核大细胞部，下行至脊髓前角的外侧部分，也经丘脑外侧腹核上行至运动皮层的躯体远端代表区。脊髓小脑的主要功能是调节进行过程中的运动，协助大脑皮层对随意运动进行适时的控制。当运动皮层向脊髓发出运动指令时，通过皮层脊髓束的侧支向脊髓小脑传递有关运动指令的"副本"；另外，运动过程中来自肌肉与关节等处的本体感觉传入以及视、听觉传入等也到达脊髓小脑。脊髓小脑通过比较来自大脑皮层的运动指令和外周的反馈信息，察觉运动指令和运动执行情况之间的偏差，一方面通过上行纤维向大脑皮层发出矫正信号，修正运动皮层的活动，使其符合当时运动的实际情况；另一方面通过脑干-脊髓下行通路调节肌肉的活动，纠正运动的偏差，使运动能按预定的目标和轨道准确进行。

2. 运动中枢产生的运动指令，经运动传出通路到达脑干和脊髓运动神经元，最终到达它们所支配的骨骼肌而产生运动

运动信号由皮层发出，经内囊、脑干下行，到达脊髓前角运动神经元的传导束称为皮层脊髓束；由皮层发出，经内囊到达脑干内各脑神经运动神经元的传导束称为皮层脑干束。皮层脊髓束分为皮层脊髓侧束（80%）和皮层脊髓前束（20%）。皮层脊髓前束在种系发生上较古老，其功能是控制躯干和四肢近端肌肉，尤其是屈肌的活动，与姿势的维持和粗略的运动有关；而皮层脊髓侧束在种系发生上较新，其功能是控制四肢远端肌肉的活动，与精细的、技巧性的运动有关。

此外，上述通路发出的侧支和一些直接起源于运动皮层的纤维，经脑干某些核团接替后形成顶盖脊髓束、网状脊髓束和前庭脊髓束，其功能与皮层脊髓前束相似，参与对近端肌肉粗略运动和姿势的调节；而红核脊髓束的功能可能与皮层脊髓侧束相似，参与对四肢远端肌肉精细运动的调节。

在随意运动的策划和执行过程中，运动调控中枢各级水平都需要不断接受感觉信息，用以调整运动中枢的活动。在运动发起前，运动调控中枢在策划运动以及在一些精巧动作学习过程中编制程序时都需要感觉信息，基底神经节和皮层小脑在此过程中发挥重要作用；在运动过程中，中枢又需要根据感觉反馈信息及时纠正运动的偏差，使执行中的运动不偏离预定的轨迹，脊髓小脑利用它与脊髓、脑干和大脑皮层之间的纤维联系，将来自肌肉、关节等处的感觉信息与皮层运动区发出的运动指令反复进行比较，以修正皮层运动区的活动；在脊髓和脑干，感觉信息可引起发射，调整运动前和运动中的身体姿势，以配合运动的发起和执行。

（三）肝藏支配躯体运动（藏血）功能对脾藏运动（主肌肉）的固定功能的调节

1. 脑干

（1）脑干对肌紧张的调节

脑干网状结构中存在抑制或加强肌紧张和肌运动的区域，分别称为抑制区和易化区。抑制区较小，位于延髓网状结构的腹内侧部分；易化区较大，分布于广大的脑干中央区域，包括延髓网状结构的背外侧部分、脑桥的被盖、中脑的中央灰质及被盖，也包括脑干以外的下丘脑和丘脑中线核群等部位。与抑制区相比，易化区的活动较强，在肌紧张的平衡调节中略占优势。此外，大脑皮层运动区、纹状体、小脑前叶蚓部等部位也有抑制肌紧张的作用；前庭核、小脑前叶两侧部和后叶中间部等部位则有易化肌紧张的作用。这些区域的功能可能都是通过脑干网状结构内的抑制区和易化区来完成的。

（2）脑干对姿势的调节

中枢神经系统通过反射改变骨骼肌紧张度或产生相应的动作，以保持或改变身体的姿势以免发生倾倒，称为姿势反射。由脑干整合而完成的姿势反射有状态反射、翻正反射、直线和旋转加速度反射等。

①状态反射：头部在空间的位置发生改变以及头部与躯干的相对位置发生改变，都可反射性地改变躯体肌肉的紧张性，称为状态反射。状态反射是在低位脑干整合下完成的，但受高位中枢的控制而不易表现出来。状态反射包括迷路紧张反射和颈紧张反射。迷路紧张反射是内耳迷路的椭圆囊和球囊的传入冲动对躯体伸肌紧张性的反射性调节，反射中枢主要是前庭核。颈紧张反射是颈部扭曲时颈部脊椎关节韧带和肌肉本体感受器的传入冲动对四肢肌肉紧张的反射性调节，反射中枢位于颈部脊髓。当头向一侧扭转时，下颌所指一侧的伸肌紧张性加强；若头后仰时，则前肢伸肌紧张性加强，而后肢伸肌紧张性降低；若头前俯时，则前肢伸肌紧张性降低，而后肢伸肌紧张性加强。

②翻正反射：正常动物可保持站立姿势，若将其推倒则可翻正过来，这种反射称为翻正反射。这一反射包括一系列的反射活动，最初是由于头部空间位置的不正常，刺激视觉与平衡觉感受器，从而引起头部的位置翻正；头部翻正后，头与躯干的位置不正常，刺激颈部的本体感受器，导致躯干的位置也翻正。

2. 脊髓小脑

脊髓小脑也具有调节肌紧张的功能。小脑对肌紧张的调节具有抑制和易化双重作用，分别通过脑干网状结构抑制区和易化区而发挥作用。抑制肌紧张的区域是小脑前叶蚓部，加强肌紧张的区域是小脑前叶两侧部和后叶中间部。在进化过程中，小脑的肌紧张抑制作用逐渐减退，而易化作用逐渐增强，所以，脊髓小脑受损后可出现肌张力减退、四肢乏力。

3. 前庭小脑

主要由绒球小结叶构成，与之邻近的小部分蚓垂也可归入此区。前庭小脑主要接受来自前庭核纤维的投射，传出纤维均在前庭核换元，再经前庭脊髓束抵达脊髓前角内侧部分的运动神经元，控制躯干和四肢近端肌肉的活动。因此，前庭小脑参与身体姿势平衡功能的调节。此外，前庭小脑可通过脑桥核接受外侧膝状体、上丘和视皮层等处的视觉传入信息，调节眼外肌的活动，从而协调头部运动时眼的凝视运动。

4. 脊髓

脊髓的牵张反射可以产生一定的肌紧张，但远不足以维持人体的姿势和平衡。在正常情况下，脊髓的牵张反射要受高位中枢的调控，故其自身所具有的功能不易表现出来。

（1）对姿势反射的调节

由脊髓能完成的姿势反射有对侧伸肌反射、牵张反射和节间反射。

①屈肌反射与对侧伸肌反射：人的一侧肢体皮肤受到伤害性刺激时，可反射性引起受刺激侧肢体关节的屈肌收缩而伸肌舒张，使肢体屈曲，称为屈肌反射。该反射具有保护意义，但不属于姿势反射。若加大刺激强度，则可在同侧肢体发生屈曲的基础上出现对侧肢体伸展，称为对侧伸肌反射。对侧伸肌反射是一种姿势反射，在保持身体平衡中具有重要意义。

②牵张反射：是指有完整神经支配的骨骼肌在受外力牵拉伸长时引起的被牵拉的同一肌肉发生收缩的反射。牵张反射的感受器是肌梭。牵张反射包括腱反射和肌紧张两种类型。

腱反射：是指快速牵拉肌腱时发生的牵张反射。如叩击髌骨下方的股四头肌肌腱引起股四头肌收缩的膝反射、叩击跟腱引起小腿腓肠肌收缩的跟腱反射等。腱反射的效应器主要是收缩较快的快肌纤维。腱反射的传入纤维直径较粗，传导速度较快，反射的潜伏期很短，是单突触反射。

肌紧张：是指缓慢持续牵拉肌腱时发生的牵张反射，表现为受牵拉的肌肉处于持续、轻度的收缩状态。肌紧张是维持躯体姿势最基本的反射，是姿势反射的基础。肌紧张的效应器主要是收缩较慢的慢肌纤维。肌紧张常表现为同一肌肉的不同运动单位进行交替性的收缩，而不是同步收缩，因此不表现为明显的动作，并且能持久地进行而不易发生疲劳。肌紧张中枢的突触接替不止一个，因而为多突触反射。

③节间反射：是指脊髓某一节段神经元发出的轴突与邻近节段的神经元发生联系，通过上、下节段之间神经元的协同活动而发生的反射，如在脊动物恢复后期刺激腰背皮肤引起后肢发生的搔爬反射。

另外，肌肉收缩需要 K^+。人体内的 K^+ 大约 98% 存在于细胞内，因而细胞外钾浓度的轻微变化就可能对肌肉系统产生严重影响。

第五节 肺藏功能协同的调节结构

肺藏功能协同的调节主要表现为神经调节，体液调节也发挥一定作用。

一、肺藏呼吸（主气司呼吸）功能协同的调节结构

肺藏呼吸（主气司呼吸）功能协同的调节主要表现为神经调节。神经调节包括肝藏支配内脏运动（疏泄）、心藏产生精神活动（藏神）功能对肺藏呼吸功能（主气司呼吸）的调节。另外，体液调节也发挥一定作用。

（一）肝藏支配内脏运动（疏泄）功能对肺藏呼吸（主气司呼吸）功能的调节

1. 化学感受性呼吸反射

调节呼吸运动的化学物质包括动脉血液、组织液或脑脊液中的 O_2、CO_2 和 H^+。人体通过呼吸运动调节血液中 O_2、CO_2 和 H^+ 的水平，而血液中的 O_2、CO_2 和 H^+ 水平的变化又通过化学感受性反射调节呼吸运动，从而维持人体内环境中这些化学物质的相对稳定和人体代谢活动的正常进行。

（1）化学感受器

是指 O_2、CO_2 和 H^+ 等化学物质的感受器。根据所在部位不同，化学感受器分为外周化学感受器和中枢化学感受器。

①外周化学感受器：位于颈动脉体和主动脉体，在动脉血 PO_2 降低、PCO_2 或 H^+ 浓度升高时受到刺激，冲动分别经窦神经（舌咽神经的分支，分布于颈动脉体）和迷走神经（分支分布于主动脉体）传入延髓，反射性地引起呼吸加深加快和血液循环功能的变化。

②中枢化学感受器：位于延髓腹外侧部的浅表部位，脑脊液和局部细胞外液中 H^+ 浓度升高时受到刺激引起呼吸中枢兴奋。

（2）CO_2、H^+ 和低氧对呼吸运动的影响

①CO_2 对呼吸运动的影响：一定水平的 PCO_2 对维持呼吸中枢的基本活动是必需的。吸入气中 CO_2 增加时，肺泡气 PCO_2 随之升高，动脉血 PCO_2 也升高，因而呼吸加深、加快，肺通气量增加。肺通气增加可使 CO_2 排出增加，使肺泡气和动脉血 PCO_2 重新接近正常水平。但当吸入气 CO_2 含量超过一定水平时，肺通气量不能相应增加，使肺泡气和动脉血 PCO_2 显著升高，导致中枢神经系统包括呼吸中枢活动的抑制，引起呼吸困难、头痛、头昏，甚至昏迷，出现 CO_2 麻醉。

②H^+ 对呼吸运动的影响：动脉血液 H^+ 浓度升高时，呼吸运动加深、加快，肺通气量

增加；H^+浓度降低时，呼吸运动受到抑制，肺通气量降低。中枢化学感受器对 H^+ 的敏感性较外周化学感受器高出 25 倍。

③低氧对呼吸运动的影响：吸入气 PO_2 降低时，肺泡气和动脉血 PO_2 都随之降低，因而呼吸运动加深、加快，肺通气量增加。但动脉血 PO_2 的降低对正常呼吸运动的调节作用不大，仅在特殊情况下低氧刺激才有重要意义，并通过外周化学感受器实现。

2. 肺牵张反射

由肺扩张或肺萎陷引起的吸气抑制或吸气兴奋的反射称为肺牵张反射。

（1）肺扩张反射

是肺扩张时抑制吸气活动的反射。感受器位于从气管到细支气管的平滑肌中，属牵张感受器，其阈值低，适应慢。肺扩张时，牵拉呼吸道，使呼吸道扩张，牵张感受器受到刺激，其传入纤维为有髓鞘纤维，传入冲动沿迷走神经进入延髓，在延髓内通过一定的神经联系，促使吸气转为呼气。肺扩张反射的生理意义在于加速吸气过程向呼气过程的转换，使呼吸频率增加。但平静呼吸时，肺扩张反射一般不参与呼吸运动的调节。

（2）肺萎陷反射

是肺萎陷时增强吸气活动或促进呼气转换为吸气的反射。感受器位于气道平滑肌内。平静呼吸时肺萎陷反射不参与呼吸调节，但在防止呼气过深以及在肺不张等情况下可能起一定作用。

3. 防御性呼吸反射

（1）咳嗽反射

咳嗽反射的感受器位于喉、气管和支气管的黏膜。大支气管以上部位的感受器对机械刺激敏感，二级支气管以下部位对化学刺激敏感。传入冲动经迷走神经传入延髓，触发咳嗽反射。咳嗽时，先是一次短促的或较深的吸气，继而声门紧闭，呼气肌强烈收缩，肺内压和胸膜腔内压急剧上升，然后声门突然开放，由于肺内压很高，气体便由肺内高速冲出，将呼吸道内的异物或分泌物排出。剧烈咳嗽时，可因胸膜腔内压显著升高而阻碍静脉回流，使静脉压和脑脊液压升高。

（2）喷嚏反射

类似于咳嗽反射，不同的是刺激作用于鼻黏膜的感受器，传入神经是三叉神经，反射效应是腭垂下降，舌压向软腭，而不是声门关闭，呼出气主要从鼻腔喷出，以清除鼻腔中的刺激物。

除受上述反射性调节外，呼吸运动还受其他多种感受器的传入性影响。例如，肺毛细血管充血或肺泡壁间质积液时，肺毛细血管旁感受器（简称 J 感受器）受到刺激，冲动经迷走神经无髓鞘纤维传入延髓，引起反射性呼吸暂停，继以呼吸浅快、血压降低、心率减慢；颈动脉窦、主动脉弓、心房、心室等处的压力感受器受到刺激时，可反射性抑制呼吸运动。但是，这些反射活动的调节作用较弱，生理意义有限。

（二）心藏产生精神活动（藏神）功能对肺藏呼吸（主气司呼吸）功能的调节

1. 心藏产生有意识精神活动（藏神）功能对肺藏呼吸（主气司呼吸）功能的调节

表现为大脑皮层联络区、基底神经节和皮层小脑策划随意运动对呼吸功能的调节。

（1）对随意呼吸的调节

大脑皮层通过皮层脊髓束和皮层脑干束在一定程度上控制脑桥、延髓和脊髓呼吸神经元的活动，实现随意屏气或呼吸的加深加快。随意呼吸的下行通路（体现心藏产生有意识精神活动功能对肺藏呼吸功能的调节）与自主呼吸（体现肝藏支配内脏运动功能对肺藏呼吸功能的调节）的下行通路是分开的。

脊髓中有支配呼吸肌的运动神经元，它们的胞体位于第3～5颈段脊髓前角（支配膈肌）和胸段脊髓前角（支配肋间肌和腹肌等）。颈神经前支支配颈深肌外侧群。胸前神经、胸长神经支配胸大肌、胸小肌。肋间神经支配肋间外肌、肋间内肌、肋间最内肌、胸横肌。膈神经支配膈肌。下六对胸神经和腰神经支配腹外斜肌、腹内斜肌、腹横肌、腹直肌、腰方肌。

（2）对呼吸运动相关功能的调节

大脑皮层通过皮层脊髓束和皮层脑干束随意控制低位脑干和脊髓呼吸神经元的活动，以保证说话、唱歌、哭笑、喷嚏、咳嗽、吞咽、排便等呼吸运动相关功能的实现。

2. 心藏产生下意识精神活动（藏神）功能对肺藏呼吸（主气司呼吸）功能的调节

（1）自主呼吸的神经中枢

是指中枢神经系统产生非随意呼吸运动信号对呼吸功能的调节。自主呼吸可能是肺藏主治节特征的具体体现。

①低位脑干：在延髓内有喘息中枢产生最基本的呼吸节律，在脑桥下部有长吸中枢对吸气活动产生紧张性易化作用，在脑桥上部有呼吸调整中枢对长吸中枢产生周期性抑制作用，在三者的共同作用下，形成正常的自主呼吸节律。

延髓和脑桥存在呈节律性自发放电的呼吸神经元，主要集中分布于左右对称的三个区域：延髓背内侧的背侧呼吸组，相当于孤束核腹外侧部。该区主要含吸气神经元，主要作用是使吸气肌收缩而引起吸气。延髓腹外侧的腹侧呼吸组，从尾端到头端相当于后疑核、疑核和面神经后核及其邻近区域。该区含有多种类型的呼吸神经元，主要作用是使呼气肌收缩而引起主动呼气，还可调节咽喉部辅助呼吸肌的活动以及延髓和脊髓内呼吸神经元的活动。脑桥头端背侧分的脑桥呼吸组，相当于臂旁内侧核（NPBM）及其相邻的 Kölliker-Fuse（KF）核，二者合称为 PBKF 核群，为呼吸调整中枢所在部位。该区主要含呼气神经元，其作用是限制吸气，促使吸气向呼气转换。

另外，在疑核的头端平面，存在一个被称为前包钦格复合体（PBC）的区域，可能是呼吸节律起源的关键部位。

由延髓发出的自主神经传出纤维支配支气管、喉等；同时，脑干网状结构中存在许多与内脏活动调节有关的神经元，其下行纤维支配脊髓，调节脊髓的自主神经功能。许多基本生命现象（如呼吸等）的反射调节在延髓水平已初步完成，因此，延髓有"生命中枢"之称。

②边缘系统：刺激扣带回前部可出现呼吸抑制或加速；刺激隔区可出现呼吸暂停或加强。

③大脑新皮层：刺激新皮层外侧面一定部位，可引发呼吸运动的变化。

（2）呼吸肌本体感受性反射

肌梭和腱器官是骨骼肌的本体感受器。肌梭受到牵张刺激时，可反射性引起其所在的骨骼肌收缩，这种反射称为骨骼肌牵张反射，属于本体感受性反射。呼吸肌本体感受性反射参与正常呼吸运动的调节，在呼吸肌负荷增加时能发挥较明显的作用。

（三）体液调节对肺藏呼吸（主气司呼吸）功能的调节

肾上腺素、去甲肾上腺素能使呼吸功能加强，肺通气量增加。

肾上腺髓质素（ADM）能扩张支气管平滑肌。

肠道神经元分泌血管活性肠肽 VIP，又名舒血管肠肽，借助血液循环，能松弛支气管平滑肌。

各种组织分泌前列腺素（PG），使气管平滑肌收缩或舒张。

H^+ 对维持体内酸碱平衡，为人体提供能量和调节呼吸运动等有重要作用。动脉血 H^+ 浓度增高，可导致呼吸加深加快，肺通气增加，H^+ 浓度降低，呼吸受到抑制。H^+ 对呼吸的调节也是通过外周化学感受器和中枢化学感受器实现的。中枢化学感受器对 H^+ 的敏感性较外周的高，约为外周化学感受器的 25 倍，但是 H^+ 通过血脑屏障的速度较慢，限制了它对中枢化学感受器的作用，脑脊液中的 H^+ 才是中枢化学感受器的最有效刺激。

二、肺藏防御（卫外）功能协同的调节结构

肺藏防御（卫外）功能协同的调节主要表现为体液调节。肾藏的体液调节（藏精）功能对肺藏防御（卫外）功能协同的调节属于体液调节。

（一）细胞因子的调节

1. 集落刺激因子（CSF）

粒细胞-巨噬细胞集落刺激因子（GM-CSF），由活化 T 细胞、单核-巨噬细胞、内皮细胞、成纤维细胞等产生，刺激骨髓各系前体细胞生长和分化；刺激骨髓前体细胞向粒细

胞和单核细胞分化。

粒细胞集落刺激因子（G-CSF），由活化的 T 细胞、单核-巨噬细胞、内皮细胞、成纤维细胞等产生，刺激粒细胞前体细胞的分化和成熟；刺激成熟的粒细胞的吞噬杀伤功能，延长其存活时间。

巨噬细胞集落刺激因子（M-CSF），由单核-巨噬细胞、淋巴细胞、纤维母细胞、内皮细胞、上皮细胞等产生，刺激单核-巨噬细胞增殖分化；延长单核-巨噬细胞存活时间，增强其功能。

多能集落刺激因子（multi-CSF，又称 IL-3），由活化的 T 细胞产生，刺激造血干细胞增殖，促进肥大细胞、嗜酸性粒细胞、嗜碱性粒细胞增殖分化。

2. 白细胞介素

IL-1，由巨噬细胞、单核细胞、树突状细胞、上皮细胞产生，参与 T 细胞、NK 细胞和巨噬细胞活化，诱导急性期反应蛋白和发热。

IL-2，主要由 T 细胞产生，具有以下作用：①活化 T 细胞、促进细胞因子的产生；②刺激 NK 细胞增殖，增强 NK 杀伤，诱导 LAK 细胞产生；③促 B 细胞增殖和分泌抗体。

IL-4，主要由 Th2 细胞、肥大细胞及嗜碱性粒细胞产生，具有以下作用：①促 B 细胞增殖分化；②诱导 IgG1 和 IgE 产生；③促进 Th0 向 Th2 细胞分化；④抑制 Th1 细胞活化、分泌细胞因子；⑤协同 IL-3 刺激肥大细胞增殖等。

IL-5，由 Th2 细胞、肥大细胞产生，参与 B 细胞分化和嗜酸性粒细胞的生成，促进 IgA 的生成，刺激 T、B 细胞生长和分化，促进 CTL 功能，诱导急性期反应。

IL-6，主要由单核巨噬细胞、Th2 细胞、血管内皮细胞、成纤维细胞产生，具有以下作用：①刺激活化 B 细胞增殖，分泌抗体；②刺激 T 细胞增殖及 CTL 活化；③刺激肝细胞合成急性期蛋白参与炎症反应。

IL-9，由 T 细胞产生，刺激活化 T 细胞生长，促进肥大细胞增殖。

IL-10，主要是 Th2 细胞和单核巨噬细胞，少量来源于上皮细胞，具有以下作用：①抑制前炎症细胞因子产生；②抑制 MHC-Ⅱ类分子和 B-7 分子的表达；③抑制 T 细胞合成 IL-2、IFN-γ 等细胞因子；④可促 B 细胞分化增殖。

IL-12，主要由单核巨噬细胞、B 细胞产生，具有以下作用：①激活和增强 NK 细胞杀伤活性及 IFN-γ 产生；②促 Th0 细胞向 Th1 细胞分化，分泌 IL-2、IFN-γ；③增强 CD8$^+$ CTL 细胞杀伤活性；④可协同 IL-2 诱生 LAK 细胞；⑤抑制 Th0 细胞向 Th2 细胞分化和 IgE 合成。

IL-13，由 T 细胞（主要 Th2 细胞）产生，刺激 B 细胞的生长和分化，促进 IgE 生成，抑制 Th1 细胞的活性，抑制巨噬细胞产生炎性细胞因子。

IL-14，由 T 细胞产生，调控 B 细胞的增殖及记忆 B 细胞的产生和维持。

IL-I5，由单核细胞、巨噬细胞、树突状细胞、基质细胞产生，刺激 T 细胞生长，促进 NK 细胞分化。

IL-16，由 T 细胞、肥大细胞、嗜酸性粒细胞产生，趋化 CD4$^+$T 细胞、单核细胞、嗜酸性粒细胞。

IL-17，由 Th17 产生，诱导多种细胞炎性细胞因子、趋化因子和 GCSF、GM-CSF 产生。

IL-18，由巨噬细胞产生，激活 NK 细胞和 T 细胞，诱生 IFN-Y，参与 Thl 分化。

lL-19，由单核细胞、巨噬细胞产生，活化 T 细胞刺激 T2 细胞因子的生成。

IL-20，由 T 细胞、NK 细胞、角朊细胞、单核细胞产生，调节角朊细胞的增殖和分化。

IL-21，由 Th 细胞（主要 Th2）产生，刺激 NK 细胞和 CTL 的增殖，抑制 IFNY 介导的 Thl 细胞分化。

IL-22，由 Th1 细胞产生，诱生急性期反应蛋白。

IL-23，由树突状细胞、吞噬细胞产生，维持 T17 亚群的存活和扩增，促进 APC 抗原提呈能力。

IL-25，由 Th2 细胞产生，诱生 L4、L-5 和 L-13。

IL-26，由 T 细胞、NK 细胞产生，参加黏膜免疫和皮肤炎症，促进角质细胞产生 L-10 和 IL-8。

IL-27，由树突状细胞、吞噬细胞产生，协同 IL-2 和（或）用 IL-12 促进初始 CD4$^+$T 细胞和 NK 细胞、IFN-γ 的产生；协同 IL-12 诱导 Th1 分化。

IL-28，由 T 细胞产生，具有抗病毒效应。

IL-29，由树突状细胞产生，抗微生物。

IL-30，由巨噬细胞产生，调节 B 淋巴细胞和 T 淋巴细胞的活性。

IL-31，由活化的 Th2 细胞产生，参与皮肤的炎症。

IL-32，由 T 细胞、NK 细胞、上皮细胞产生，刺激单核-巨噬细胞产生 TNF-α、IL-S 和 CXCL2。

IL-33，由多种细胞产生，诱导 Th2 应答，刺激肥大细胞。

IL-35，由调节性 T 细胞（Treg）产生，促进 Treg 分化，抑制 Th17。

3. 干扰素

IFN-α，由浆细胞样树突状细胞、淋巴细胞、单核-巨噬细胞产生，抗病毒，免疫调节，促进 MHC 分子的表达。

IFN-β，由成纤维细胞产生，抗病毒，抗细胞增殖，免疫调节，促进 MHC 分子的表达。

IFN-γ，由活化 T 细胞、NK 细胞产生，抗病毒，激活巨噬细胞，促进 MHC 分子表达和抗原提呈，促进 Th1 细胞分化，抑制 Th2 细胞分化，促进 CTL 功能。

4. 趋化因子

（1）CC 亚家族

对单核细胞、T 淋巴细胞、嗜碱性细胞和树突状细胞有趋化和激活作用。

CC 亚族（β 亚族），由活化的 T 细胞产生，趋化并活化单个核细胞（单核细胞和 T 细胞）。

CCL1/I-309，由 T 细胞产生，趋化调节性 T 细胞、单核细胞、T 细胞。

CCL2/MCP-1（单核细胞趋化蛋白-1），由单核细胞、成纤维细胞、上皮细胞产生，趋化 T 细胞、单核细胞、嗜碱性粒细胞。

CCL3/MIP-1α（巨噬细胞炎症蛋白-1α），由 T 细胞、B 细胞产生，趋化单核-巨噬细胞、辅助性 T 细胞（Th1>Th2）、NK 细胞、嗜碱性粒细胞、未成熟树突状细胞。

CCL4/MIP-1β（巨噬细胞炎症蛋白-1β），由 B 细胞、树突状细胞、巨噬细胞产生，趋化单核-巨噬细胞、辅助性 T 细胞（Th1>Th2）、NK 细胞、嗜碱性粒细胞、未成熟树突状细胞。

CCL5/RANTES，由 T 细胞、单核细胞、NK 细胞、成纤维细胞、上皮细胞、内皮细胞、巨噬细胞产生，趋化单核-巨噬细胞、树突状细胞、T 细胞、NK 细胞、嗜酸性粒细胞、嗜碱性粒细胞。

CCL7/MCP-3（单核细胞趋化蛋白-3），由成纤维细胞产生，趋化树突状细胞、单核细胞、NK 细胞、嗜碱性粒细胞、嗜酸性粒细胞、T 细胞。

CCL8/MCP-2（单核细胞趋化蛋白-2），由成单核细胞、成纤维细胞产生，趋化单核细胞、嗜碱性粒细胞、嗜酸性粒细胞、T 细胞、NK 细胞。

CCL11/EOT（嗜酸性粒细胞趋化因子），由内皮细胞、成纤维细胞、单核细胞、树突状细胞产生，趋化嗜酸性粒细胞、嗜碱性粒细胞、单核细胞、树突状细胞、NK 细胞、T 细胞。

CCL13/MCP-4（单核细胞趋化蛋白-4），由上皮细胞、内皮细胞产生，趋化树突状细胞、单核细胞、NK 细胞、嗜酸性粒细胞、嗜碱性粒细胞、Th2 细胞。

CCL14/M-CIF（巨噬细胞集落抑制因子），由单核细胞产生，趋化单核细胞、树突状细胞、NK 细胞、Th1 细胞。

CCL15/MIP-5（巨噬细胞炎症蛋白-5），由单核细胞、T 细胞产生，趋化树突状细胞、单核细胞、NK 细胞、嗜酸性粒细胞、嗜碱性粒细胞、T 细胞。

CCL16/HCC-4，由 T 细胞、中性粒细胞产生，趋化单核细胞、树突状细胞、嗜碱性粒细胞、嗜酸性粒细胞、Th2 细胞、Th1 细胞、NK 细胞。

CCL17/TARC（胸腺和活化调节的趋化因子），由淋巴细胞、单核细胞产生，趋化嗜酸性粒细胞、嗜碱性粒细胞、未成熟树突状细胞、NK 细胞、调节性 T 细胞、辅助性 T 细胞（Th2>Th1）、胸腺细胞。

CCLI8/DC-CK-1（树突状细胞来源的趋化因子1），由树突状细胞产生，趋化初始 T 细胞。

CCL19/MIP-3β（巨噬细胞炎症蛋白-3β），由单核细胞产生，趋化初始 T 细胞、成熟树突状细胞、B 细胞。

CCL20/MIP-3α（巨噬细胞炎症蛋白-3α），由内皮细胞产生，趋化 T 细胞、B 细胞、树突状细胞。

CCL21/SLC（二级淋巴组织来源趋化因子），由内皮细胞产生，趋化 T 细胞、树突状细胞。

CCL22/MDC（巨噬细胞来源的趋化因子），由树突状细胞、巨噬细胞、单核细胞产生，趋化嗜酸性粒细胞、嗜碱性粒细胞、未成熟树突细胞、胸腺细胞、调节性 T 细胞、辅助性 T 细胞（Th2>Th1）。

CCL23/MPF-1（髓样前体抑制因子-1），由树突状细胞产生，趋化单核细胞、树突状细胞、NK 细胞、T 细胞。

CCL24/EOT-2（嗜酸性细胞趋化因子-2），由 T 细胞产生，趋化嗜酸性粒细胞、碱性粒细胞、T 细胞。

CCL25/TECK（胸腺表达的趋化因子），由树突状细胞产生，趋化巨噬细胞、胸腺细胞、树突状细胞。

CCL26/EOT-3（嗜酸性粒细胞趋化因子-3），由内皮细胞产生，趋化嗜酸性粒细胞、嗜碱性粒细胞、调节性 T 细胞、Th2 细胞。

CCL27/CTACK（皮肤 T 细胞趋化因子），由成纤维细胞、内皮细胞、巨噬细胞、黑色素细胞产生，趋化 T 细胞。

CCL28/NEC（黏膜上皮细胞趋化因子），由上皮细胞产生，趋化 T 细胞、嗜酸性粒细胞、嗜碱性粒细胞。

（2）CXC 亚家族

CXCL1.2.3/GRO-α，-β，-γ（生长相关癌基因-α，-β，-γ），由单核细胞、中性粒细胞、内皮细胞产生，趋化中性粒细胞。

CXCL5/ENA-78（78 氨基酸上皮细胞来源的中性粒细胞活化剂），由上皮细胞、成纤维细胞、内皮细胞、单核细胞产生，趋化中性粒细胞。

CXCL6/GCP-2（粒细胞趋化蛋白-2），由成纤维细胞产生，趋化中性粒细胞。

CXCL7/NAP-2（中性粒细胞激活蛋白-2），由血小板产生，趋化中性粒细胞、成纤维细胞。

CXCL8/IL-8（白细胞介素 8），由成纤维细胞、单核细胞、内皮细胞、上皮细胞产生，趋化中性粒细胞、嗜碱性粒细胞、T 细胞。

CXCL9/MIG（γ 干扰素诱导的单核因子），由巨噬细胞、单核细胞产生，趋化辅助性 T 细胞（Th1>Th2）、NK 细胞、浆细胞样树突状细胞。

CXCL10/IP-10（γ 干扰素诱导的蛋白-10），由单核细胞、成纤维细胞、内皮细胞产生，趋化辅助性 T 细胞（Th1>Th2）、NK 细胞、浆细胞样树突状细胞。

CXCL11/I-TCX（干扰素诱导的 T 细胞 α 亚族趋化剂），由单核细胞产生，趋化辅助性 T 细胞（Th1>Th2）、NK 细胞、浆细胞样树突状细胞。

CXCL12/SDF-1α/β（基质细胞来源的因子-1α/β），由基质细胞产生，趋化 B 细胞、树突状细胞、单核细胞、嗜碱性粒细胞、T 细胞。

CXCL13/BCA-1（活化 B 细胞趋化因子-1），由基质细胞产生，趋化 B 细胞，活化 CD4$^+$T 细胞。

CXCL16/可诱导细胞因子 B6，由内皮细胞产生，趋化成熟 T 细胞、NKT 细胞。

（3）C 亚家族

XCL1/LTN（淋巴细胞趋化因子），由胸腺细胞、T 细胞产生，趋化 T 细胞、NK 细胞。

XCL2/SCM-1β，由 T 细胞产生，趋化 NK 细胞。

（4）CX3C 亚家族

CX3CLL/FLK（分形素），由内皮细胞、成纤维细胞产生，趋化单核细胞、T 细胞、NK 细胞。

5. 肿瘤坏死因子

TNF-α，由单核巨噬细胞、T 细胞、NK 细胞和肥大细胞产生，诱导炎症反应，促进 MHC 分子的表达。

TNF-β，又名淋巴毒素（LT），由软骨细胞、单核细胞、T 细胞等多种细胞产生，促 MHC-Ⅰ类分子表达。

（二）激素的调节

1. 下丘脑

①分泌生长激素释放激素（GHRH），促进腺垂体分泌生长激素（GH）。分泌生长激素抑制激素（GHIH），抑制腺垂体分泌生长激素（GH）。

②分泌催乳素释放肽（PRP），促进腺垂体分泌催乳素（PRL）。分泌催乳素抑制因子（PIF），抑制腺垂体分泌催乳素（PRL）。分泌生长激素抑制激素（GHIH），抑制腺垂体分泌催乳素（PRL）。

③分泌抗利尿激素，又称血管升压素、精氨酸加压素，参与免疫调节。

2. 腺垂体

①分泌生长激素（GH），刺激 B 淋巴细胞产生抗体，提高自然杀伤细胞（NK 细胞）和吞噬细胞的活性，因而维护免疫系统的功能。

②分泌催乳素（PRL），调节免疫功能。

3. 松果体

分泌褪黑素（MT），能拮抗由精神因素（急性焦虑）所诱发的应激性免疫抑制效应。

4. 肾上腺皮质

分泌糖皮质激素，能使中性粒细胞增加，嗜酸性性粒细胞、淋巴细胞减少。

另外，组织胺（HA）是一种活性胺化合物，广泛存在于人体组织之中，以肥大细胞内含量最高。作为身体内的一种化学传导物质，可以影响许多细胞的反应，包括过敏、发炎反应、胃酸分泌等，也可以影响脑部神经传导，会造成人体想睡觉等效果。在多数情况下，HA 是由肥大细胞受抗原抗体复合物致伤而释放，即细胞受外伤或外界特异性抗原的激发后，存在于细胞内的 HA 经组织胺酸脱羧酶的作用，释放出一个 CO 分子所演变而成。这种释放的结果，可使平滑肌收缩、毛细血管扩张和通透性改变，促使血压下降，引起速发型超敏性的典型血管损伤，即疹块与潮红应答。

第六节　肾藏功能协同的调节结构

肾藏功能协同的调节主要表现为体液调节，神经调节也发挥一定作用。

一、肾藏生殖（生子）功能协同的调节结构

肾藏生殖（生子）功能协同的调节主要表现为体液调节。肾藏的体液调节（藏精）功能对肾藏生殖（生子）功能协同的调节属于体液调节。另外，神经调节也发挥一定作用。

（一）肾藏的体液调节（藏精）功能对肾藏生殖（生子）功能协同的调节

主要表现为下丘脑-垂体-性腺轴对生殖（生子）功能的调节。

1. 8-精缩宫素（AVT）

又称精氨酸加压催产素，由松果体分泌，通过抑制下丘脑促性腺激素释放激素（GnRH）和垂体促性腺激素的合成与释放，抑制排卵、性欲和过早发育。其能合成和分泌褪黑素，参与调节生殖系统的发育及动情周期和月经周期的节律。

2. 促性腺激素释放激素（GnRH）

由下丘脑弓状核等部位肽能神经元分泌，经垂体门脉系统直接作用于腺垂体，促进腺垂体促性腺细胞合成与分泌卵泡刺激素（FSH）与黄体生成素（LH）。

GnRH 的分泌受脑内多种神经递质（NE、DA 和 5-HT 等）、前列腺素及性激素的反馈调节。一般认为，去甲肾上腺素（NE）主要与 GnRH 的脉冲性释放有关，多巴胺（DA）可根据不同情况而对 GnRH 的释放起双向调节作用，5-羟色胺（5-HT）则起抑制性作用，前列腺素可直接刺激 GnRH 神经元释放 GnRH，而性激素的反馈作用则主要是通过调节腺垂体促性腺激素细胞对 GnRH 的敏感性来实现的。

3. 催产素（OT）

又称缩宫素，由下丘脑室旁核、视上核分泌，神经垂体存储和释放催产素，刺激子宫收缩，促使乳腺泡周围的平滑肌细胞收缩，有利于乳汁排出。

4. 催乳素释放肽（PRP）

由下丘脑分泌，促进腺垂体分泌催乳素（PRL）。

5. 催乳素抑制因子（PIF）

由下丘脑分泌，抑制腺垂体分泌催乳素（PRL）。

6. 生长激素抑制激素（GHIH）

由下丘脑分泌，抑制腺垂体分泌催乳素（PRL）。

7. 卵泡刺激素（FSH）

由腺垂体的远侧部和结节部（合称垂体前叶）分泌，能促进男子睾丸产生精子，女子卵巢生产卵子，调控青春期性成熟。

8. 黄体生成素（LH）

由腺垂体的远侧部和结节部（合称垂体前叶）分泌。女性黄体生成素参与卵泡刺激素的促排卵，促进雌激素、孕激素的形成和分泌。男性黄体生成素促进睾丸合成分泌雄激素（睾酮）。

9. 催乳素（PRL）

由腺垂体分泌，促进乳腺生长发育、乳汁生成及分泌，促进男性性成熟。分泌催乳素（PRL）还能刺激并维持黄体分泌孕酮。小剂量对卵巢雌激素和孕激素的合成有促进作用，大剂量有抑制作用。

另外，肠道神经元分泌的血管活性肠肽 VIP，又名舒血管肠肽，是神经递质，能刺激催乳素的释放。

10. 雄激素

由睾丸的间质细胞（也称 Leydig 细胞）分泌，主要包括睾酮（T）、脱氢表雄酮（DHEA）、雄烯二酮和雄酮。睾酮的生物活性最强，其余几种雄激素的生物活性不及睾酮的 1/5，且睾酮在进入靶组织后可转变为活性更强的双氢睾酮（DHT）。正常男子血中睾酮以 20～50 岁含量最高，50 岁以上则随年龄增长逐渐减少。睾酮水平还表现有年节律、日节律及脉冲式分泌的现象，但个体差异较大。

影响胚胎分化：雄激素可诱导含 Y 染色体的胚胎向男性分化，促进内生殖器的发育。

维持生精作用：睾酮自间质细胞分泌后，可进入支持细胞并转变为双氢睾酮，随后进入曲细精管，促进生精细胞的分化和精子的生成过程。

刺激附性器官的生长和维持性欲：睾酮能刺激附性器官的生长发育，也能促进男性第二性征的出现并维持在正常状态。在男性，雄激素可刺激性欲，引起自发性阴茎勃起。

睾丸分泌的雄激素在血液中的浓度变化，可对下丘脑和腺垂体的 GnRH、FSH 和 LH 分泌进行负反馈调节。

11. 抑制素

①睾丸分泌的抑制素：由睾丸支持细胞分泌，选择性作用于腺垂体，对卵泡刺激素

（FSH）的合成和分泌具有很强的抑制作用，而生理剂量的抑制素对黄体生成素（LH）的分泌却无明显影响。

睾丸分泌的抑制素在血液中的浓度变化，可对下丘脑和腺垂体的 GnRH、FSH 和 LH 分泌进行负反馈调节。

②卵巢分泌的抑制素：抑制素是最早发现的一种卵巢糖蛋白激素。抑制素可抑制 FSH 的合成与释放，但在卵泡期其抑制 FSH 合成和释放的作用不如雌二醇强。在黄体期，抑制素的浓度增高，可明显抑制 FSH 的合成。在妊娠期，抑制素主要来源于胎盘。抑制素可通过诱导 FSH 受体的表达，促进卵泡内膜细胞分泌雄激素，抑制颗粒细胞分泌孕激素等多种方式，调控卵泡的生长发育。

12. 激活素

促进腺垂体卵泡刺激素（FSH）的分泌。

13. 雌激素

（1）由卵巢分泌，包括雌二醇（E_2）、雌酮和雌三醇（E_3），三者中以雌二醇活性最强，雌酮的活性仅为雌二醇的 10%，雌三醇活性最低。雌三醇是雌二醇在肝内降解的主要代谢产物，肝功能障碍可导致体内雌激素过多。

（2）由胎盘分泌，90% 是雌三醇，而雌酮和雌二醇则很少。雌三醇是胎儿与胎盘共同参与合成的。因此，检测孕妇尿中雌三醇的含量，可反映胎儿在子宫内的情况，如雌三醇突然降低，则预示胎儿危险或发生宫内死亡。

雌激素可协同 FSH 促进卵泡发育，诱导排卵前夕 LH 峰的出现而诱发排卵，是卵泡发育、成熟、排卵不可缺少的调节因素。雌激素也能促进子宫发育，使子宫内膜发生增生期变化，增加子宫颈黏液的分泌，促进输卵管上皮增生、分泌及输卵管运动，有利于精子与卵子的运行。此外，雌激素还可使阴道黏膜上皮细胞增生、角化，糖原含量增加，使阴道分泌物呈酸性而增强阴道的抗菌能力。

14. 孕激素

（1）由卵巢分泌，主要有孕酮（P）、20α-羟孕酮和 17α-羟孕酮，其中孕酮的生物活性最强。排卵前，颗粒细胞和卵泡膜即可分泌少量孕酮，排卵后黄体细胞在分泌雌激素的同时，还大量分泌孕酮，并在排卵后 5～10 天达到高峰，以后分泌量逐渐降低。妊娠两个月左右，胎盘开始合成大量孕酮。孕酮主要在肝内降解，然后随尿、粪排出体外。

（2）由排卵后的卵巢壁组成的黄体分泌。

（3）由胎盘的合体滋养层细胞分泌，在妊娠期间，母体血中孕酮浓度逐渐升高，妊娠第 6 周，胎盘开始分泌孕酮，12 周以后孕酮含量迅速增加，至妊娠末期达到高峰。

调节腺垂体激素的分泌：排卵前，孕酮可协同雌激素诱发 LH 分泌出现高峰，而排卵后则对腺垂体促性腺激素的分泌起负反馈抑制作用。

影响生殖器官的生长发育和功能活动：孕酮可使处于增生期的子宫内膜进一步增厚，

并进入分泌期，从而为受精卵的生存和着床提供适宜的环境。此外，孕酮还具有降低子宫肌细胞膜的兴奋性、抑制母体对胎儿的排斥反应，以及降低子宫肌对缩宫素的敏感性等作用，有利于安宫保胎。

促进乳腺腺泡的发育：在雌激素作用的基础上，孕酮可促进乳腺腺泡的发育和成熟，并与缩宫素等激素一起，为分娩后泌乳做准备。

升高女性基础体温：女性的基础体温在卵泡期较低，排卵日最低，排卵后可升高0.5℃左右，直至下次月经来临。临床上常将基础体温的变化作为判断排卵的标志之一。排卵影响基础体温的机制可能与孕酮和去甲肾上腺素对体温中枢的协同作用有关。

15. 雄激素

（1）主要由卵泡内膜细胞和肾上腺皮质网状带细胞分泌，女性体内有少量雄激素，适量的雄激素可刺激女性阴毛与腋毛的生长。雄激素过早出现会造成女性生殖器官的发育异常。女性体内雄激素分泌过多时，可出现阴蒂肥大、多毛症等男性化特征。

（2）肾上腺皮质网状带分泌少量活性较低的性激素，以雄激素为主，即脱氢表雄酮、硫酸脱氢表雄酮及雄烯二酮，可促进性成熟。少量的雄性激素对妇女的性行为甚为重要。雄性激素分泌过量时可使女性男性化。

女性从 6～7 岁，男性从 7～8 岁开始，肾上腺皮质分泌雄激素增多，并持续增高直至青春期的晚期。肾上腺皮质功能的出现约早于性腺发育 2 年。青春期阴毛与腋毛的生长与肾上腺皮质功能有关。

16. 人绒毛膜促性腺激素（HCG）

由胎盘绒毛组织的合体滋养层细胞分泌，到妊娠 8～10 周时达到高峰，随后分泌逐渐减少，到妊娠 20 周左右降至较低水平，并一直维持到妊娠末期。主要作用是在妊娠早期维持黄体继续发育。

17. 人绒毛膜生长激素（HCS）

又称人胎盘催乳激素（HPL），由人绒毛膜组织的合体滋养层细胞分泌，具有生长激素的作用，可调节母体与胎儿的糖、脂肪和蛋白质代谢，促进胎儿生长。

妊娠期，在雌激素和孕激素的作用下，乳腺的小导管和腺泡增生，腺泡增大，结缔组织和脂肪组织减少。妊娠后期，垂体分泌催乳激素，腺泡开始分泌。哺乳期，腺体发育更好，腺泡腔增大。断乳后，催乳激素水平下降，乳腺停止分泌，腺组织逐渐萎缩，结缔组织和脂肪组织增多。绝经后，雌激素及孕激素水平下降，乳腺组织萎缩退化，脂肪减少。

胎盘还可以分泌绒毛膜促甲状腺激素、ACTH、TRH、GnRH 及内啡肽等。

18. 甲状腺激素（TH）

由甲状腺分泌，维持正常性欲、性功能。

正常妊娠的维持主要依赖于垂体、卵巢及胎盘分泌的各种激素的相互配合。受精与着床之前，在腺垂体促性腺激素的作用下，卵巢黄体分泌大量孕激素和雌激素，使子宫内膜进入分泌期，为妊娠做好准备。如果受孕，则在受精后第 6 天左右，胚泡滋养层细胞开始分泌人绒毛膜促性腺激素，并刺激卵巢黄体转化为妊娠黄体，继续分泌孕激素和雌激素，以适应妊娠的需要。胎盘形成后，不仅在母体和胎儿之间可有效进行选择性的物质交换，而且，胎盘是妊娠期间重要的内分泌器官，可分泌大量的蛋白质激素、肽类激素和类固醇激素，调节母体与胎儿的代谢活动。

分娩是一个极其复杂的生理过程，子宫节律性收缩是分娩的主要动力。但临产发动的原因及确切机制尚不清楚。糖皮质激素、雌激素、孕激素、缩宫素、松弛素、前列腺素及儿茶酚胺等多种激素均参与分娩的启动和过程。

（二）肝藏支配内脏运动（疏泄）和心藏产生有意识精神活动（藏神）功能对肾藏生殖（生子）功能的调节

1. 感受器

包括位于子宫和阴道的痛、压力、化学、容量、渗透压感受器，以及位于外生殖器的触觉、温度觉感受器。

2. 神经中枢

脊髓：对内脏活动的调节是初级的，阴茎勃起反射等可在脊髓水平完成，但受高位中枢的控制。

边缘系统：边缘系统在进化上是脑的古老部分，能调节性活动。

大脑皮层联络区：产生性意识。

性行为主要是在中枢神经系统的控制下，通过条件反射和非条件反射来实现的。阴茎勃起的基本反射中枢位于脊髓腰骶段，同时受大脑皮层的性功能中枢及间脑、下丘脑的皮层下中枢调节。阴茎受自主神经系统和躯体神经系统的支配，自主神经来自盆神经丛，包括交感和副交感神经纤维；躯体神经纤维起自脊髓骶段，构成阴部神经。阴茎海绵体上有肾上腺素能胆碱能和非肾上腺素能非胆碱能的神经纤维分布，并有多种神经递质及受体。

另外，交感神经兴奋还能促进妊娠子宫收缩，或未孕子宫舒张。

二、肾藏成体（主骨生髓）功能协同的调节结构

肾藏成体（主骨生髓）功能协同的调节主要表现为基因调控和体液调节，肾藏的体液调节（藏精）功能对肾藏成体（主骨生髓）功能协同的调节属于体液调节。

（一）基因的调控

基因（遗传因子）是具有遗传效应的 DNA 片段。基因支持着生命的基本构造和性能，储存着生命的种族、血型、孕育、生长、凋亡等过程的全部信息。环境和遗传的互相依赖，演绎着生命的繁衍、细胞分裂和蛋白质合成等重要生理过程。人体的生、长、衰、

病、老、死等一切生命现象都与基因有关，它是决定人体健康的内在因素。

基因有两个特点，一是能忠实地复制自己，以保持人体的基本特征；二是基因能够"突变"，突变绝大多数会导致疾病，另外的一小部分是非致病突变。非致病突变给自然选择带来了原始材料，使人体可以在自然选择中被选择出最适合自然的个体。

基因变异是指基因组 DNA 分子发生的突然的可遗传的变异。从分子水平上看，基因变异是指基因在结构上发生碱基对组成或排列顺序的改变。基因虽然十分稳定，能在细胞分裂时精确地复制自己，但这种稳定性是相对的。在一定的条件下基因也可以从原来的存在形式突然改变成另一种新的存在形式，就是在一个位点上，突然出现了一个新基因，代替了原有基因，这个基因叫作变异基因。于是后代的表现中也就突然地出现祖先从未有的新性状。基因变异的后果除形成致病基因引起遗传病外，还可造成死胎、自然流产和出生后夭折等，称为致死性突变；当然也可能对人体并无影响，仅仅造成正常人体间的遗传学差异；甚至可能给个体的生存带来一定的好处。

基因调控是人体控制基因表达的机制。基因表达的主要过程是基因的转录和信使核糖核酸（mRNA）的翻译。基因调控主要发生在 2 个水平上：①DNA 水平上的调控、转录控制和翻译控制；②是细胞分化、形态发生和个体发育的基础，这类调控一般是长期的，而且往往是不可逆的。

（二）激素的调节

1. 褪黑素（MT）

由松果体分泌，通过清除自由基，抗氧化和抑制脂质的过氧化反应保护细胞结构，防止 DNA 损伤，降低体内过氧化物的含量；对自由基产生的物理和化学致突变性和致癌性有拮抗作用；与性激素分泌呈负相关，延长童年状态，抑制青春期的到来。

2. 生长激素释放激素（GHRH）

由下丘脑分泌，促进腺垂体的增值和分化，分泌生长激素（GH）。

3. 生长激素抑制激素（SS）

由下丘脑分泌，抑制腺垂体分泌生长激素（GH），抑制腺垂体分泌促甲状腺激素（TSH），抑制腺垂体释放促肾上腺皮质激素（ACHT），抑制腺垂体分泌卵泡刺激素（FSH）和黄体生成素（LH），抑制腺垂体分泌催乳素（PRL）。

4. 促甲状腺激素释放激素（TRH）

由下丘脑分泌，促进腺垂体分泌促甲状腺激素（TSH）。

5. 促肾上腺皮质激素释放激素（CRH）

由下丘脑分泌，促进腺垂体释放促肾上腺皮质激素（ACTH）。

6. 促性腺激素释放激素（GnRH）

由下丘脑分泌，促进腺垂体性腺激素（FSH、LH）分泌。

7. 催乳素释放肽（PRP）

由下丘脑分泌，促进腺垂体分泌催乳素（PRL）。

8. 催乳素抑制因子（PIF）

由下丘脑分泌，抑制腺垂体分泌催乳素（PRL）。

9. 生长激素（GH）

由腺垂体分泌，在青春期达到高峰，睡眠状态下分泌明显增加。促进神经组织以外的所有其他组织生长，对人体各器官组织均产生广泛影响，尤其是对骨骼、肌肉和内脏器官的作用；使人体的能量来源由糖代谢向脂肪代谢转移，有助于促进生长发育和组织修复；增强 DNA、RNA 的合成；增强骨髓造血的功能。

10. 促性腺激素（Gn）

由腺垂体嗜碱性细胞分泌，包括卵泡刺激素（FSH）、黄体生成素（LH）2 种，其中：①卵泡刺激素在男女两性体内都是很重要的激素，调控青春期性成熟；②女性黄体生成素协同卵泡刺激素，刺激卵巢雌激素分泌，使卵泡成熟与排卵。男性黄体生成素促进睾丸合成分泌雄激素。

11. 催乳素（PRL）

由腺垂体分泌，促进乳腺发育，参与生长发育的调节。

12. 促甲状腺激素（TSH）

由腺垂体的远侧部和结节部（合称垂体前叶）分泌，作用于甲状腺，促进甲状腺激素合成和释放，刺激甲状腺增生，细胞增大，数量增多。该激素缺乏，将引起甲状腺功能低下症状。

13. 促肾上腺皮质激素（ACTH）

由腺垂体分泌，促进肾上腺皮质束状带和网状带分泌肾上腺雄激素。

14. 甲状腺激素（TH）

由甲状腺分泌，是维持胚胎和新生儿（出生后头 5 个月）脑发育的关键激素；与生长激素（GH）协同调控幼年期的生长发育，加速软骨骨化，促进长骨和牙齿生长，促进生殖器官的生长发育；增加生长激素的分泌；增强骨髓造血的功能。

15. 降钙素（CT）

由甲状腺滤泡旁细胞（明亮细胞或 C 细胞）合成和分泌，主要靶器官为骨、肾，可降低血浆中钙、磷浓度，抑制钙、磷的吸收，是甲状旁腺激素的拮抗物。

16. 钙三醇

由甲状腺 C 细胞分泌。钙三醇的前体为维生素 D3，肝、乳、鱼肝油等食物中含量多。皮肤在紫外线照射下产生维生素 D3。钙三醇的作用靶器官为小肠、骨和肾，可防止血钙的异常升高或降低。钙三醇直接抑制破骨细胞对骨的吸收，使骨骼释放钙减少，同时促进骨骼吸收血浆中的钙，使血钙降低。钙三醇可对抗甲状旁腺激素促进骨吸收的作用并使血磷降低；抑制肾小管对钙和磷的重吸收，使尿中钙和磷的排泄增加，血钙也随之下降；可抑制肠道转运钙。

17. 胆钙化醇

胆钙化醇，也叫维生素 D3，是由皮肤中的 7-脱氢胆固醇经紫外线照射转化而来，具有以下作用：①促进小肠黏膜细胞对磷的吸收；②调节骨钙的沉积和释放；③促进肾小管对钙和磷的重吸收。

18. 甲状旁腺素（PTH）

由甲状旁腺主细胞分泌，靶器官是骨与肾，能升高血钙，降低血磷。它一方面抑制肾小管对磷的重吸收，促进肾小管对钙的重吸收；另一方面促进骨细胞放出磷和钙进入血液，因而使血液中钙与磷保持适宜的比例。PTH 的分泌主要受血浆钙浓度变化的调节。血钙浓度下降时，直接刺激甲状旁腺主细胞释放 PTH，PTH 动员骨钙入血，增强肾重吸收钙，使血钙浓度迅速回升。血钙浓度升高时，PTH 分泌减少。此外，血磷升高可使血钙降低而刺激 PTH 分泌，血 Mg^{2+} 浓度很低时可使 PTH 分泌减少，生长抑素也能抑制 PTH 的分泌。

19. 睾酮

由睾丸分泌，能促进蛋白质的合成，特别是促进肌肉和生殖器官的蛋白质合成，促进骨骼生长与钙、磷沉积作用，促进骺闭合。

20. 雌激素

由卵巢分泌，包括雌二醇（E2）、雌酮和雌三醇（E3），三者中以雌二醇活性最强，雌酮的活性仅为雌二醇的 10%，雌三醇活性最低。雌三醇是雌二醇在肝内降解的主要代谢产物，肝功能障碍可导致体内雌激素过多。雌激素具有以下作用：①可促进乳房的发育，刺激乳腺导管和结缔组织的增生，产生乳晕；也可促使脂肪沉积于乳房、臀部等部位，毛发呈女性分布，音调较高，出现并维持女性第二性征。②加速蛋白质合成，促进生长发育。

21. 肾上腺雄激素

由肾上腺皮质束状带和网状带分泌，包括脱氢表雄酮（DHEA）和雄烯二酮等，在青春期前 1～2 年分泌较多，能加速生长，促使外生殖器发育和第二性征出现，是女性体内雄激素的主要来源，能刺激女性腋毛和阴毛生长，维持性欲和性行为。

22. 糖皮质激素

由肾上腺皮质束状带与网状带分泌，抑制躯体生长，抑制蛋白质合成，有增强骨髓造血的功能。

23. 胰岛素

由胰岛 β 细胞分泌，与生长激素协同作用，促进胎儿生长；促进细胞对氨基酸的摄取和蛋白质合成，抑制蛋白质分解，有利于生长。

24. 铃蟾肽（BN）

由胃肠道和胰腺的神经系统分泌，包括胃泌素释放肽（GRP）、神经介素 B（NMB）、神经介素 C（NMC）。它作为自分泌或旁分泌生长因子促进各类细胞特别是肿瘤细胞的增殖，促进人小细胞肺癌、乳腺癌、前列腺癌等多种肿瘤细胞的生长。

（三）细胞因子的调节

1. 集落刺激因子（CSF）

促红细胞生成素（EPO）：肾小管周围间质细胞是产生促红细胞生成素（EPO）的主要部位，但 5%～10% 的 EPO 由肾外组织（如肝）产生。与一般内分泌细胞不同的是，肾内没有 EPO 的储存。缺氧可迅速引起 EPO 基因表达增加，从而使 EPO 的合成和分泌增多。生理情况下，血浆中有一定量的 EPO，可维持正常的红细胞生成。完全缺乏 EPO 时，骨髓中几乎没有红细胞生成，而存在大量 EPO 时，只要提供足够的造血原料，红细胞的生成可比正常时提高 10 倍。EPO 主要是促进晚期红系祖细胞（CFU-E）的增殖，并向原红细胞分化。EPO 也可作为存活因子抑制 CFU-E 的凋亡而促进红细胞的生成。此外，EPO 还可加速幼红细胞的增殖和血红蛋白的合成，促进网织红细胞的成熟与释放，对早期红系祖细胞的增殖与分化也有一定的促进作用。睾丸分泌的雄激素可提高血浆中 EPO 的浓度，促进红细胞的生成。此外，雄激素也可直接刺激骨髓，促进红细胞生成。卵巢分泌的雌激素可降低红系祖细胞对 EPO 的反应，抑制红细胞的生成。雄激素和雌激素对红细胞生成的不同效应，可能是成年男性红细胞数高于女性的原因之一。

血小板生成素（TPO）：主要由肝细胞产生，肾也可少量产生，是体内血小板生成调节最重要的生理性调节因子（90%）。TPO 能刺激造血干细胞向巨核系祖细胞分化，并特异地促进巨核祖细胞增殖、分化，以及巨核细胞的成熟与释放血小板。与促红细胞生成素（EPO）不同，TPO 的生成速率并不受血小板数目的影响。无论血小板数目是否正常，肝脏的 TPO 都以恒定的速率生成并释放。血小板膜上含有高亲和力的 TPO 受体，该受体可与 TPO 结合而将 TPO 从循环中清除。当外周血的血小板计数正常时，血浆中大量的 TPO 结合于血小板上而被清除，以维持正常的血浆 TPO 浓度。当外周血的血小板计数降低时，血浆中 TPO 清除减少，使得血浆 TPO 浓度增高，进而促进骨髓血小板的生成。

白血病抑制因子（LIF）：由同种异体反应性 T 细胞、正常骨髓基质细胞、外周血淋巴细胞、脾细胞、单核细胞、成纤维细胞、胸腺上皮细胞、脐带静脉内皮细胞、子宫粒状腺细胞、膀胱癌 5637 细胞、黑色素瘤 SEKI 细胞、单核细胞、白血病 THP-1 细胞、鳞状细胞癌 Colo-16 细胞产生，抑制胚胎干细胞的分化，诱导肝脏急性期蛋白的合成。

干细胞因子（SCF）：由骨髓基质细胞、成纤维细胞、内皮细胞、胚胎组织细胞产生，刺激多能造血干细胞发育。

Fit3 配体（FL），由基质细胞产生，刺激原始造血干细胞的增殖和分化。

2. 白细胞介素

IL-3，由 T 细胞产生，刺激骨髓造血干细胞、祖细胞发育分化，参与早期造血。

IL-6，主要由单核巨噬细胞、Th2 细胞、血管内皮细胞、成纤维细胞产生，促进血细胞发育（造血干细胞）。

IL-7，由骨和胸腺的基质细胞产生，参与早期造血。

IL-9，由 T 细胞产生，刺激造血。

IL-11，由骨髓和胸腺基质细胞产生，参与早期造血。

IL-24，由黑素细胞、巨噬细胞、T2 细胞产生，促进肿瘤细胞凋亡。

IL-31，由活化的 Th2 细胞产生，促进造血干细胞存活。

3. 干扰素

IFN-α，由浆细胞样树突状细胞、淋巴细胞、单核-巨噬细胞产生，抗肿瘤。

IFN-β，由成纤维细胞产生，抗肿瘤。

IFN-γ，由活化 T 细胞、NK 细胞产生，抗肿瘤。

4. 趋化因子

CXCL12/SDF-1α/β（基质细胞来源的因子-1α/β），由基质细胞产生，趋化 $CD34^+$ 造血干细胞。

CCL3/MIP-1α，由 T 细胞、B 细胞产生，趋化骨髓细胞。

CCL4/MIP-1β，由 B 细胞、树突状细胞、巨噬细胞产生，趋化骨髓细胞

CXCL4/PF-4（血小板因子-4），由血小板产生，趋化成纤维细胞，参与肿瘤血管生成。

5. 肿瘤坏死因子（TNF）

TNF-α，由单核-巨噬细胞、T 细胞、NK 细胞和肥大细胞产生，抑制骨髓造血干细胞的分裂，杀伤肿瘤细胞。

TNF-β，又名淋巴毒素（LT），由软骨细胞、单核细胞、T 细胞等多种细胞产生，促进损伤组织修复。

6. 生长因子（GF）

生长因子是具有刺激细胞生长活性的细胞因子，是一类通过与特异的、高亲和的细胞膜受体结合，调节细胞生长与其他细胞功能等多效应的多肽类物质。

表皮生长因子（EGF），主要在颌下腺颗粒曲管（GCT）上皮细胞合成。人的十二指肠黏膜 Brunner 腺和胰腺导管细胞、角膜上皮细胞、胃黏膜、肾、乳腺、卵巢、睾丸、前列腺、肝脏等处也可合成 EGF，促进上皮细胞、成纤维细胞和内皮细胞的增殖。

血小板衍生生长因子（PDGF），由体内单核/巨噬细胞产生，能刺激停滞于 G0/G1 期的成纤维细胞、神经胶质细胞、平滑肌细胞等多种细胞进入分裂增殖周期。

成纤维细胞生长因子（FGF），由内皮细胞、平滑肌细胞、巨噬细胞产生，促进多种

细胞增殖，有利于慢性软组织溃疡的愈合。

肝细胞生长因子（HGF），是存在于急性肝损伤动物血浆中的蛋白因子，它能刺激肝细胞的 DNA 合成，且在肝再生过程中起重要作用，启动肝再生，促细胞分裂作用、细胞运动作用、肿瘤坏死作用。

胰岛素样生长因子-I（IGF-I），是由人体内肝细胞、肾细胞、脾细胞等十几种细胞自分泌和旁分泌的产物，具有降血糖、降血脂、舒张血管、促进骨的合成代谢人保持其正常结构功能、促生长、促细胞分化、创伤修复等功能。

神经生长因子（NGF），在组织中主要以前体的形式存在，在颌下腺中加工形成成熟的 NGF，调节周围和中枢神经元的生长发育，维持神经元的存活。

转化生长因子-α（TGF-α），由巨噬细胞、脑细胞与表皮细胞产生，能诱导上皮的发展，刺激神经细胞在受损的成人大脑中增殖。

血管内皮细胞生长因子（VEGF），由肿瘤细胞等多种细胞产生，促进血管和淋巴管的生成，参与胚胎发育、创伤愈合。

抑瘤素 M（OSM），由激活的巨噬细胞和 T 细胞产生，其主要生物学功能是抑制多种肿瘤细胞的生长，并能诱导某些肿瘤细胞的分化。

三、肾藏同化异化（气化）功能协同的调节结构

肾藏同化异化（气化）功能协同的调节主要表现为体液调节和神经调节。肾藏的体液调节（藏精）功能对肾藏同化异化（气化）功能协同的调节属于体液调节。肝藏支配内脏运动（疏泄）、心藏产生有意识精神活动（藏神）功能对肾藏同化异化（气化）功能协同的调节属于神经调节。

（一）肾藏的体液调节（藏精）功能对肾藏同化异化（气化）功能协同的调节

1. 生长激素释放激素（GHRH）

由下丘脑分泌，促进腺垂体分泌生长激素（GH）。

2. 生长激素抑制激素（GHIH）

由下丘脑分泌，抑制腺垂体分泌生长激素（GH）、促甲状腺激素（TSH）和催乳素（PRL）。

3. 促肾上腺皮质激素释放激素（CRH）

由下丘脑分泌，促进腺垂体释放促肾上腺皮质激素（ACTH）。

4. 促甲状腺激素释放激素（TRH）

由下丘脑分泌，促进腺垂体分泌促甲状腺激素（TSH）。

5. 催乳素释放肽（PRP）

由下丘脑分泌，促进腺垂体分泌催乳素（PRL）。

6. 催乳素抑制因子（PIF）

由下丘脑分泌，抑制腺垂体分泌催乳素（PRL）。

7. 抗利尿激素（ADH）

又称血管升压素，由下丘脑的视上核和室旁核细胞分泌，经下丘脑-垂体束到达神经垂体后叶后释放出来，参与蛋白质、脂类、糖类的合成、转化与分解；在中枢神经系统可调节颅内压和脑组织代谢；参与体温调节。

下丘脑内还有监察细胞存在，能感受血液中一些激素浓度的变化，反馈调节下丘脑调节肽的分泌。

8. 生长激素（GH）

由腺垂体分泌，调节糖、脂肪、蛋白质等物质代谢。生长激素可促进蛋白质代谢，使蛋白质合成大于分解；促进脂肪分解；对胰岛素有拮抗作用，抑制外周组织摄取和利用葡萄糖而使血糖升高；可刺激产热，其特点是起效较快，但维持时间较短。

9. 促肾上腺皮质激素（ACTH）

由腺垂体分泌，促进肾上腺皮质分泌糖皮质激素（GC），以及儿茶酚胺的合成和分泌量。

10. 促甲状腺激素（TSH）

由腺垂体分泌，调节甲状腺增殖、甲状腺激素的合成和分泌。

11. 催乳素（PRL）

由腺垂体分泌，参与物质代谢的调节。

12. 甲状腺激素（TH）

由甲状腺分泌，包括甲状腺素（T_4）和三碘甲状腺原氨酸（T_3），分别占分泌总量的93%和7%。其具有以下作用：

①增强能量代谢。除了脑、脾和性腺（睾丸）外，能使全身绝大多数组织基础氧消耗增加。能使线粒体增大、数量增加、线粒体呼吸过程加速、氧化磷酸化加强。提高基础代谢率；如果人体暴露于寒冷环境中数周，甲状腺的活动明显增强，甲状腺激素大量分泌，使人体代谢率可增加20%～30%。甲状腺功能亢进患者的基础代谢率可增高35%左右；甲状腺功能低下患者的基础代谢率可降低15%左右。甲状腺激素调节代谢的特点是作用缓慢，但持续时间长。

②对三大营养物质代谢的作用。在正常情况下甲状腺激素主要是促进蛋白质合成，特别是使骨、骨骼肌、肝等蛋白质合成明显增加，这对幼年时的生长、发育具有重要意义。然而甲状腺激素分泌过多，反而使蛋白质，特别是骨骼肌的蛋白质大量分解，因而消瘦无

力。在糖代谢方面，甲状腺激素有促进小肠黏膜对糖的吸收及肝糖原分解的作用。同时它还能促进外周组织对糖的利用，甲状腺功能亢进时血糖升高，有时出现尿糖。总之，甲状腺激素加速了糖和脂肪代谢，特别是促进许多组织的糖、脂肪及蛋白质的分解氧化过程。甲状腺功能亢进时有怕热、多汗等症状。除了脑、脾和性腺（睾丸）外，甲状腺激素能使全身绝大多数组织基础氧消耗增加，产热量增加。

13. 胰岛素

由胰岛 β 细胞分泌，占胰岛细胞的 60% ～ 70%。胰岛对糖代谢的调节机制为：促进组织、细胞对葡萄糖的摄取和利用，加速葡萄糖合成为糖原，贮存于肝和肌肉中，并抑制糖异生，促进葡萄糖转变为脂肪酸，贮存于脂肪组织，导致血糖下降。胰岛素促进葡萄糖氧化生成高能磷酸化合物。胰岛素缺乏时，血糖浓度升高，如超过肾糖阈，尿中将出现糖，引起糖尿病。

对脂肪代谢的调节：胰岛素促进肝合成脂肪酸，然后转运到脂肪细胞贮存。在胰岛素的作用下，脂肪细胞也能合成少量的脂肪酸。胰岛素还促进葡萄糖进入脂肪细胞，除了用于合成脂肪酸外，还可转化为 α-磷酸甘油，脂肪酸与 α-磷酸甘油形成甘油三酯，贮存于脂肪细胞中；抑制脂肪酶的活性，减少脂肪的分解。胰岛素缺乏时，出现脂肪代谢紊乱，脂肪分解增强，血脂升高，动脉硬化，加速脂肪酸在肝内氧化，生成大量酮体，由于糖氧化过程发生障碍，不能很好地处理酮体，以致引起酮血症与酸中毒。

对蛋白质代谢的调节：胰岛素促进蛋白质合成过程表现在：①促进氨基酸通过膜的转运进入细胞；②可使细胞核的复制和转录过程加快，增加 DNA 和 RNA 的生成；③作用于核糖体，加速翻译过程，促进蛋白质合成。另外，胰岛素还可抑制蛋白质分解和肝糖异生。

由于胰岛素能增强蛋白质的合成过程，所以，它对人体的生长也有促进作用，但胰岛素单独作用时，对生长的促进作用并不很强，只有与生长素共同作用时，才能发挥明显的效应。

14. 胰高血糖素

由胰岛 α 细胞（约占胰岛细胞的 20%）分泌，为胰岛素的主要拮抗激素，能促进体内能源物质分解供能，主要靶器官是肝，促进肝糖原分解，促进氨基酸进入肝细胞，在肝内转变为糖，抑制肝糖原合成，促进葡萄糖异生和分解，促进脂肪分解，抑制肝内蛋白质合成，促进其分解。

15. 糖皮质激素

由肾上腺皮质束状带与网状带分泌，具有以下作用：①促进糖原异生和糖原合成，抑制糖的有氧氧化和无氧酵解，而使血糖来路增加，去路减少，升高血糖。②促进蛋白质分解，抑制其合成，形成负氮平衡。GCS 可提高蛋白分解酶的活性，促进多种组织（淋巴、肌肉、皮肤、骨、结缔组织）中蛋白质分解，并使滞留在肝中的氨基酸转化为糖和糖原而减少蛋白质合成。③促进脂肪分解，抑制其合成。因其可激活四肢皮下脂酶，使脂肪分解并重新分布于面、颈和躯干部，可出现满月脸、水牛背等"向心性肥胖"。

16. 肾上腺素、去甲肾上腺素和少量的多巴胺

由肾上腺髓质嗜铬细胞分泌，能加强肌糖原和肝糖原分解，加强脂肪分解，升高血糖，增强葡萄糖与脂肪酸氧化。可刺激产热，其特点是起效较快，但维持时间较短。

兴奋时节前纤维末梢释放乙酰胆碱，作用于嗜铬细胞膜，促使肾上腺髓质激素分泌，也促进儿茶酚胺的合成。

17. 卵泡素、孕酮、松弛素和女性激素

由卵巢分泌，能降血糖，能升高体温。

18. 肠高血糖素

由小肠 L 细胞分泌，具有较弱的胰高糖素的生物活性，能与肝细胞膜受体结合，激活腺苷酸环化酶，刺激胰岛素分泌；分泌肠促胰岛素，促进胰岛素分泌。

19. 前列腺素（PG）

由人体各种组织分泌，促进脂肪分解。

20. 瘦素

是由肥胖基因编码的 16kD 的单链蛋白质，在脂肪组织表达，通过中枢及外周受体影响摄食、能量消耗、脂肪分解等。当人体能量摄入过剩而转换成脂肪储存，脂肪细胞含脂质增多而增大时，能促进瘦素表达。瘦素与靶细胞受体结合后，可激活 JAK，进而使 STAT 磷酸化，磷酸化的 STAT 进入核内调节细胞的代谢活动和能量消耗（细胞内机制）。另外，瘦素还可抑制下丘脑的摄食中枢而兴奋饱中枢，抑制食欲，减少食物的摄入量（细胞外机制）。

21. 神经降压素（NT）

广泛分布于中枢神经系统和胃肠道内，使血糖升高，能降低体温。

（二）肝藏支配内脏运动（疏泄）对肾藏同化异化（气化）功能的调节

体温调节是指温度感受器接受体内、外环境温度的刺激，通过体温调节中枢的活动，引起内分泌腺、骨骼肌、皮肤血管和汗腺等组织器官活动的改变，从而调整人体的产热和散热过程，使体温保持在相对恒定的水平。

肝藏支配内脏运动（疏泄）对肾藏同化异化（气化）功能的体温调节属于自主性体温调节，即人体通过调节其产热和散热的生理活动，如寒战、发汗、血管舒缩等，以保持体温相对恒定的调节过程。

（1）外周温度感受器

是指存在于皮肤、黏膜和内脏中的对温度变化敏感的游离神经末梢。温度感受器在皮肤呈点状分布，冷感受器较多，大约是热感受器的 5～11 倍。

（2）体温调节中枢

体温调节的主要中枢部位位于下丘脑。一般认为它应包括视前区-下丘脑前部（PO/AH）和下丘脑后部。在视前区-下丘脑前部存在着较多的热敏神经元和少数冷敏神经元。视前区-下丘脑前部接受温度刺激后，把信息传到下丘脑后部进行整合，调节产热和散热的过程，使体温保持相对稳定。例如，在寒冷环境中，当体温降低到一定程度时，便会刺激体温调节中枢，使人体的代谢活动加强，产热增加，同时皮肤血管收缩，使体表散热减少，于是体温回升。

（3）汗腺的神经支配

汗腺由交感神经支配，通过其节后纤维末梢释放乙酰胆碱而引起汗腺分泌活动。支配汗腺的交感节前纤维来自脊髓灰质侧角的中间外侧柱，它们在交感神经链的神经节中形成突触，换元后发出节后纤维分布到汗腺。

支配头面部汗腺的是由胸1和胸2段脊髓灰质侧角的中间外侧柱发出的节前纤维，在颈上神经节中形成突触，由此发出节后纤维进入三叉神经的分支分布到面部的汗腺。这些纤维也与颈丛的分支一起到达第2和第4颈皮节，然后由颈中神经节发出。交感节后纤维支配颈部和胸部上区的汗腺。支配上肢汗腺的交感神经是从胸1～8段发出的节前纤维进入颈下神经节和胸1～2神经节，由此发出节后纤维分布到上肢的汗腺。支配躯干汗腺的神经来自胸5～12段发出的节前纤维，节后纤维的分布大致与皮节的感觉神经分布一致。下肢的汗腺则接受由胸12段发出的节前纤维支配，这些纤维通过交感链的下部到第2～4腰神经节换元后，发出节后纤维分布到下肢的汗腺。

（三）心藏产生有意识精神活动（藏神）功能对肾藏同化异化（气化）的调节

（1）行为性体温调节

即人体通过其行为使体温不致过高或过低的调节过程。如人在寒冷时原地踏步、跑动、趋向日光以取暖，炎热时躲在树荫下。

（2）前馈体温调节

控制部分在反馈信息尚未到达前已受到纠正信息（前馈信息）的影响，及时纠正其指令可能出现的偏差，这种自动控制形式称为前馈。如人借助视、听等感觉器官，掌握了气温升降信息，信息传递到脑，脑发出指令增减衣着，创设人工气候环境以祛暑御寒。

另外，乳酸是体内一种不完全氧化的代谢中间产物。在供氧充足的情况下，可以继续氧化提供能量。在微循环范畴内，乳酸是参与局部调节生理机制的重要物质。

四、肾藏泌尿（主水）功能协同的调节结构

肾藏泌尿（主水）功能协同的调节主要表现为体液调节和神经调节。肾藏的体液调节

（藏精）功能对肾藏泌尿（主水）功能协同的调节属于体液调节；肝藏支配内脏运动（疏泄）功能对肾藏泌尿（主水）功能协同的调节属于神经调节；另外，自身调节也发挥一定作用。

（一）肾藏的体液调节（藏精）功能对肾藏泌尿（主水）功能协同的调节

主要表现为下丘脑-垂体-肾上腺轴对泌尿功能的调节。

1. 血管升压素（VP）

由下丘脑视上核和室旁核分泌，也称抗利尿激素（ADH）、精氨酸血管升压素（AVP），促进肾小管对水分的重吸收，从而使尿量减少。

2. 促肾上腺皮质激素释放激素（CRH）

由下丘脑分泌，促进腺垂体释放促肾上腺皮质激素（ACHT）。

3. 生长激素抑制激素（GHIH）

由下丘脑分泌，抑制腺垂体释放促肾上腺皮质激素（ACHT）。

4. 促肾上腺皮质激素（ACHT）

由腺垂体的远侧部和结节部（合称垂体前叶）分泌，主要作用于肾上腺皮质的球状带，分泌盐皮质激素（MC）。

5. 盐皮质激素（MC）

由肾上腺皮质球状带分泌，包括醛固酮、11-去氧皮质酮、11-去氧皮质醇。其中，醛固酮生物活性最强，其次是去氧皮质酮。盐皮质激素作用于肾远曲小管和集合管上皮细胞，以及汗腺、唾液腺导管及胃肠道上皮细胞，发挥保钠、保水、排钾作用，引起血容量增多。它与下丘脑分泌的抗利尿激素相互协调，共同维持体内水、电解质的平衡。

6. 糖皮质激素

由肾上腺皮质束状带与网状带分泌，能排水、保钠、排钾、排钙，调节水盐代谢。

在人体的水、电解质的平衡中，糖皮质激素承担45%，醛固酮承担45%，另一种盐皮质激素去氧皮质酮承担10%。

7. 肾上腺髓质素（ADM）

由肾上腺髓质嗜铬细胞分泌，受交感神经节前纤维直接支配，利尿，利钠，抑制血管紧张素Ⅱ和醛固酮的释放。

8. 肾素

由肾小球旁器的球旁细胞分泌，使由肝生成的血管紧张素原水解为血管紧张素Ⅰ（Ang I）。Ang I能刺激肾上腺髓质分泌肾上腺素。Ang I随血液流经肺循环，受肺所含的血管紧张素转换酶（ACE）作用，被水解血管紧张素Ⅱ（Ang Ⅱ）。血管紧张素Ⅱ促进肾上腺皮质分泌醛固酮；部分血管紧张素Ⅱ受血浆和组织液中血管紧张素酶A的作用，被水解为血管紧张素Ⅲ。

另外，松果体分泌 8-精缩宫素（AVT，精氨酸加压催产素），抗利尿。血管内皮细胞分泌内皮素，收缩肾小动脉，刺激心钠素的释放，抑制肾素释放。心房肌细胞分泌心房钠尿肽（ANP），又称心钠素或心房肽，促进肾脏排钠、排水。心室肌细胞分泌脑利钠肽（BNP），又称脑钠素，促进肾脏排钠、排水。各种组织分泌前列腺素（PG），调节肾血流量，促进水、钠排出。

（二）肝藏支配内脏运动（疏泄）功能对肾藏泌尿（主水）功能的调节

1. 影响尿液生成

肾交感神经节前神经元胞体位于脊髓胸 12 至腰 2 节段的中间外侧柱，其纤维进入腹腔神经节和位于主动脉、肾动脉部的神经节。节后纤维与肾动脉伴行，支配肾动脉（尤其是入球小动脉和出球小动脉的平滑肌）、肾小管和球旁细胞。节后纤维末梢释放去甲肾上腺素，调节肾血流量、肾小球滤过率、肾小管的重吸收和肾素的释放。肾神经中有一些纤维释放多巴胺，引起肾血管舒张。肾脏各种感受器的感觉信息可经肾传入神经纤维传入至中枢，调节肾脏的功能。一般认为肾脏无副交感神经末梢分布。

肾交感神经兴奋时，①通过肾脏血管平滑肌的 α 受体，引起肾血管收缩而减少肾血流量。由于入球小动脉比出球小动脉收缩更明显，使肾小球毛细血管血浆流量减少，毛细血管血压下降，肾小球滤过率下降。②通过激活 β 受体，使近球小体的近球细胞释放肾素，导致血液循环中血管紧张素Ⅱ和醛固酮浓度增加，血管紧张素Ⅱ可直接促进近端小管重吸收 Na^+，醛固酮可使髓袢升支粗段、远端小管和集合管重吸收 Na^+，并促进 K^+ 的分泌。③可直接刺激近端小管和髓袢（主要是近端小管）对 Na^+、Cl^- 和水的重吸收。

肾交感神经活动受许多因素的影响，如血容量改变（通过心肺感受器反射）和血压改变（通过压力感受器反射）等，均可引起肾交感神经活动改变，从而调节肾脏的功能。

2. 影响储尿和排尿

（1）感受器

位居输尿管、膀胱的痛、压力、化学、容量、渗透压感受器。

（2）中枢

大脑第二感觉区及边缘系统。

脊髓对内脏活动的调节是初级的，排尿反射可在脊髓水平完成，但受高位中枢的控制。

（3）自主神经

膀胱逼尿肌和内括约肌受副交感和交感神经的双重支配。

①副交感神经：节前神经元的胞体位于脊髓第 2～4 骶段，节前纤维行走于盆神经中，在膀胱壁内换元，节后纤维分布于逼尿肌和内括约肌，其末梢释放乙酰胆碱，能激活

逼尿肌上的 M 受体，使逼尿肌收缩。

②盆神经：含感觉纤维，能感受膀胱壁被牵拉的程度，后尿道的牵张刺激是诱发排尿反射的主要信号。

③阴部神经：阴部神经兴奋时，外括约肌收缩；反之，外括约肌舒张。排尿反射时可反射性抑制阴部神经的活动。

④交感神经：起自腰段脊髓，经腹下神经到达膀胱。刺激交感神经可使膀胱逼尿肌松弛、内括约肌收缩（通过 α 受体）和血管收缩。交感神经含感觉传入纤维，可将引起痛觉的信号传入中枢。

（4）排尿反射

排尿反射是一种脊髓反射，但脑的高级中枢可抑制或加强其反射过程。膀胱平滑肌和其他平滑肌被牵拉时，起初平滑肌张力加大，以后平滑肌松弛，张力恢复到原先水平，这称为应力舒张。当膀胱的容积大于 300 ～ 400ml 时，膀胱内压才明显升高，在此基础上，尿量稍有增加就会引起膀胱内压迅速升高。当膀胱内尿量达到一定充盈度（约 400 ～ 500ml）时，膀胱壁上，特别是后尿道的感受器受牵张刺激而兴奋，冲动沿盆神经传入纤维传至脊髓骶段的排尿反射初级中枢，同时，冲动也上传到达脑干（脑桥）和大脑皮层的排尿反射高位中枢，并产生尿意。高位中枢可发出强烈抑制或兴奋冲动控制骶髓初级排尿中枢。脑桥可产生抑制和兴奋冲动，大脑皮层中枢主要产生抑制性冲动。

在发生排尿反射时，骶段脊髓排尿中枢的传出信号经盆神经传出，引起逼尿肌收缩，尿道内括约肌舒张，于是尿液被压向后尿道。进入后尿道的尿液又刺激尿道的感受器，冲动沿传入神经再次传至骶段脊髓排尿中枢，进一步加强其活动，这是一个正反馈过程，使逼尿肌收缩更强，尿道外括约肌开放，于是尿液被强大的膀胱内压（可高达 $150cmH_2O$）驱出。这一正反馈过程可反复进行，直至膀胱内的尿液被排完为止。排尿后残留在尿道内的尿液，在男性可通过球海绵体肌的收缩将其排尽，而在女性则依靠尿液的重力而排尽。

3. 影响汗腺分泌

（1）发汗中枢

视前区-下丘脑前部：由下丘脑前部发汗中枢发出的神经纤维大部分在脑桥上部交叉，少数纤维在颈部脊髓交叉，然后到达脊髓灰质侧角的中间外侧柱形成突触，由此再发出纤维支配汗腺。

（2）汗腺的神经支配

汗腺受交感神经支配，通过其节后纤维末梢释放乙酰胆碱而引起汗腺分泌活动。支配汗腺的交感节前纤维来自脊髓灰质侧角的中间外侧柱，它们在交感神经链的神经节中形成突触，换元后发出节后纤维分布到汗腺。

（三）自身调节

肾脏的一个重要特性是在安静情况下，当肾动脉灌注压在一定范围内（80 ～

180mmHg）变动时，肾血流量能保持相对稳定。当肾动脉灌注压在一定范围内降低时，肾血管阻力将相应降低；反之，当肾动脉灌注压升高时，肾血管阻力则相应增加，因而肾血流量能保持相对恒定。在没有外来神经支配的情况下，肾血流量在动脉血压一定的变动范围内能保持恒定的现象，称为肾血流量的自身调节。肾血流量的这种调节不仅使肾血流量保持相对恒定，而且使肾小球滤过率（GFR）保持相对恒定，可防止肾排泄（如水和钠等）因血压波动而出现大幅度波动。当肾动脉灌注压超出上述范围时，肾血流量将随灌注压的改变而发生相应的变化。肾血流量主要取决于肾血管阻力，包括入球小动脉、出球小动脉和叶间小动脉的阻力，其中最重要的是入球小动脉的阻力。

五、肾藏体液调节（藏精）功能协同的调节结构

肾藏体液调节（藏精）功能协同的调节主要表现为神经调节。肝藏支配内脏运动（疏泄）功能对肾藏体液调节（藏精）功能协同的调节属于神经调节。

下丘脑的一些神经元兼有神经元和内分泌细胞的功能，这类细胞既能产生和传导神经冲动，又能合成和释放激素，故称神经内分泌细胞，它们产生的激素称为神经激素。神经激素可沿神经细胞轴突借轴浆流动运送至末梢而释放，这种方式称为神经分泌，可将来自中枢神经系统其他部位的神经活动电信号转变为激素分泌的化学信号，以协调神经调节与激素调节的关系。

下丘脑与垂体在结构与功能上的联系非常密切，又称为下丘脑-垂体功能单位，包括：

①下丘脑-腺垂体系统。下丘脑与腺垂体之间并没有直接的神经联系，但存在独特的血管网络，即垂体门脉系统。垂体上动脉先进入正中隆起，形成初级毛细血管网，然后再汇集成几条垂体长门脉血管进入垂体，并再次形成次级毛细血管网。这种结构可经局部血流直接实现腺垂体与下丘脑之间的双向沟通，而不需通过体循环。下丘脑的内侧基底部，包括正中隆起、弓状核、腹内侧核、视交叉上核和室周核以及室旁核内侧的小细胞神经元组成小细胞神经分泌系统。这些神经元胞体发出的轴突多终止于下丘脑基底部正中隆起，与初级毛细血管网密切接触，其分泌物可直接释放到垂体门脉血管血液中。因为能产生多种调节腺垂体分泌的激素，故又将这些神经元胞体所在的下丘脑内侧基底部称为下丘脑的促垂体区。

②下丘脑-神经垂体系统。神经垂体不含腺细胞，其自身不能合成激素。神经垂体激素实际是由下丘脑视上核和室旁核等部位的大细胞神经元合成的。大细胞神经元轴突向下投射到神经垂体，形成下丘脑-垂体束。视上核和室旁核合成的血管升压素（VP）和缩宫素（OT）经轴浆运输到神经垂体的末梢并储存，人体需要时由此释放入血。神经垂体与腺垂体的毛细血管网之间还存在垂体短门脉血管联系。

神经激素包括：促甲状腺激素释放激素（TRH）、促性腺激素释放激素（GnRH）、生长激素释放激素（GHRH）、生长激素抑制激素（生长抑素）GHIH（SS）、促肾上腺皮质激素释放激素（CRH）、催乳素释放因子（PRF）、催乳素抑制因子（PIF）、促黑（素细

胞）激素释放因子（MRF）、促黑（素细胞）激素抑制因子（MIF）。

第七节　心藏功能协同的调节结构

心藏功能协同的调节主要表现为神经调节和体液调节，自身调节也发挥一定作用。

一、心藏循环（主血脉）功能协同的调节结构

心藏循环（主血脉）功能协同的调节主要表现为神经调节和体液调节。肝藏支配内脏运动（疏泄）功能对心藏循环（主血脉）功能协同的调节属于神经调节。肾藏的体液调节功能对心藏循环（主血脉）功能协同的调节属于体液调节。另外，自身调节也发挥一定作用。

（一）肝藏支配内脏运动（疏泄）功能对心藏循环（主血脉）功能的调节

1. 支配心血管的内脏神经中枢

①大脑新皮层：刺激大脑新皮层外侧面的一定部位可引发血管运动的变化。刺激大脑新皮层 6 区的一定部位可出现上、下肢血管的舒缩反应。

②边缘系统：大脑半球内侧面皮层与脑干连接部和胼胝体旁的环周结构称为边缘叶，其中最内圈的海马、穹隆等为古皮层；较外圈的扣带回、海马回等为旧皮层。边缘叶连同与其密切相关的岛叶、颞极、眶回等皮层，以及杏仁核、隔区、下丘脑、丘脑前核等皮层下结构，统称为边缘系统。还有人把中脑中央灰质及被盖等中脑结构也归入该系统。刺激扣带回前部可出现血压下降或上升、心率减慢，刺激杏仁核可出现心率减慢，刺激隔区可出现血压下降或上升。

③下丘脑：室旁核（PVN）在心血管活动的整合中起重要作用。

④延髓：是心血管活动的最基本中枢。延髓头端腹外侧区（RVLM）是产生和维持心交感神经和交感缩血管神经紧张性活动的重要部位，兴奋时引起交感神经活动加强和血压升高。延髓尾端腹外侧区（VVLM）并不直接投射到脊髓中间外侧柱，而是到达和抑制RVLM 的心血管神经活动，兴奋时抑制交感神经活动并降低血压。延髓孤束核（NTS）是压力感受器、化学感受器和心肺感受器等传入前卫的接替站，并对多种心血管活动的传入信号进行整合。

⑤脊髓：脊髓第 1 胸段至第 2～3 腰段的中间外侧柱有支配心脏和血管的交感节前神经元，脊髓骶段还有支配血管的副交感节前神经元。脊髓对内脏活动的调节是初级的，基本的血管张力反射可在脊髓水平完成，但受高位中枢的控制。

2. 支配心脏的神经

①心交感神经：节前神经元位于脊髓第 1～5 胸段的中间外侧柱，换元后的节后纤维

支配窦房结、心房肌、房室结、房室束和心室肌。节前纤维为胆碱能纤维，节后纤维为肾上腺素能纤维，末梢释放去甲肾上腺素。心交感神经兴奋使心率加快，房室传导加速，心肌收缩力加强。

②心迷走神经：节前纤维起源于延髓的迷走神经背核和疑核，换元后节后纤维支配窦房结、心房肌、房室结、房室束及其分支。心室肌只有少量迷走神经纤维支配。节后纤维释放乙酰胆碱，可引起心率减慢、心内传导速度降低、心房肌收缩力减弱。

③支配心脏的肽能神经纤维：参与对心肌和冠状血管活动的调节。

④心脏的传入神经纤维：其神经末梢主要感受来自心脏的化学、机械牵张和容量刺激。

3. 支配血管的神经

①交感缩血管神经纤维：节前神经元位于脊髓第1胸段至第2~3腰段的中间外侧柱，换元后节后纤维支配体内几乎所有血管平滑肌，节后纤维释放去甲肾上腺素。

②舒血管神经纤维：体内多数血管仅接受交感缩血管神经纤维的单一支配，部分血管还同时接受舒血管神经纤维支配。舒血管神经纤维主要有：交感舒血管神经纤维，分布于骨骼肌血管，平时无紧张性活动，只有当情绪激动、恐惧、发怒和准备做剧烈肌肉活动时才发放冲动，兴奋时其末梢释放乙酰胆碱，使骨骼肌血管舒张，血流量增多；副交感舒血管神经纤维，末梢释放乙酰胆碱，分布于脑膜、唾液腺、胃肠腺和外生殖等部位的血管，作用范围局限，平时也无紧张性活动，兴奋时才引起这些器官的血管舒张，血流量增多。

③肽类舒血管神经纤维：含有降钙素基因相关肽或血管活性肠肽，可引起局部血管舒张。

小动脉平滑肌只接受交感神经一种纤维的支配。

4. 心血管的神经反射

（1）颈动脉窦和主动脉弓压力感受性反射

压力感受器位于颈动脉窦和主动脉弓血管外膜下的感觉神经末梢，感受血管壁的机械牵张刺激。颈动脉窦压力感受器的传入神经纤维组成窦神经加入舌咽神经进入延髓；主动脉弓压力感受器的传入神经纤维行走于迷走神经干内，随之进入延髓，然后与心血管中枢的多级神经元发生联系，产生运动信号影响效应器。

当动脉血压升高时，压力感受性反射增强，心迷走神经紧张加强，心交感紧张和交感缩血管紧张减弱，表现为心率减慢、心排出量减少、外周阻力降低，血压下降；当动脉血压降低时，压力感受性反射减弱，引起心率加快、心排出量增多、外周阻力增大，血压回升。

（2）颈动脉体和主动脉体化学感受性反射

颈动脉体和主动脉体的化学感受器感受动脉血中的 O_2 分压降低、CO_2 分压升高和 H^+

浓度升高等刺激，冲动经窦神经和迷走神经上行至延髓孤束核，然后使延髓内呼吸运动神经元和心血管活动神经元的活动改变而引起化学感受性反射。脉血中 CO_2 分压升高时，CO_2 可通过血-脑脊液屏障，使脑脊液中 H^+ 浓度升高，H^+ 作用于延髓腹外侧的中枢化学感受器，也引起化学感受性反射。化学感受性反射的效应主要是引起呼吸加深加快，再通过呼吸运动的改变反射性影响心血管。

（3）心肺感受器引起的心血管反射

心肺感受器是一些位于心房、心室和肺循环大血管壁内的感受器，能感受机械牵张刺激或前列腺素、腺苷和缓激肽等化学物质的刺激，其传入神经纤维行走于迷走神经或交感神经内。反射活动引起交感神经抑制，使心率减慢、心排出量减少、外周阻力降低、血压下降、肾血流量增加、肾排水和排钠量增多。

容量感受性反射：当心房压升高，尤其是血容量增多时，心房壁的牵张感受器（又称容量感受器或低压力感受器）兴奋，冲动经迷走神经传到中枢，引起交感神经抑制和迷走神经兴奋，不仅使心率减慢、心排出量减少、外周阻力降低和血压下降，还降低血浆血管升压素和醛固酮水平，减少肾远曲小管和集合管对钠、水的重吸收，降低循环血量和细胞外液量。

心交感传入反射：心室壁的交感神经传入末梢能感受缓激肽、过氧化氢和腺苷等内源性或外源性化学物质的刺激，感受心室扩张引起的机械刺激，经心交感神经传入，反射性引起交感神经活动增强和动脉血压升高。

（4）躯体感受器引起的心血管反射

皮肤的冷热刺激、各种伤害刺激和骨骼肌活动都刺激躯体传入神经引起心血管反射。

脂肪传入反射：白色脂肪组织受到瘦素、缓激肽、腺苷或辣椒素等化学刺激可反射性引起交感神经系统激活，促进脂肪分解，并伴有血压升高。

（5）内脏感受器引起的心血管反射

扩张肺、胃、肠、膀胱等空腔器官或挤压睾丸可引起心率减慢和外周血管舒张。

心-腹反射：上腹部突然受钝力压迫或打击可引起心率减慢和血压下降，甚至出现心脏骤停。

心-眼反射：压迫眼球可反射性引起心率减慢。

（6）脑缺血反应

急性大出血、动脉血压过低或颅内压过高时，脑血流量明显减少，可引起脑缺血反应，表现为交感缩血管中枢紧张性显著升高，外周血管强烈收缩，血压升高。

此外，心内肽能神经纤维能分泌 P 物质和神经降压素。肠道神经元分泌血管活性肠肽（VIP），又名舒血管肠肽，是神经递质，能扩张心血管，降低血压。

（二）肾藏的体液调节（藏精）功能对心藏循环（主血脉）功能协同的调节

1. 血管升压素（VP）

下丘脑视上核和室旁核分泌血管升压素（VP），也称抗利尿激素（ADH），合成后经下丘脑-垂体束运送到神经垂体存储。VP 与肾远曲小管和集合管上皮的 V_2 受体结合后可促进水的重吸收，引起抗利尿的作用。VP 作用于血管平滑肌的 V_1 受体，则引起血管收缩，血压升高。

2. 肾素-血管紧张素系统（RAS）

肾素是由肾脏近球细胞分泌的酸性蛋白酶，经肾静脉进入血液循环。肾缺血或血浆中 Na^+ 浓度降低时肾素分泌增多，交感神经兴奋时肾素分泌增多。

肾素将肝脏合成和释放在血浆和组织中的血管紧张素原水解成血管紧张素 I，再分布于血浆和组织，尤其是在肺循环血管内皮表面的血管紧张素转换酶作用下产生血管紧张素 II，血管紧张素 II 在血浆和组织中进一步酶解为血管紧张素 III。

血管紧张素 II 的生物效应：①收缩全身微动脉，升高血压；使静脉收缩，增加回心血量。②促进交感神经末梢释放递质。③通过中枢和外周机制使血管阻力增大，血压升高。④刺激肾上腺皮质合成和分泌醛固酮。醛固酮促进肾小管对钠的重吸收，参与水盐代谢，增加循环血量。

心脏内局部的 RAS 能使心脏重构，调节冠状动脉阻力，抑制心肌细胞增长。血管壁内的 RAS 在体内大小动静脉均有分布，能调节平滑肌张力和内皮功能，参与小血管重塑和促进血栓形成。

血管紧张素 I 能刺激肾上腺髓质分泌肾上腺素。

血管紧张素 III 的生物效应与血管紧张素 II 相似，但缩血管效应仅为血管紧张素 II 的 $10\% \sim 20\%$，而刺激肾上腺皮质合成和分泌醛固酮的作用较强。

3. 肾上腺素和去甲肾上腺素

肾上腺髓质分泌肾上腺素（占 80%）和去甲肾上腺素（占 20%），交感神经节后神经元、脑内肾上腺素能神经末梢能释放的去甲肾上腺素，少量进入血液循环。两者都能使心率和心内传导速度加快，心肌收缩力增强，心排出量增加，血压升高。

4. 肾上腺髓质素（ADM）

由肾上腺髓质嗜铬细胞、血管平滑肌和内皮细胞产生，调节血管平滑肌的张力，舒张血管，降低外周阻力，并使肾脏排水和排钠增多，具有持久的降压作用；使血管内皮细胞合成和释放 NO，后者再使血管舒张。

5. 肾上腺皮质激素

通过对儿茶酚胺类激素的允许作用，增加心肌、血管平滑肌细胞肾上腺素能受体的数量，并使受体与儿茶酚胺的亲和力增加，加强心肌收缩力，增加血管紧张度，参与正常血压的维持；抑制前列腺素的合成，降低毛细血管的通透性，减少血浆滤过，维持循环血量。

6. 胰岛素

胰岛素对心脏有直接的正性变力作用。

7. 胰高血糖素

胰高血糖素对心脏有直接的正性变力与变时作用。

8. 甲状腺素

能增强心室肌的收缩和舒张功能，加快心率，增加心排出量和心脏做功量。

9. 神经降压素（NT）

广泛分布于中枢神经系统和胃肠道内，具有降压作用，包括中枢降压和外周扩血管的作用。

10. 心血管活性多肽

心房钠尿肽（ANP）：主要由心房肌细胞合成。其具有以下作用：①舒张血管，降低血压；②利钠、利尿、减少循环血量；③抑制血管内皮细胞、平滑肌细胞、心肌成纤维细胞等多种细胞的增殖；④对抗 RAS、内皮素和交感系统的缩血管作用。

脑钠尿肽（BNP）：由心室肌产生，能拮抗肾素-血管紧张素系统 RAS，利钠和利尿，降低血容量。

抗心律失常肽：由心脏分泌，能减慢心律，延长心电图 Q-T 间期，对抗高钙、低钾和毒毛旋花苷 G 引起的心律失常。

此外，由垂体分泌的 β-内啡肽可降低血压。由感觉神经末梢释放的降钙素基因相关肽（CGRP）能舒张血管，并对心肌具有正性变力、变时作用，使心率加快，心肌收缩力增强，心排血量增加。

11. 血管活性物质

（1）血管内皮生成的一氧化氮（NO），L-精氨酸在一氧化氮合酶的作用下生成，能舒张血管；抑制血小板黏附，防止血栓形成；抑制平滑肌细胞的增殖。

（2）血管内皮生成前列腺素，是各种组织血管内皮细胞膜上花生四烯酸的代谢产物，半衰期仅 1～2 分钟，能舒张血管，抑制血小板聚集。

（3）血管内皮生成内皮超级化因子（EDHF），能舒张血管。

（4）血管内皮生成内皮素（ET），具有强烈而持久的缩血管效应。

12. 气体信号分子

一氧化碳（CO）：血红素在血红素加氧酶作用下生成内源性 CO，能快速自由透过细胞膜产生舒血管作用。

硫化氢（H_2S）：由 L-半胱氨酸为底物产生，能舒张血管，维持正常血压。

另外，由红细胞、甲状旁腺分泌高血压因子和抗高血压因子，能调节血压。尾加压素

Ⅱ能持续、高效地收缩血管。

心脏的正常收缩离不开钾，人体内的 K^+ 大约98%存在于细胞内，因而细胞外钾浓度的轻微变化就可能对心脏产生严重影响。

(三) 自身调节

1. 代谢性自身调节

当组织代谢活动增强时，局部组织中氧分压降低，CO_2、腺苷、乳酸、H^+、K^+ 等多种代谢产物积聚，都能使局部的微动脉和毛细血管前括约肌舒张，引起局部的血流量增多，向组织提供更多的氧，并带走引起血管舒张的多种代谢产物，这又使微动脉和毛细血管前括约肌收缩，如此周而复始。

2. 肌源性自身调节

许多血管平滑肌经常保持一定的紧张性收缩，称为肌源性活动。血管平滑肌被牵张时其肌源性活动加强。当供应某一器官血管的灌注压突然升高时，血管平滑肌受到牵张刺激，毛细血管前阻力血管肌源性活动增强，使器官血管的血流阻力增大，器官的血流量不致因灌注压升高而增多。反之，当器官血管的灌注压突然降低时，阻力血管舒张，血流量仍保持相对稳定。

第五章　五藏功能节律的关系结构

在第三章和第四章，我们讨论了五藏功能性质的执行结构、功能实现的保障结构、功能态势的维系结构和功能协同的调节结构，可借以说明人体保持其结构和功能稳定的自组织能力。

地球围绕太阳的公转形成了四季。人体源于自然界，并在适应自然界的过程中形成了五藏功能态势的四季节律，即"人以天地之气生，四时之法成"（《素问·宝命全形论》），称为五藏的功能节律。在本章，我们将讨论决定五藏功能节律的阴阳五行关系结构，借以阐明人体顺应环境变化的自适应能力，中医称为天人相应。

第一节　天人相应原理

"天"是指自然界，"人"是指人体，"相应"是指相互感应，相互适应，相互对应。天人相应原理认为：（1）自然界不断影响人体，人体不断适应自然界。（2）自然界与人体在形态结构和运动规律上相互对应，具有相似性。

人（小宇宙）作为自然界（大宇宙）的组成部分，在组成结构和运动规律上与自然界相似，可被看作部分与整体的自相似。这种自相似现象在人体及自然界普遍存在且受现代混沌理论的支持。

（一）人体与自然界的自相似现象

人体的自相似现象，早在两千年前的《黄帝内经》时期就已被认识并用于临床疾病诊治。如耳、头皮、眼睛、舌体、寸口、面部、尺肤等，每一相对独立的器官都有反映整个人体的代表点，通过观察这些代表点的变化并施以恰当治疗，可用以诊治相应内脏的疾病，于是发展出耳针、头针、五轮学说、舌诊、脉诊、面诊、尺肤诊等诊疗方法。

（二）非线性关系

线性是指量与量之间按比例、成直线的关系，在数学上可以理解为一阶导数为常数的函数；非线性则是指不按比例、不成直线的关系，一阶导数不为常数。凡是能用非线性描述的关系，通称非线性关系。非线性关系是现实世界的普遍现象，使客体表现出自相似的结构和运动规律。

针对世代不重叠的虫口系统的变化，生态学建立的逻辑斯蒂（Logistic）差分方程就是非线性的。经适当变换坐标和尺度，可将其表成

$$x_{n+1} = Kx_n(1-x_n) \tag{1}$$

其中控制参数 K 反映系统的非线性程度和环境对系统的影响。

虫口系统的动态行为或演化过程可通过（1）的迭代运算表示。$0 \leqslant K \leqslant 1$ 时，迭代结果趋于 0，即虫口向灭种方向演化；$1 < K < 3$ 时，迭代结果趋于（$1 - \frac{1}{K}$），虫口数量趋于定值；但若 $K = K_1 = 3$，系统由一点周期分叉为稳定的两点周期；$K = K_2 = 3.449$，系统由两点周期分叉为稳定的四点周期；$K = K_3 = 3.554$，系统由四点周期分叉为稳定的八点周期；$K = K_\infty = 3.57$，系统的定态解分叉为 2^∞ 点周期，呈现混沌运动。图 5-1 为 $2.8 \leqslant K \leqslant 4$ 时的迭代结果。

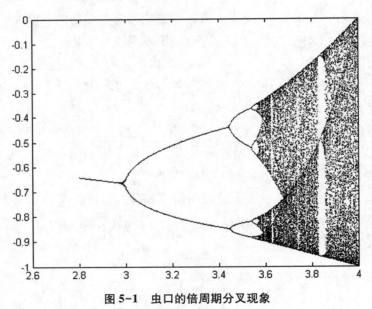

图 5-1　虫口的倍周期分叉现象

（1，K_∞）称为周期区。在该区内系统的行为特点是：①在分叉点序列 K_1，K_2，K_3，$\cdots$，K_∞ 中，两个相邻分叉点的距离按几何级数迅速递减。费根鲍姆（*Feigenbaum*）通过大量数值运算发现，若以下式定义分叉点的收敛速率

$$\delta_n = \frac{K_n - K_{n-1}}{K_{n+1} - K_n}$$

则有

$\delta = \lim\limits_{n \to \infty} \delta_n = 4.6692016\cdots$。

②每经过一次分叉，纵标方向上的结构也在缩小的标度上重复出现，分叉越多，该方

向上的标度愈小。当 $K \to K_\infty$ 时，这种标度缩小的因子也趋于常数 $\alpha = 2.502907875\cdots$，$\alpha$ 称为标度变换因子。

$[K_\infty, 4]$ 称为混沌区。在该区内系统的定态行为亦有一定规律性。从图 5-1 中肉眼可以分辨出四类混沌运动区域：$3.679 < K < 4$ 是一带区，混沌区连成一片，迭代所得定态解随机地落在这一片中；$3.593 < K < 3.679$ 是二带区，分为上下两片，迭代结果的定态解顺次落入两片中，在每一片中又是随机发生；$3.575 < K < 3.593$ 是四带区，由四个混沌片组成；$3.571 < K < 3.575$ 是八带区，由八个混沌片组成。如果提高分辨率，还可在 3.571 到 K_∞ 之间发现 2^4，2^5，$\cdots$，2^n，$\cdots$ 带区，其中 2^n 带区由 2^n 个混沌片组成，定态解顺次落入各片，在每一片中的分布又是随机的。可见沿着 K 从 4 减少到 K_∞ 的方向，也存在着一个二分叉序列，一片混沌分叉为两片，再分叉为四片、八片……，称为倒分叉序列，与周期区的正分叉序列分别从两个方向趋于 K_∞。有趣的是，倒分叉序列中 K 的收敛速率也是费根鲍姆常数 δ。

混沌区内系统行为的规律性还表现在其中嵌有的许多周期窗口。在这些窗口内，系统有稳定的周期解，各带区中的每一片的周期窗口从右向左顺序都是 3，5，7，9，$\cdots$。

大量研究表明，上述结果具有两个特性：①普适性。从逻辑斯蒂映射中发现的分叉现象，对于很大一类一维非线性映射［如单峰映射，其特点是：对于一维非线性映射，$x_{n+1} = f(k, x_n)$，f 和 f' 是连续的，f 在区间 I 有一个极大值，该点附近 f 可展开为 $f(k, x) = f_{max} - a(x - x_m)^c + \cdots$ ］及某些高维映射具有普遍意义。关于分叉过程的许多定性和定量性质（如 δ，α）与映射函数的具体形式无关。②自相似性。在图 5-1 的周期区或混沌区的窗口中，适当选取一个小单元，放大之后可看到与整个一级混沌具有整体相似的结构。例如从混沌区的周期 3 窗口中取出居中的那一个的尾部加以放大，就可看到与一级混沌相似的情景，其中仍嵌有许多周期窗口，且有同样的周期序列。如果再把这个二级混沌中周期 3 窗口居中的那一个的尾部取出放大，还可以看到结构相似的三级混沌，其中仍嵌有同样的周期窗口。这是一种无穷嵌套的自相似结构。

（三）　自然分形

经典几何学把自然界的物体形状抽象成各种规则图形，一维的线、二维的面、三维的体。这些图形都是整数维的，且至少分段光滑。然而自然界中更多的物体形状是极度不规则、极度不光滑的，如凹凸不平的地面、弯弯曲曲的海岸线、枝繁叶茂的树木、飘舞的雪花、浮动的云朵、神秘的星空等。对于这类几何对象，用任何规则的几何图形作为数学模型来描述，都将严重歪曲其真实特征。为此，法国数学家曼德尔布罗特（Mandelbrot）创立了一门以分维数为基础的新数学——分形几何。如果将一个几何对象的线度放大 L 倍时，它本身相应地放大 K 倍，而

$$d = \frac{\ln K}{\ln L} \tag{2}$$

则称数 d 为该几何对象的维数。按照这个定义，通常的点、线、面、体的维数仍是 0、1、2、3，但它已经包含 d 为分数的情形了。

例1　取单位长线段，去掉中间的 $\frac{1}{3}$ 并用底边在去掉的线段上的等边三角形的另两边代替为第一次变换，对变换后的每一线段进行同一操作为第二次变换。变换无限进行所得曲线称科和（Koch）曲线，见图5-2。显然曲线拥有无限长度，且若将线度缩小至原来的 $\frac{1}{3}$，则本身相应地缩小至原来的 $\frac{1}{4}$，故由（2）易得分维数为 $\frac{\ln 4}{\ln 3} = 1.261859507\cdots$。

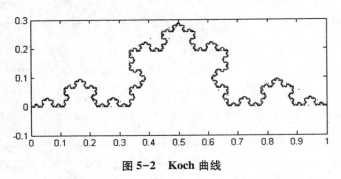

图5-2　Koch 曲线

例2　若应用欧氏几何测量一段海岸线的长度，则随着测量尺度的变小，测得结果将不断增大。原因在于海岸线的结构是小湾之内有小小湾，小半岛之外有小小半岛，是一种分维结构。据计算，英国海岸线的分维数为 1.2，其他国家的海岸线也大体相近。

例3　从人体的资源看，血液是极为宝贵的，且空间是占第一位的限制因素，而血管的反复分枝形成的分维结构是如此有效，以致在大多数组织中没有一个细胞与血管的距离超过四个细胞，但血管与血液所占空间却不超过身体的 5%。

大量事实说明，作为自然界的普遍现象，分形具有两个基本特征：①不能用长度、面积、体积这类规则几何对象的特征量来描述，分形的特征量为分维数。分维是对分形对象内部不均匀性、层次结构性数量特征的刻画，对分形复杂性程度的度量。②分形是一种无标度性对象，在不同的尺度上观察它，看到的是相同的图形。这种局部与整体的相似，局部的局部也与整体相似的特征，是分形最本质的几何特征。但对于具体的自然分形，这种自相似更多地表现为拟相似（如血管分支）和随机相似（如海岸线），而且在自相似层次上也是有限的。

正因为分形及非线性关系普遍存在于人和自然界形成的统一体中，自相似是共同特点，所以"天人相应"是客观存在的。但类似于自然分形，"天人相应"更多地表现为拟相似或随机相似，且不是存在于所有尺度上，尚须就具体问题做进一步探讨。

第二节　阴阳的内涵

（一）事物的质和属性

质是使事物成为其自身并使之区别于其他事物的内在规定性。世界上的事物所以千差万别，是因为它们具有不同的质。如事物的化学元素和组成结构等就是质。铁和铜化学元素不同故有不同的质，金刚石和石墨组成结构不同故有不同的质。所以质是事物本身所固有的，是绝对的。

属性是一事物同它事物发生联系时其质的外在表现。由于事物之间联系的多样性，同一种质可表现为多种属性。如金属受电场作用具有导电性，受外力作用具有延展性，受高温作用具有可熔性。相对于30℃的水而言，20℃的水寒凉；相对于10℃的水而言，20℃的水温热。所以属性不仅取决于事物本身，而且取决于该事物与它事物的联系，是相对的。

（二）阴、阳的含义

哲学意义的阴阳具有两层含义：事物的相对属性和相对属性之间的关系，分别以阴、阳和阴阳命名。

阴、阳的最初含义可能是指日光的向背，背日为阴，向日为阳。后来引申到寒与热、暗与明、下与上、重与轻等许多方面，而发展为哲学概念。可见，阴、阳是相对的，是关于事物的属性（而不是质）的认识，根据文献资料，取

$$阴（X）= \{平静，迟缓，柔和，寒凉，湿润，晦暗，有形，$$
$$浑浊，沉重，在下，在内，在右，在后……\}$$
$$U \{拢缩，下降，向右，向后，机能衰退……\}，$$
$$阳（Y）= \{躁动，迅急，刚烈，温热，干燥，明亮，无形，$$
$$清澈，轻浮，在上，在外，在左，在前……\}$$
$$U \{离散，上升，向左，向前，机以亢进……\}。$$

其中，每一集合都表示成事物的静态属性集合和动态属性集合的并集。这些属性之所以这样分类，是因为：①同一集合中的元素在事物的存在和发展过程中常同时并见。如相对于山南，山北具有潮湿、晦暗、寒凉的属性，都属于阴的集合；②若甲事物相对于乙事物所具有的属性，与丙事物相对于丁事物所具有的属性属于同一集合，则甲事物与丙事物容易发生相互作用，乙事物与丁事物也容易发生相互作用，这种现象被中医学称为同气相求。如头面（位于人体上部属阳）易感受流动不拘的风邪（迅急属阳）而出现头痛、面肿，腿脚（位于人体下部属阴）容易感受黏滞不畅的湿邪（迟缓属阴）而出现股癣、脚气。

属性是对事物所处状态的反映，事物所处状态又是由能量流（单位时间内流过事物的能量，中医称为阳气）来维持的。容易发现，传统意义的属性属阴的事物的能量流较低或正在下降，属性属阳的事物的能量流较高或正在上升，故取 X、Y 分别表示阴和阳的属性集合，那么

$$X = \{x \mid x \text{ 为能量流较低的事物表现的属性}\}$$
$$\cup \{x \mid x \text{ 为能量流正在下降的事物表现的属性}\},$$
$$Y = \{y \mid y \text{ 为能量流较高的事物表现的属性}\}$$
$$\cup \{y \mid y \text{ 为能量流正在上升的事物表现的属性}\}。$$

（三）阴、阳的同一体

寒凉、温热、晦暗、明亮、湿润、干燥、浑浊、清澈等 X、Y 中的元素应是人类借助感官对客观事物的最早而且最直接的感受。寒凉与温热之间、晦暗与明亮之间、湿润与干燥之间、浑浊与清澈之间的特殊对应关系被进一步发现后，人类设立了温度、亮度、湿度、透明度等测量指标，并发明了相应的测量工具替代人类的感官。在哲学上，这些指标被称为对应元素的同一体。如寒凉与温热的统一体为温度，晦暗与明亮的统一体为亮度。

阴、阳是相对的，故用阴、阳说明事物的变化规律时，正确认识阴、阳的同一体及其与观察者的关系是重要的。设在一定时间内气温由 30℃ 降至 10℃。若观察者位于寒凉与温热形成的同一体（温度）之外，可设想观察者位于温度恒定的室内，但通过位于室外的温度计观察气温的变化，则就观察者而言，寒凉与温热同时并见（温度低的一方寒凉，温度高的一方温热），且上述变化过程为寒凉（阴）长 20℃、温热（阳）消 20℃ 的过程。若观察者位于寒凉与温热形成的同一体之中，即观察者身临其境地感受气温变化，则就观察者而言，或感到寒凉，或感到温热，或感到不寒凉也不温热，亦即寒凉与温热不同时并见。而且，如果观察者的最适感受温度（即观察者感到不寒凉也不温热，由观察者对寒热的耐受力和穿着决定）位于气温的实际变化范围（10℃ ~ 30℃）之内，如 20℃，则上述变化过程对观察者而言为由温热（阳）转化为寒凉（阴）的过程。如果观察者的最适感受温度位于气温的实际变化范围之外，如小于 10℃ 或大于 30℃，则上述变化过程对观察者而言尚未发生寒凉（阴）与温热（阳）的转化，只是感觉不太温热了（最适感受温度小于 10℃）或更寒凉了（最适感受温度大于 30℃）。

（四）事物的阴阳分类

虽然所有事物都具有属性，但不是都能分阴阳。事物分阴阳的条件是其具有的相对属性必须属于阴（X）集和阳（Y）集中。如相对于火，水具有寒凉、湿润、晦暗、趋下的属性，可在阴集中找到相应的元素，故水属阴；相反，火即属阳。正气与邪气相比，因找不到对应的属性属于阴集和阳集，所以不能分阴阳。

事物的阴阳分类存在两个特性：①多层次性。亦即阴阳之中又分阴阳。某一层次上能

分阴阳的事物，在其低一层次上也可分阴阳。如白天与夜间分阴阳，则白天明亮、温热属阳，夜间黑暗、寒冷属阴；而就白天来说，则上午是越来越亮、越来越热的过程属阳，下午是越来越暗、越来越冷的过程属阴。②多角度性。同一对事物可从不同角度进行阴阳分类。如心与肾，若从解剖部位分，则心居上属阳，肾位下属阴；若从功能趋向分，因在生理状态下，心火须下行温肾水使之不寒，故属阴，肾水须上行济心火使其不亢，故属阳。

（五）阴与阳的上极限或下极限之和为常数

用寒凉说明气温的变化，与用温热说明气温的变化，与用温度说明气温的变化是等价的。寒凉长（消）20℃等价于温热消（长）20℃，等价于温度下降（上升）20℃，即：

$$寒凉长 20℃ = 温热消 20℃ = 温度下降 20℃，$$
$$寒凉消 20℃ = 温热长 20℃ = 温度上升 20℃。$$

寒凉与温热消长的最大值就是温度变化的极限值。由于事物发展规模的有限性，温度的变化范围是有限的，如热力学第三定律就指出绝对零度（-273.16℃）是不可达到的，故该极限值是有界的，其具体数值取决于温度单位的人为规定。如果仅考虑温度变化的极限值，则有：

$$寒凉的上极限 + 温热的上极限$$
$$= 寒凉的下极限 + 温热的下极限$$
$$= 温度变化的极限$$
$$= 常数$$

一般的，对于 X 中的任一元素，Y 中都有唯一元素与之对应，用以说明表征客观事物变化的某指标相互对立的两个方面。换言之，

$$阴的上极限 + 阳的上极限$$
$$= 阴的下极限 + 阳的下极限$$
$$= 常数$$

该常数的具体数值取决于度量衡，是由人为规定的。

（六）阴阳的定义

阴阳是建立在 X 与 Y 之间的一种特殊关系。借用点集拓扑的"关系"概念，可将阴阳（以 R 表示）定义为

$R = \{(x, y) \mid x \in X, y \in Y,$ 使得 x 的上极限+y 的上极限=x 的下极限+y 的下极限= $C\}$

其中 C 为常数。即从阴集 X 和阳集 Y 中各任取一个元素，若两者的上极限或下极限之和为常数，则两者具有阴阳关系，阴阳是以所有这些具体的阴阳关系为元素构成的集合。非严谨地，阴阳亦可表成

$R = \{$（平静，躁动），（迟缓，迅急），（柔和，刚烈），（寒凉，温热），（湿润，干

燥），（晦暗，明亮），（有形，无形），（浑浊，清澈），（沉重，轻便），（在下，在上），
（在内，在外），（下降，上升），（收缩，离散），……}。

（七）阴阳是一类特殊矛盾

矛盾是表述事物关系的概念，具有同一和斗争两种基本性质。矛盾的同一性是指矛盾
双方相互包含、相互依存的性质；矛盾的斗争性是指矛盾双方相互排斥、相互否定的
性质。

阴阳具有同一性。因为：①阴、阳双方相互依存。每一具体的阴阳关系都是由表征客
观事物的某指标相互对立的两个方面形成的，显然阴或阳都各以对方为己方存在的前提。
没有寒凉就无所谓温热。②阴、阳双方相互包含。既然阴、阳双方是表征客观事物同一指
标相互对立的两个方面，那么由于观察者所处的位置不同，同一状态的事物可能具有不同
的阴、阳属性。例如，如果观察者的最适温度为 30℃，则 20℃ 对观察者而言为寒凉
（阴）；如果观察者的最适温度为 10℃，则 20℃ 对观察者而言为温热（阳）。此即中医所
谓的阴中有阳，阳中有阴，又称阴阳互根。

阴阳具有斗争性。这是由阴、阳双方属性的对立相反性决定的，无须赘述。

因此，凡是阴阳关系必然是矛盾关系。正是由于阴阳有属性的规定，即阴集和阳集，
才使其内涵大于矛盾概念。如果把矛盾关系也以集合表示，那么由于矛盾双方构成的集合
包含阴集和阳集的并集，使得阴阳关系集合是矛盾关系集合的真子集，即阴阳是一类特殊
矛盾，其外延小于矛盾概念。如正气与邪气具有矛盾关系但不具有阴阳关系。

（八）阴阳的消长与转化

量变是指事物数量的增减或场所的变更，是一种渐进的、不显著的变化。质变是指事
物根本性质的变化，是渐进过程的中断。事物在数量上的增减达到一定程度时引起质变。
如液态水变成气态水蒸气。

阴阳是相对的，故用阴阳来研究事物的变化规律时，必须首先明确观察者的位置。对
于客观事物的同一变化过程，若观察者位于阴阳同一体之外，则相对于观察者，阴与阳同
时并见，且为阴消阳长或阳消阴长过程；若观察者位于阴阳同一体之中，则相对于观察
者，阴与阳不同时并见（观察者已居其一），且如果观察者的最适条件位于事物的实际变
化范围之内，则为阴转化为阳或阳转化为阴的过程，如果观察者的最适条件位于事物的实
际变化范围之外，则阴阳双方尚未发生转化。故阴阳的消长与转化只是对于事物的同一变
化过程，因观察的角度不同而产生的不同认识，断非事物发展的两个不同阶段，即量变与
质变过程。

第三节　四季阴、阳的消长规律

(一) 黄赤交角与四季

天文学将以地球为中心，以无限大为半径，内表面分布着天体的虚拟球面称为天球。地球自转形成的赤道面与天球相交而成的大圆称为天赤道。地球公转形成的轨道面与天球相交而成的大圆称为黄道。黄道与天赤道的夹角称为黄赤交角，为23°26′。黄道和天赤道相交于两点，分别叫作春分点和秋分点，白天和夜间等长。黄道上与春分点或秋分点相距90°的两点分别叫作夏至点和冬至点。在北半球，夏至点白天最长，冬至点白天最短。在南半球，春分点和秋分点、夏至点和冬至点正好颠倒。见图5-3。

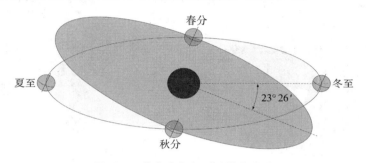

图5-3　黄赤交角与四季的关系图

(二) 四季阴、阳的消长规律

由上节分析知，阴的上极限+阳的上极限＝阴的下极限+阳的下极限＝常数。该常数的大小取决于度量衡，是人为规定的，故可沿用八卦的组成爻数将其取为6。中医认为冬至阴最盛，夏至阳最盛，春分、秋分阴、阳均平；"冬至四十五日，阳气微上，阴气微下；夏至四十五日，阴气微上，阳气微下"（《素问·脉要精微论》）。这里的阴、阳应是太阳光照度的两个方面，光照度高时环境温热、明亮、干燥，为阳的属性；光照度低时环境寒凉、晦暗、湿润，为阴的属性。四季阴、阳的上述变化应是从北半球观察的结果。与现代地图的上北下南、左西右东布局相反，中国传统文化讲究面南而立，左升（东方、春天）右降（西方、秋天）。据此可将一年四季的阴、阳变化排列成图5-4。其中，因为春分时万物生机盎然，取为阴阳交感的泰卦（䷊）；秋分时万物收敛肃杀，取为阴阳反作的否卦（䷋）。

根据每一卦中阴、阳之多少找出对应点，并把这些点连接起来，便得到图5-4中的折线。若把图5-4的一年四季分成24份，并重复图5-4的做法，便得到图5-5，显然，图5-5中的折线比图5-4平滑得多。若把一年四季无限等分，并不断重复上述做法，则图5-5的折线就变成两条光滑的曲线，如图5-6。在中国历史上，太极图有多种画法，但如果说太极图表征的是自然万物周期性的阴、阳消长规律，那么由于太阳光照度的四季节律变化是影响自然万物周期性变化的首要因素，可将图 5-6 视为太极图的最佳表示。

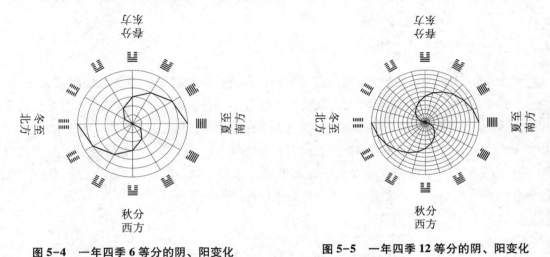

图 5-4　一年四季 6 等分的阴、阳变化　　　　图 5-5　一年四季 12 等分的阴、阳变化

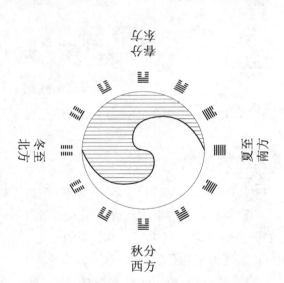

图 5-6　一年四季无限等分的阴、阳变化

以圆心为极点，以极点到夏至的方向为极轴的正方向，顺时针旋转为极角的正方向建立极坐标系，则阴、阳的大小 ρ 与时间 θ 之间有表 5-1 的数据对应。

表 5-1　θ 与 ρ 数据变化关系表

θ	0	$2\pi/12$	$4\pi/12$	$6\pi/12$	$8\pi/12$	$10\pi/12$	$12\pi/12$
ρ	0	1	2	3	4	5	6
θ	$12\pi/12$	$14\pi/12$	$16\pi/12$	$18\pi/12$	$20\pi/12$	$22\pi/12$	$24\pi/12$
ρ	0	1	2	3	4	5	6

显然，θ 与 ρ 满足关系式

$$\rho = \frac{6\theta}{\pi} \qquad 0 \leqslant \theta < \pi,$$

$$\rho = \frac{6\theta}{\pi} - 6 \qquad \pi \leqslant \theta < 2\pi。$$

这是两条阿基米德螺线，又称等速螺线。

（三）太极图的意义

自然界存在着诸如四季、朔望月、昼夜等周期运动，人体也存在着诸如月经、呼吸、心电等周期运动。任一周期运动都可表示成周期函数 $f(t) = f(t + T)$，任一周期函数总能展成级数 $f(t) = A_o + \sum_{n=1}^{\infty} A_n \sin(n\omega t + \alpha_n)$。此展开的物理意义是明确的，即把一个比较复杂的周期运动看成是不同频率的简谐振动的叠加。在电工学上，此展开又称为谐波分析。任一简谐振动 $y = A\sin(\omega x + \alpha)$ 都可通过表5-2的变换建立与两条阿基米德螺线间的一一对应关系。其中的变换区间之所以分为 $[0, \pi/2]$，$[\pi/2, \pi]$，$[\pi, 3\pi/2]$ 和 $[3\pi/2, 2\pi]$，是因为两条阿基米德螺线是在 $[0, \pi]$ 与 $[\pi, 2\pi]$ 上的分段函数，而简谐振动 $y = A\sin(\omega x + \alpha)$ 在 $[0, \pi/2]$ 与 $[\pi/2, \pi]$ 上由递增转为递减，在 $[\pi, 3\pi/2]$ 与 $[3\pi/2, 2\pi]$ 上由递减转为递增。因此，太极图与正弦曲线不过是简谐振动在直角坐标系与极坐标系中的两种不同表达方式，其本质是一致的。换句话说，太极图表征了自然界最基本的周期运动——简谐振动。

表5-2　正弦曲线与阿基米德螺线变换表

正弦曲线	$\omega x + \alpha$	变换	阿基米德螺线
$y = A\sin(\omega x + \alpha)$	$[0, \pi/2]$	$\rho = 3y/A$ $\theta = \pi/2 \cdot \sin(\omega x + \alpha)$	$\rho = 6\theta/\pi$ $0 \leqslant \theta \leqslant \pi/2$
	$[\pi/2, \pi]$	$\rho = 6 - 3y/A$ $\theta = \pi/2 \cdot [2 - \sin(\omega x + \alpha)]$	$\rho = 6\theta/\pi$ $\pi/2 \leqslant \theta < \pi$
	$[\pi, 3\pi/2]$	$\rho = -3y/A$ $\theta = \pi/2 \cdot [2 - \sin(\omega x + \alpha)]$	$\rho = 6\theta/\pi - 6$ $\pi \leqslant \theta \leqslant 3\pi/2$
	$[3\pi/2, 2\pi]$	$\rho = 6 + 3y/A$ $\theta = \pi/2 \cdot [4 + \sin(\omega x + \alpha)]$	$\rho = 6\theta/\pi - 6$ $3\pi/2 \leqslant \theta < 2\pi$

太阳的光照度可用单位时间内太阳提供的能量来衡量，后者即自然界的阳气。夏至阳气最盛，夏至到冬至是阳气下降的过程；冬至阳气最衰，冬至到夏至是阳气上升过程的，可用正弦曲线表达，故太极图也表达了自然界阳气的变化规律。

第四节　人体阴阳交感现象产生的原因

传统中医认为，升者为阳，降者为阴。但人体在生理状态下，却表现为与此相反的情形，如脾升清而属阴，胃降浊而属阳；肾在下属阴而肾水上行济心火，心居上属阳而心火下行温肾水。这一节将借助非平衡热力学理论阐述这些现象发生的原因。

（一）定义

1. 阴阳交感

对一切可分阴阳的事物而言，若静态属性属阴的一方具有属阳的动态属性，或（和）静态属性属阳的一方具有属阴的动态属性，则称这类现象为阴阳交感。

例1　在生理状态下，脾性湿而升清，即具有阴性静态属性和阳性动态属性（相对于胃）；或（和）胃性燥而降浊，即具有阳性静态属性和阴性动态属性（相对于脾），这类现象为阴阳交感。

例2　在生理状态下，心居上而心火下行温肾水，即具有阳性静态属性和阴性动态属性（相对于肾）；或（和）肾在下而肾水上行济心火，即具有阴性静态属性和阳性动态属性（相对于心），这类现象为阴阳交感。

例3　全息生物学揭示：举手而立，则人体任一相对完整器官的上端代表头，下端代表足。而在同一姿势下，分布于四肢内侧的阴经气血上行，分布于四肢外侧的阳经气血下行，这亦属阴阳交感。

2. 阴阳反作

对一切可分阴阳的事物而言，若静态属性属阴的一方具有属阴的动态属性，或（和）静态属性属阳的一方具有属阳的动态属性，则称这类现象为阴阳反作。

例4　在自然条件下，火具有温热、干燥等阳性静态属性，又具升发、蒸腾等阳性动态属性（相对于水）；水具有寒凉、湿润等阴性静态属性，又具沉降、凝聚等阴性动态属性（相对于火），这类现象为阴阳反作。

例5　在病理状态下，脾性湿而脾气下陷，胃性燥而胃气上逆均属阴阳反作。即"清气在下，则生飧泄；浊气在上，则生䐜胀，此阴阳反作，病之逆从也"（《素问·阴阳应象大论》）。

3. 阴平阳秘

阴阳交感过程发展至与外界环境相适应的有序的稳定状态称为阴平阳秘。健康人体的生理状态是一种高度有序的稳定状态，故为阴平阳秘。

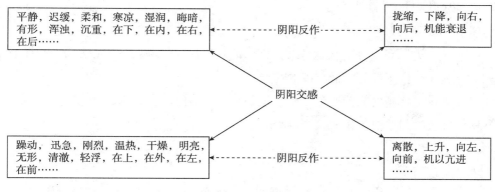

图 5-7　阴阳交感与阴阳反作

（二）阴阳交感现象的熵变分析

1. 熵平衡方程

人体的所有生理功能和生化反应都是在细胞及其产物的基础上进行，而主要发生于细胞内液之中，所以我们就以细胞内液作为研究的主要系统，不同组织的细胞及细胞中不同细胞器内的液体因组成成分不尽相同而分别称为子系统。在生理状态下，一方面由于体内多种自我调节机制的存在，使得各子系统（即由膜保卫的液体）在组成成分上维持着相对平衡状态；另一方面，由于自由扩散的存在，又使得其中粒子的分布趋于均匀化，而这正是建立局域平衡假设的重要依据。

局域平衡假设：设想把各子系统划分成许多很小的体积元，每个体积元在宏观上足够小，以至从场的分析的观点看，在这足够小的尺度范围内，粒子分布均匀性的假设对场论中数学分析所引起的误差可以忽略不计。但所有体积元从微观上讲又足够大，每个体积元内部包含足够多的粒子，因而仍能满足统计处理的要求，使得热力学变量如压力、密度、内能等有确定的物理内涵，并能满足在平衡体系中所满足的一切热力学关系。在人体内环境下这种假设的合理性证明见附1。

设子系统含有 n 种不同组分，并同时进行着 m 种化学反应。子系统的边界允许它与外界环境进行物质和能量交换。为以后讨论方便，我们在局域平衡假设的基础上引用熵平衡方程：

$$\frac{dS}{dt} = -\nabla \cdot \left(\frac{J_q}{T} - \sum_i \frac{\overline{\mu_i}}{T} J_i \right) + J_q \cdot \nabla \left(\frac{1}{T} \right) - \sum_i J_i \cdot \left[\nabla \left(\frac{\overline{\mu_i}}{T} \right) - \frac{F_i}{T} \right] - \frac{1}{T} \Pi : \nabla U - \sum_{i,j} \frac{\nu_{ij} \mu_i}{T} \omega_j$$

其中 S 是单位体积介质的总熵，J_q 是热流，T 是绝对温度，$\overline{\mu_i}$、μ_i 是化学势（分别表示单位质量和单位摩尔的第 i 种纯组分所含的 $Gibbs$ 自由能），J_i 是物质的扩散流，F_i 表示单位质量的第 i 种组分所受的外力，Π 是应力张量，U 是介质质心的运动速度，ν_{ij} 是第 i 种组分在的第 j 个化学反应中的化学计量系数，ω_j 是第 j 个化学反应的反应速度。

2. "水火升降"的熵变表述

引理 1　水下行或（和）火上炎都是熵增加过程。

注：这里"火"可看作热团聚系统。所谓水下行是指水从高位能区向低位能区的流动，火上炎是指热自高温区向低温区的传导。

证明：①设水自高处向低处流动的物质流为 J，单位质量的水所受的重力为 F，由熵平衡方程，单位时间单位体积的熵产生 σ_1 为

$$\sigma_1 = J \cdot \frac{F}{T}$$

因水的向下流动是重力作用的结果，即 J 与 F 同向，又 $T>0$，所以 $\sigma_1>0$。即"水下行"的过程是熵增加过程。

②设由火及其周围环境形成的系统的热流为 J_q。由熵平衡方程，单位时间单位体积的熵产生 σ_2 为

$$\sigma_2 = J_q \cdot \nabla\left(\frac{1}{T}\right) = -\frac{1}{T^2} J_q \cdot \nabla T$$

因热总是沿着温度梯度下降最快的方向传导，即 J_q 与 ∇T 方向相反，所以 $\sigma_2>0$。即"火上炎"的过程也是熵增加过程。

③若把水、火作为一个系统来研究，则由熵的广延性质，单位时间单位体积上的总熵产生 $\sigma = \sigma_1+\sigma_2>0$。即水下行和火上炎的过程仍是熵增加过程。

引理 2　水上行或（和）火下降均是熵减少过程。

注：所谓水上行是指水从低位能区向高位能区的流动（如水泵的作用）。火下降是指热自低温区向高温区的传导（如制冷机的作用）。

证明仿引理 1。

3. 阴阳熵变定理

"且夫阴阳者，有名而无形"（《灵枢·阴阳系日月》），我们只能通过具体事物的运动变化来认识阴阳。对此，前人的研究方法值得借鉴。《素问·阴阳应象大论》指出："水为阴，火为阳"，"水火者，阴阳之征兆也"。可见，水火在事物的阴阳变化研究中占有特殊地位，我们可通过水火性能的分析推论一般事物的阴阳变化规律。

水有寒凉、湿润的阴性静态属性，火有温热、干燥的阳性静态属性。如果水下行、火上炎，则由引理 1 知，这一过程为熵增加过程；反之如果水上行、火下降，则由引理 2 知，这一过程为熵减少过程。由此可见，静态属性属阴的一方具有属阴的动态属性（水下行），或（和）静态属性属阳的一方具有属阳的动态属性（火上炎），均为熵增加过程；静态属性属阴的一方具有属阳的动态属性（水上行），或（和）静态属性属阳的一方具有属阴的动态属性（火下降），均为熵减少过程。联系定义 1、2，可得下述阴阳熵变定理：

阴阳交感过程是熵减少过程，阴阳反作过程是熵增加过程。

4. 人体中的阴阳熵变

阴阳熵变定理是从自然界中的水火运动总结出来的，那么人体中的阴阳变化是否遵循同一规律？

中医学认为，人体的正常生命活动是阴阳双方协调作用的结果，任何疾病的产生和发展都是因某种原因使阴阳双方失却协调所致，即所谓"阴平阳秘，精神乃治；阴阳离绝，精气乃绝"。现代医学研究也表明，人体的生理状态是一种度高有序的稳定状态。故从某种意义上讲，任何疾病的产生和发展都是由于致病因素破坏了人体内部的协调关系，致有序度降低的结果。因此我们有如下结论：

公理：生理状态是一种高度有序的稳定状态——阴平阳秘，任何疾病的产生和发展，都是这种有序稳态的打破，有序度降低（即总熵增加）的结果。

临床实践告诉我们，脾具有阴性静态属性而脾气下陷，或（和）胃具有阳性静态属性而胃气上逆；心具有阳性静态属性而心火上炎，或（和）肾具有阴性静态属性而肾水下行（如肾虚水肿及肾气不固所致的遗精、遗尿等）……这些病理过程均为阴阳反作过程。由公理知，它们均为熵增加过程。反之，脾具有阴性静态属性而能升清，或（和）胃具有阳性静态属性而能降浊；心具有阳性静态属性而心火下行温肾水，或（和）肾具有阴性静态属性而肾水上行济心火……这些生理过程均为阴阳交感过程。由定义3及公理知，这些过程显然不是熵增加过程。事实上，熵是系统有序程度的量度，系统越混乱，熵就越大；系统越有序，熵就越小，所以，如果这些过程是熵增加过程，即人体各组成部分间的联系越混乱，就与生理状态是一种高度有序稳态——阴平阳秘相矛盾。由此可见，人体的这些阴阳变化都遵循阴阳熵变定理。

5. 人体对负熵流的输入

按热力学第二定律，自然发生的过程如水下行、火上炎、铁生锈等都是熵增加过程。那么人体中为什么会出现熵不增加的阴阳交感现象呢？这是否意味着生命运动违背了热力学第二定律？不是的，原因在于人体是一个典型的开放系统，其总熵的变化包括两部分的贡献：一部分是由生命运动过程中物质的自由扩散、化学变化、黏滞性流动等引起，可以证明这一部分的贡献使总熵增加，不会引起阴阳交感有序现象的发生；另一部分则是由人体与外界环境进行的物质和能量交换引起，如果能证明人体通过这一过程从外界输入负熵使总熵减少，那么我们就找到了阴阳交感有序现象发生的原因。

（1）物质交换是人体输入负熵的重要途径

新陈代谢是生命的基本特征。设人体在新陈代谢过程中有 p 种物质参加反应，生成 q 种物质，则定义 p 种反应物的平均化学势为（合理性证明见附2）

$$\overline{\mu_{反}} = \frac{\sum_{i=1}^{p} \alpha_i M_i \mu_i}{\sum_{i=1}^{p} \alpha_i M_i}$$

q 种生成物的平均化学势为

$$\overline{\mu_{生}} = \frac{\sum\limits_{j=1}^{q} \beta_j M_j \mu_j}{\sum\limits_{j=1}^{q} \beta_j M_j}$$

其中 α_i, β_j 为化学计量系数, M_i, M_j 为第 i, j 种组分的分子量, μ_i, μ_j 为化学势, 分别表示单位质量的第 i, j 种纯组分所含的 Gibbs 自由能。一般说来, 人体内的所有生化反应都是在恒温恒压下进行的, 而恒温恒压下能够做功的能量称为 Gibbs 自由能, 故人体从新陈代谢中获取的能够做功的能量（主要由 ATP 携带）可以看作是一种 Gibbs 自由能。因此, 就整个生化反应序列看, 反应物的总 Gibbs 自由能大于生成物的总 Gibbs 自由能。即

$$\sum_{i=1}^{p} \alpha_i M_i \mu_i > \sum_{j=1}^{q} \beta_j M_j \mu_j$$

又由质量守恒定律

$$\sum_{i=1}^{p} \alpha_i M_i = \sum_{j=1}^{q} \beta_j M_j$$

所以有

$$\overline{\mu_{反}} > \overline{\mu_{生}}$$

因为生理状态是一种高度有序的稳定状态, 故从一段适当长的时间看, 人体从外界摄取的物质和向外界排出的物质是近乎等量的。为研究方便, 我们假定子系统的每个小体积元以恒定的速度输入营养物质和排出代谢废物, 即

$$J_{反} = -J_{生}$$

其中 $J_{反}$ 为营养物质的输入流, $J_{生}$ 为代谢废物的输出流。由熵平衡方程, 单位时间单位面积的熵流为

$$J_S = -\left(\frac{\overline{\mu_{反}}}{T} J_{反} + \frac{\overline{\mu_{生}}}{T} J_{生}\right) = \frac{\overline{\mu_{反}} - \overline{\mu_{生}}}{T} J_{生}$$

$$\frac{dS}{dt} = -\int_{\Sigma} d\sum \cap \cdot J_s = -\int_{\Sigma} d\sum \cap \cdot \frac{\overline{\mu_{反}} - \overline{\mu_{生}}}{T} J_{生}$$

其中 dS 为由物质交换引起的小体积元的熵变, $\sum$ 为小体积元的表面积, $\cap$ 表示小体积元的外法线方向。

由于 $\overline{\mu_{反}} - \overline{\mu_{生}} > 0$, 又 $\cap$ 与 $J_{生}$ 方向相同, 于是 $\frac{ds}{dt} < 0$。即小体积元乃至人体与环境的物质交换过程是负熵流的输入过程。

（2）热量的扩散是人体向环境输出正熵（亦即从环境输入负熵）的过程

外界的能量除通过饮食的代谢可被人体利用外, 由于人体的恒温性质, 使之不能直接利用热能。相反, 人体总是向环境发散热量, 因为人体几乎在整个生命过程中体温总高于

环境温度，否则生命将难以维持。设人体向环境的热扩散流为 J_q，则单位时间通过单位面积的熵流 J_s 为

$$J_s = \frac{J_q}{T}$$

$$\frac{dS}{dt} = -\int_\Sigma d\sum \cap \cdot J_s = -\int_\Sigma d\sum \cap \cdot \left(\frac{J_q}{T}\right)$$

其中 dS 为由热传导引起的人体的熵变，$\sum$ 为体表面积，$\cap$ 表示体表的外法线方向。由于 $\cap$ 与 $\frac{J_q}{T}$ 的方向相同，于是 $\cap \cdot \frac{J_q}{T} > 0$，$\frac{ds}{dt} < 0$。即人体向环境散发热量的过程是使人体总熵减少的过程。

概言之，新陈代谢过程是人体从外界输入负熵的过程。正因为负熵的输入使人体的总熵减少，才使得阴阳交感现象得以发生，才使阴平阳秘状态得以维系，正如奥地利著名量子物理学家 Schrodinger 所言："生物体是负熵流喂大的，如果它不能从外界吃进负熵流，那么内部不断产生的正熵将使它趋向极大熵的危险状态，那就是死亡。"

附1　局域平衡假设的合理性

①我们所研究的系统是一种胶体溶液，故不必考虑粒子的自由程问题；②我们所考虑的系统中所进行的生化反应都是酶促反应，其反应速度是一般催化剂的 $106 \sim 1010$ 倍，而且在几个立方微米的小空间中可同时发生包括复杂反馈机制在内的几千个化学反应，但是这些反应在发生规模和持续时间上都足够小，不影响介质的时空连续性，否则与我们所研究的子系统在宏观组成上相对恒定的实验结果相矛盾；③一方面，我们假设每个体积元含有足够多的粒子，从统计物理可以证明，系统的能量仅集中于少数粒子身上这种事件发生的概率是非常之小的。另一方面，我们所研究的系统在宏观组成上是相对恒定的。由于自由扩散的存在，使得系统粒子的分布总是趋于均匀化。因此，如果忽略粒子的大小和相互作用，我们有理由认为在每一瞬间每个小体积元内的粒子的能量分布接近于 Maxwell-Bolt-zmann 分布。

附2　平均化学势的定义

容易证明，对任一等当量反应，下式成立

$$\sum_i \mu_i J_i = \bar{\mu} \sum_i J_i$$

其中 J_i 是第 i 种组分的物质流。此式表明，反应物与生成物的总 Gibbs 自由能经两种运算结果相同，故该定义是合理的。

第五节　人体阴精阳气的变化规律

一、阴精阳气的内涵

如前所述，在细胞器合成和分解的有机物中，有的是为细胞供能的，如糖、脂肪和蛋白质，称为供能性有机物；有的是为细胞的更新、再生和重建提供原料的，如蛋白质、核酸、核糖、磷脂、糖脂、胆固醇，称为结构性有机物。生理状态下，结构性有机物是相对稳定的，如人的体重或体型不会在短时（如1小时）内发生剧烈变化。但供能性有机物却因为人体适应环境的需要可在短时间内发生剧烈变化，如奔跑让人在短时间内消耗大量的糖。故供能性有机物的变化更直接反映着人体的功能态势。

能够化生能量维持人体功能活动的供能性有机物称为阴精。单位时间内流过人体或其组成部分的能量（包括热能和化学能，即元阳和元气）称为阳气。生理状态下，阳气越大，人体或其组成部分的功能越强（但在病理状态下，阳气大未必功能强，临床可借以区分生理状态和病理状态）。

这样定义的阴精和阳气具有如下特点：

1. 符合中医传统认识

（1）依据阴阳的属性规定，有形、平静为阴的属性，无形、运动为阳的属性。糖、脂肪和蛋白质等有形且相对静止，故属阴；单位时间内流过人体或其组成部分的能量（即能量流）无形且相对运动，故属阳。

（2）阴精具有营养（营养物质）和润滑（外分泌液）作用，阳气具有温煦（热能）和推动（化学能）作用。

（3）阴精能通过生物氧化（中医称为气化）化生阳气，阳气的消耗（如咀嚼、消化和吸收食物而消耗能量）能使人体从外界摄取阴精，符合阴精和阳气的转化关系。

（4）在病理状态下，中医有"有形之血不能速生，无形之气所当急固""肥人多痰，瘦人多火"的传统认识，可从阴精和阳气的定义给出解释。事实上，有形的阴精（营养物质）只能通过脾藏的运化从外界慢慢摄取，故不能速生；无形的阳气（能量流）可借用各种手段（如中药、针灸等）迅速调节，故在阳气衰微时能急固。肥人阴精（脂肪）含量较多，化生的阳气相对不足，易聚而成痰；瘦人阴精含量较少，阳气相对亢盛故多火。

2. 容易定量化

依据阴精和阳气的定义，即可借用生物医学关于人体物质代谢和能量代谢的统计数据，给出阴精和阳气的取值。如一个体重70kg的成年男性，体内存储的可用于供能的阴精折合能量约158309千卡，维持一般生理功能每天约需能量（阳气）2600千卡。

3. 使五藏具有可比性

五藏的功能性质各不相同，如脾藏的运化、肝藏的疏泄，我们无法比较它们的强弱。

但是维持五藏功能的阴精和阳气是统一的，我们可通过比较阴精和阳气的大小来衡量两藏或同一藏在不同时期的功能盛衰。

4. 使五藏具有能观性

所谓能观性（工程控制论概念）是指所用检测指标能足以反映被研究对象的运动规律。显然，五藏的任何生理功能和病理变化都是以阴精和阳气的变化为基础的，故通过检测阴精和阳气，必能全面把握五藏的生理功能和病理变化，具有能观性，即"人之所有者，血与气耳"。生物学亦将新陈代谢视为生命活动的基本特征。

5. 容易实行可操作性检测

（1）人体每天从外界消化吸收的营养物质量。通过在适当时间内让受试者吃具有固定营养成分的试验食（test diet），利用放射性核素技术等定量检测大便中糖、脂肪、蛋白质的吸收利用率即得结果。

（2）人体每天为维持五藏功能消耗的能量。维持五藏功能所消耗的能量最终将以热或机械能形式释放于体外。依据能量守恒定律，通过直接测热法或间接测热法，获取适当时间内受试者所排放的热量和机械能即得结果 。

通过以上两项可操作性检查，一方面，可直接观察人体阳气的变化；另一方面，通过求得人体每天从外界消化吸收的营养物质量与维持五藏功能消耗的能量的差值，可推知体内存储阴精的变化。

二、生理状态下阴精阳气的变化规律

（一）数学模型的建立

生理状态下，阴精与阳气存在着相互依存和制约关系，阴精能化生阳气，阳气的消耗能使人体从外界摄取阴精，见图5-8。

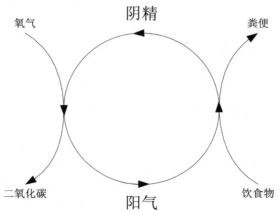

图5-8　人体阴精阳气的关系

阴精与阳气的关系类似于生态学的捕食与被捕食（如兔子与老鹰）关系，故仿照 Lotka-Volterra 生态学模型，取 x 代表阴精量，以千卡为单位，y 代表阳气量，以千卡/天为单位，建立阴精阳气数学模型

$$\frac{dx}{dt} = a_1 x - a_2 xy,$$

$$\frac{dy}{dt} = -b_1 y + b_2 xy 。$$

(1)

其中各项系数均为正常数。$a_1 x$ 为营养充分供给时人体对阴精的瞬时吸收量。营养充分供给时，阴精（体重）越多，人体阴精的瞬时增加量越大。$a_2 xy$ 为氧化供能对阴精的瞬时消耗量。阴精越多，维持生命活动每天需要的能量越多，阴精的瞬时消耗量越大。$b_1 y$ 为没有能量供给时阳气的瞬时变化量。没有能量供给时，为维持功能活动每天以热或机械能形式散失的能量越多，阳气的瞬时减少量越大。$b_2 xy$ 为人体每天经生物氧化产生的能量的瞬时变化量。阴精越多，维持生命活动每天需要的能量越多，阳气的瞬时增加量越大。

（二）定性分析

显然方程（1）有平凡解族

$x(t) = 0$，$y(t) = 0$；$x(t) = x(0) e^{a_1 t}$，$y(t) = 0$；$x(t) = 0$，$y(t) = y(0) e^{-b_1 t}$

和正平衡解

$$x(t) = \frac{b_1}{b_2}, \quad y(t) = \frac{a_1}{a_2}$$

由平凡解知，起始于第一象限的每个解，对于未来的每一时刻，都有 $x>0$，$y>0$。对于 x，$y>0$，且 $x(t) = \frac{b_1}{b_2}$，$y(t) = \frac{a_1}{a_2}$ 不同时成立，（1）的相轨线是一阶方程

$$\frac{dy}{dx} = \frac{-b_1 y + b_2 xy}{a_1 x - a_2 xy}$$

的解曲线。经分离变量并积分得：

$$\frac{y^{a_1}}{e^{a_2 y}} \cdot \frac{x^{b_1}}{e^{b_2 x}} = C$$

(2)

其中 C 为常数，由初始条件 $x(0)$，$y(0)$ 唯一决定。

引理　方程（2）定义了一族封闭曲线

证明：取 $f(y) = \frac{y^{a_1}}{e^{a_2 y}}$，$g(x) = \frac{x^{b_1}}{e^{b_2 x}}$。注意到 $f(0) = 0$，$f(\infty) = 0$，且当 $y>0$ 时，$f(y) >0$，由

$$\frac{df}{dy} = \frac{y^{a_1-1} (a_1 - a_2 y)}{e^{a_2 y}}$$

知 $y=\dfrac{a_1}{a_2}$ 是 $f(y)$ 的唯一临界点，因此 $f(y)$ 在 $y=\dfrac{a_1}{a_2}$ 得取得最大值

$$M_y=\left(\dfrac{a_1}{a_2e}\right)^{a_1}$$

类似地，$g(x)$ 在 $x=\dfrac{b_1}{b_2}$ 处取得最大值

$$M_x=\left(\dfrac{b_1}{b_2e}\right)^{b_1}$$

见图 5-9。

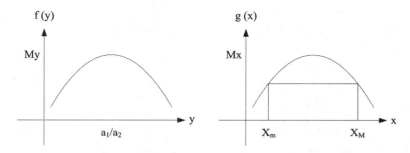

图 5-9 f（y），g（x）的变化曲线

故当 $C>M_xM_y$ 时，（2）没有 x，$y>0$ 的解，而当 $C=M_xM_y$ 时，有唯一解 $x(t)=\dfrac{b_1}{b_2}$，y

$(t)=\dfrac{a_1}{a_2}$。这样我们只需考虑 $C=\lambda M_y$ 的情形，其中 $0<\lambda<M_x$。注意到方程 $\dfrac{x^{b_1}}{e^{b_2x}}=\lambda$ 有一个解

$x=x_m<\dfrac{b_1}{b_2}$，而另一解 $x=x_M>\dfrac{b_1}{b_2}$，故当 $x<x_m$ 或 $x>x_M$ 时，方程

$$\dfrac{y^{a_1}}{e^{a_2y}}=\dfrac{\lambda}{\dfrac{x^{b_1}}{e^{b_2x}}}M_y,$$

没有 $y>0$ 的解，当 $x=x_m$ 或 $x=x_M$ 时，有唯一解 $y=\dfrac{a_1}{a_2}$，而当 $x_m<x<x_M$ 时有两解，其中

较小者 $y_1(x)<\dfrac{a_1}{a_2}$，较大者 $y_2(x)>\dfrac{a_1}{a_2}$，且当 $x\to x_m$ 或 $x\to x_M$ 时，$y_1(x)$，$y_2(x)\to\dfrac{a_1}{a_2}$。

因此，（2）定义了一封闭曲线。且因 C 值的不同而为一族封闭曲线。见图 5-10，证毕。

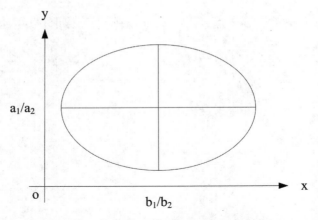

图 5-10　x，y 随时间变化的相轨线

可见平衡点

$$\left(\frac{b_1}{b_2},\ \frac{a_1}{a_2}\right)$$

为中心型奇点，当 x（0）>0，y（0）>0，方程（1）的一切解 x（t），y（t）都是时间的周期函数。即存在正数 T，使得 x（$T+t$）= x（t），y（$T+t$）= y（t）成立。

将每一封闭曲线用直线 $x=\dfrac{b_1}{b_2}$，$y=\dfrac{a_1}{a_2}$ 分成四部分，则阴精阳气的任一波动周期均可分为左下角的阳消阴长、右下角的共生共长、右上角的阴消阳长和左上角的共杀共藏四个阶段，此即所谓的"阳生阴长，阳杀阴藏"（《素问·阴阳应象大论》）。

（三）周期估计

做变换 $u=x-\dfrac{b_1}{b_2}$，$v=y-\dfrac{a_1}{a_2}$，方程（1）变为

$$\frac{du}{dt}=\left(-a_2\frac{b_1}{b_2}-a_2u\right)\text{v},$$

$$\frac{dv}{dt}=\left(a_1\frac{b_2}{a_2}+b_2v\right)\text{u}。\tag{3}$$

因生理状态下，x，y 的变化幅度与 $\dfrac{b_1}{b_2}$，$\dfrac{a_1}{b_2}$ 相比应该是很小的，所以 u，v 均为小量。对（3）取一次近似

$$\frac{du}{dt}=-a_2\frac{b_1}{b_2}v,$$

$$\frac{dv}{dt}=\frac{a_1}{a_2}b_2u。$$

其特征方程：

$$\begin{vmatrix} -\lambda & -a_2\dfrac{b_1}{b_2} \\ \dfrac{a_1}{a_2}b_2 & -\lambda \end{vmatrix} = 0 \tag{4}$$

的解为一对纯虚数 $\lambda = \pm\sqrt{a_1 b_1}\,i$，（4）的通解可写成：

$$u = K_1\cos\sqrt{a_1 b_1}\,t + K_2\sin\sqrt{a_1 b_1}\,t$$

$$v = K_1\frac{b_2\sqrt{a_1}}{a_2\sqrt{b_1}}\sin\sqrt{a_1 b_1}\,t - K_2\frac{b_2\sqrt{a_1}}{a_2\sqrt{b_1}}\cos\sqrt{a_1 b_1}\,t$$

是周期为 $\dfrac{2\pi}{\sqrt{a_1 b_1}}$ 的周期函数。（1）的解的周期应与该值接近。

（四）数值模拟

经测定，一个体重 70 千克的成年男性，体内存贮的可用于供能的组织折合能量约 158309 千卡，进行一般代谢每天约需能量 2600 千卡。为了获得各项系数的取值，我们先令

$$x = 158309 \text{ 千卡}$$
$$y = 2600 \text{ 千卡／天} \tag{5}$$

如果不计因肠道内皮、皮肤及毛发等的脱落引起的阴精消耗，则人体每天从外界摄取的阴精几乎都参与生物氧化。故取

$$\int_0^1 a_1 x\,dt = \int_0^1 a_2 xy\,dt = 2600$$

得 $a_1 = 0.0164$ 天$^{-1}$，$a_2 = 6.317\times10^{-6}$ 千卡$^{-1}$天$^{-1}$。

据信，成人每天摄取的阴精中，约有 3% 因未完全氧化随尿排出体外。故取

$$\frac{\int_0^1 b_2 xy\,dt}{\int_0^1 a_2 xy\,dt} = 0.97 \text{ ，}$$

得 $b_2 = 6.127\times10^{-6}$ 千卡$^{-1}$天$^{-1}$。

由能量守恒定律知：

$$\int_0^1 b_1 y\,dt = \int_0^1 b_2 xy\,dt \text{ ，}$$

$$b_1 = 0.97 \text{ 天}^{-1}$$

由各系数的选取易知，若把初始值取为（5）则 $dx/dt = 0$，$dy/dt = 0$，故（5）为人体阴精与阳气在上述取值下波动的平衡值。在平衡值附近，从 x，y 中任选一个，使之大于或小于平衡值，如取 $x = 158309$ 千卡，$y = 2700$ 千卡／天。利用变步长四阶龙格—库塔

（Runge-Kutta）法求数值解知，$x(t)$，$y(t)$ 确为周期函数，且周期为 49.8 天，与

$$\frac{2\pi}{\sqrt{a_1 b_1}} = 49.78 \text{ 天相近。}$$

阴精、阳气的度量单位千卡、千卡/天是人为规定的。如果采用不同的度量单位，可以获得阴精、阳气的不同数值，阴精、阳气的变化周期也不相同，但两者的周期性变化、两者之间的 T/4 时间滞后是固定的。

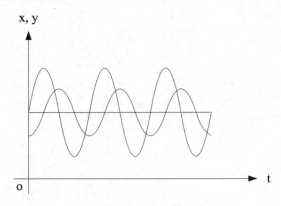

图 5-11　阴精阳气的协同变化

由数值分析易知，无论在平衡值（5）附近怎样选取初始值，都有阳气的峰值（谷值）较阴精的峰值（谷值）延迟 1/4 周期。所以，人体阴精阳气的变化规律亦可表述为带时滞地（1/4 周期）共生共长、共杀共藏。见图 5-11。

三、病理状态下阴精阳气的变化规律

寒热辨证是中医指导临床用药的重要理论，然仅用阴阳偏盛偏衰解释其病变机理显见肤浅。故在这里我们将结合生物医学的有关知识，对寒热证的阴精阳气变化进行模拟分析。

（一）实热证

一般说来，导致实热证的原因主要有以下三个方面：

1. 外感寒邪化热

（1）表寒证期（体温上升期）　人体感受寒邪，表现为表寒证：恶寒、皮肤、面色苍白、竖毛、无汗、颈项强急、甚至寒战。这里的寒邪，既可视为环境温度较低，又可看作病毒、细菌等病原微生物，且前者常是后者入侵人体的诱因。致病机理见图 5-12。

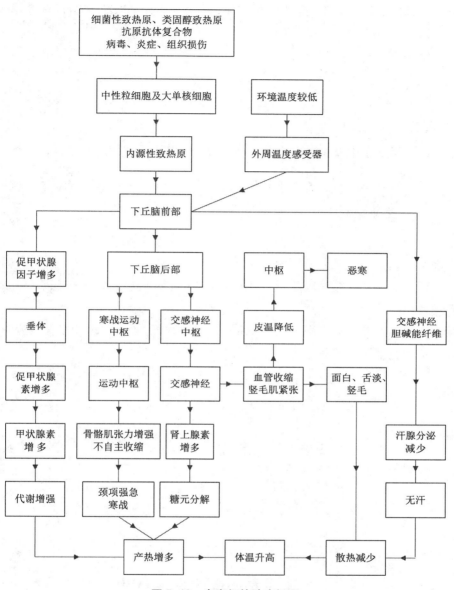

图 5-12 表寒征的致病机理

可用下式模拟这一病理过程：

$$\frac{dx}{dt} = a_1 x - a_2 xy - a_3 xy^2$$

$$\frac{dy}{dt} = -b_1 y + b_2 xy + b_3 xy^2$$

（6）

其中 $a_3 xy^2$，$b_3 xy^2$ 分别表示因分解代谢率的升高引起的阴精的瞬时过度消耗和能流的瞬时过度增加。

为估计 a_3，b_3 的取值，我们仍先令 $x = 158309$ 千卡，$y = 2600$ 千卡／天（下同）。一般

而言，体温每升高1℃，分解代谢率提高13%。若体温升至40℃，则分解代谢率较正常增加40%，故取

$$\frac{\int_0^1 a_3 xy^2}{\int_0^1 a_2 xy} = 0.4 \text{。}$$

得 $a_3 = 9.7181 \times 10^{-10}$ 千卡$^{-2}$·天。

分解代谢率增加，供氧相对不足，故有更多的阴精不能被彻底氧化分解（如产生大量乳酸），所以，$\frac{b_3}{a_3} < \frac{b_2}{a_2} = 0.97$。这里不妨取 $b_3 = 0.8 \times a_3 = 7.7745 \times 10^{-10}$ 千卡$^{-2}$（缺少数据资料）。

皮肤血管收缩，散热减少，故 $b_1 y$ 较正常为小，这里取 $b_1 = 0.7$ 天$^{-1}$（缺少数据资料），以使 $b_1 y < b_2 xy$。

交感神经兴奋，胃肠蠕动受抑制，但因表寒证持续时间较短，未表现明显症状，可不必考虑阴精的吸收障碍。

采用变步长四阶龙格—库塔（Runge-Kutta）法求数值解知，此过程表现为阴消阳长，并迅速发展成为阴消阳亦消而亡阴亡阳。见图5-13。

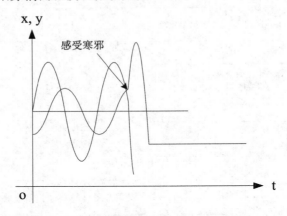

图5-13　表寒证期阴精阳气的变化轨线

（2）表热证期（高温持续期）　感受寒邪化热的过程中医认为是由阴（寒证）转化为阳（热证）的过程，临床可见高热、恶热、面赤、口渴、尿赤短少、便干、舌红、脉数有力等症。

当体温升至由寒邪所致的新"调定点"后，体温调节中枢通过对产热和散热进行整合，使周围血管扩张充血散热，则见肤色潮红，面赤舌红；呼吸加快及大量汗出排出过量水分，则口渴；体表温度升高，通过温觉感受器传至中枢，可使患者感觉恶热；若四肢温度未升，仍见手足厥冷，肤色苍白，则为阳（热）盛格阴（寒）的真热假寒证。由于表寒证期交感神经兴奋，使肾血流量减少，滤过率降低，肾小管重吸收率增强，故可在这时

见尿赤短少；使胃肠蠕动减弱，食物滞留时间较长，水分吸收较多，而见便干；刺激心血管运动中枢和窦房结，可致心率增快，心肌收缩力加强而脉数有力。

在模型（6）的基础上，使$\dfrac{dy}{dt}\to 0$。即产热散热取得相对平衡，得

$$b_1y=b_2xy+b_3xy^2,$$
$$b_1=1.29\ \text{天}^{-1}$$

阴精吸收障碍，a_1x 较正常为小，故取 $a_1=\dfrac{2400}{158309}=0.01516\ \text{天}^{-1}$（缺少数据资料），以使 $a_1x<a_2xy$。这时

$$\frac{dx}{dt}=0.0164x-6.316\times10^{-6}xy-9.7181\times10^{-10}xy^2$$

$$\frac{dy}{dt}=-1.29y+6.1273\times10^{-6}xy+7.7745\times10^{-10}xy^2 \qquad (7)$$

数值分析易知，此期阴消阳长的速率趋于减慢。可见进入表热证期，实际上是人体的自我保护机制。但若失治误治，可进一步发展成为阴消阳亦消而亡阴亡阳。见图5-14。

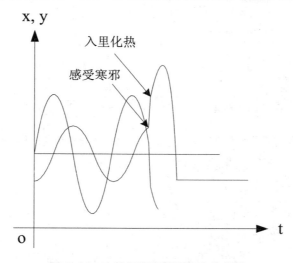

图5-14 实热证期阴精阳气变化轨线

这种由表热证转化为亡阳证，又称由阳（热证）转化为阴（寒证）现象。

2. 外感暑邪

这里的暑邪可视为环境温度较高，直接伤及体温调节中枢（如中暑），使产热增多，散热减少，而径见表热证，病理模型如（7）。

3. 五志化火

恐惧、愤怒、焦虑之类剧烈的情绪变化，一方面由于中枢神经系统的紧张状态，通过神经途径直接加强骨骼肌的紧张度，使分解代谢增强。另一方面，中枢神经的高度紧张可促使肾上腺髓质和皮质等内分泌腺的激素分泌增多，通过体液途径刺激全身组织代谢增

强，而出现表热症状，病理模型同（7）。

（二）虚热证

虚热证常因热病日久，过耗阴精所致。临床可见午后潮热，颧赤盗汗，五心烦热，形体消瘦等症状。

这时，虽然致病因子仍使体温"调定点"高于正常，但因阴精供给不足，分解代谢不能达到相应水平，中医称之阴（阴精）损及阳（阳气）。午后潮热，颧赤盗汗，五心烦热等症可能与这种状态下自主神经功能紊乱有关。形体消瘦是因体内脂肪长期被耗所致。

此期分解代谢率高于正常而低于高热期，若高出 2%，则

$$\frac{\int_0^1 a_3 xy^2}{\int_0^1 a_2 xy} = 0.02$$

得 $a_3 = 4.859 \times 10^{-11}$ 千卡$^{-2}$·天，$b_3 = 4.7133 \times 10^{-11}$ 千卡$^{-2}$。患病日久，产热散热取得相对平衡，

$$b_1 y = b_2 xy + b_3 xy^2,$$

得 $b_1 = 0.9894$ 天$^{-1}$。模型变成

$$\frac{dx}{dt} = 0.0164x - 6.317 \times 10^{-6} xy - 4.859 \times 10^{-11} xy^2$$

$$\frac{dy}{dt} = -0.9894y + 6.1273 \times 10^{-6} xy + 4.7133 \times 10^{-11} xy^2$$

（8）

数值分析易知，阴阳双方仍带时滞的共生共长、共杀共藏，但较正常情形波幅越来越大，并最终发展成为阴消阳亦消而亡阴亡阳。见图 5-15。

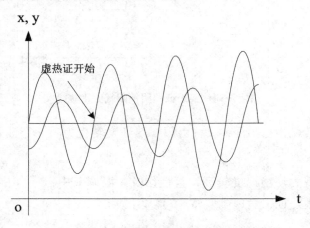

图 5-15　虚热证阴精阳气随时间变化的轨线

（三） 实寒证

中医认为，导致实寒证的主要原因是长期或剧烈地感受寒湿阴邪或恣食生冷。临床常见畏寒肢冷，面色苍白，腹冷痛拒按，脉沉迟等症。人体长期处于温度低湿度大的环境中，散热较多，可致中心性体温下降，交感神经兴奋，外周血管收缩，皮温降低，则见畏寒肢冷，面色苍白；酶活性降低造成的代谢率下降及低温血液对窦房结的抑制效应，可致心脏活动减弱，心率降低而脉来沉迟。食凉饮冷，胃肠道平滑肌痉挛则腹冷痛拒按。病理模型为

$$\frac{dx}{dt} = a_1 x - a_2 xy + \frac{a_3 x}{y}$$

$$\frac{dy}{dt} = -b_1 y + b_2 xy - \frac{b_3 x}{y}$$

$$(9)$$

其中$\frac{a_3 x}{y}$、$\frac{b_3 x}{y}$分别表示因代谢率降低而致的阴精的瞬时节省和能流的瞬时减少。

据信，体温每降低$1℃$，代谢下降5%。若设代谢率低于正常10%，则

$$\frac{\int_0^1 \frac{a_3 x}{y}}{\int_0^1 a_2 xy} = 0.01$$

得$a_3 = 4.27$ 千卡·天$^{-2}$。

体温较低，血流减少而致的组织缺氧，使代谢从有氧分解转为无氧酵解，故

$$\frac{b_3}{a_3} < \frac{b_2}{a_2} = 0.97$$

这里不妨取 $b_3 = 0.8 a_3 = 3.4161$ 千卡·天$^{-3}$。数值分析易知，此期阳消阴长并迅速亡阳。见图5-16。

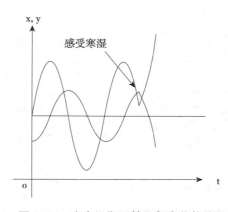

图5-16 实寒证期阴精阳气变化轨线

若因体温降低导致大脑皮质乃至自主神经功能紊乱，而见皮肤血管充血发红；或既有胃肠道温度较低，功能紊乱，腹痛拒按，又见面颊红，手足温，则属阴（寒）盛格阳（热）的真寒假热证。

（四）虚寒证

素体阳虚或感受寒湿阴邪，日久伤阳，均可见畏寒肢冷，面色苍白，倦卧懒动，腹痛便稀，小便清长，舌淡，脉沉迟无力等脾肾阳虚症状。

阳虚体温偏低，外周血管收缩，则畏寒肢冷，面、舌色淡；酶活性被抑，代谢率降低，则倦卧懒动；影响胃、肠、胰等消化器官功能，可致腹痛便稀；肾小管重吸收减少，Na^+、Cl^-逃逸致等渗性利尿，则见尿清量多；使心脏活动减弱，故脉沉迟无力。分解代谢降低，体温下降，酶活性被抑，使合成代谢率亦降低，日久必阴精供给不足，此即阳（阳气）损及阴（阴精）现象。故取 $a_1 = \dfrac{2500}{158309} = 0.01579$ 天$^{-1}$，以使 $a_1 x < a_2 xy$。

患病日久，物质及能量代谢在较低水平上趋于平衡，故在模型（4）的基础上，令

$$a_1 x = a_2 xy - \frac{a_3 x}{y}$$

$$b_1 y = b_2 xy - \frac{b_3 x}{y}$$

得 $a_3 = 1.642358$ 千卡·天$^{-2}$，$b_3 = 0.97a_3 = 1.593$ 千卡·天$^{-3}$，$b_1 = 0.932692$ 天$^{-1}$。数值分析易知，阴阳双方仍带时滞的共生共长、共杀共藏，但较正常情形波幅越来越大，并最终发展成为阳消阴长而亡阳。见图5-17。

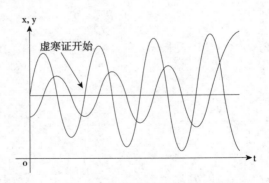

图5-17 虚寒证阴精阳气随时间变化的轨线

（五）亡阴亡阳

亡阴亡阳是疾病发展过程中的危险阶段，一般在高热大汗，或汗、吐、下失度，或失血太过等情况下出现。临床若见汗出热而黏，皮肤温，手足热，烦躁不安，口渴，舌红而干，脉细数或疾而无力，则为亡阴证；若见汗出淋漓，四肢厥冷，面色苍白，舌淡而润，

脉微欲绝或浮数而空，则为亡阳证。

从病因及症状表现看，亡阴亡阳颇似感染性或失血失液性休克，其中亡阳证见于休克的微循环痉挛期和衰竭期，亡阴证见于休克的微循环扩张期。

第六节　五行的内涵

类似于古希腊关于自然万物是由土、气、水、火组成的四元素说，中国古人认为自然万物是由木、火、土、金、水组成。后来通过抽取五种物质的属性，并借以对事物进行分类和说明分类后事物之间的关系而发展成哲学概念。

与阴阳一样，中国古代经典著作记载的五行有实物、属性和关系三种内涵。

（一）实物五行

五行是指木、火、土、金、水五种人类生活和生产所必需的基本物质，即"水火者，百姓之所饮食也；金木者，百姓之所兴作也；土者，万物之所资生也，是为人用"（《尚书大传》）。其中，木、火、土、水都是天然存在的，而金天然存在者少，人工冶炼者多，且金来源于石，故也许金本为天然存在的石，如石刀、石铲、石斧，才是百姓兴作的原始工具。

（二）属性五行

《尚书·洪范》记述了五行的基本属性，"水曰润下，火曰炎上，木曰曲直，金曰从革，土爰稼穑"，即水具有寒润、趋下的属性，火具有干热、趋上的属性，木具有柔和、生发的属性，金（石）具有坚硬、收杀的属性，土具有长养、化育的属性。

古人根据五行的基本属性，将事物归为五类，见表5-3。

表5-3　事物的五行分类

五行	木	火	土	金（石）	水
五位	东	南	中	西	北
五时	春	夏	长夏	秋	冬
五气	风	热	湿	燥	寒
五化	生	长	化	收	藏
五味	酸	苦	甘	辛	咸
五色	青	赤	黄	白	黑
五音	角	徵	宫	商	羽
五星	岁星	荧惑	镇星	太白	辰星
五牲	鸡	羊	牛	犬	豕
河图	三八	二七	五十	四九	一六

续表

五行	木	火	土	金（石）	水
五藏	肝	心	脾	肺	肾
五体	筋	脉	肉	皮	骨
五窍	目	舌	口	鼻	耳
五志	魂	神	意	魄	志
五贼	喜	乐	欲	怒	哀
五德	仁	礼	信	义	智
五养	色	味	饮食	臭	声
五欲	欲色	欲味	欲饮食	欲臭	欲声
五声	呼	笑	歌	哭	呻
五液	泪	汗	涎	涕	唾
五元	元性	元神	元信	元情	元精
五物	游魂	识神	妄意	鬼魄	浊精

仔细分析这些按照五行归类的事物，可将木、火、土、金（石）、水的属性概括为：

木的属性＝｛幼小、萌发、骚动、温和、色青、味酸……｝，

火的属性＝｛长大、繁茂、激烈、炎热、色红、味苦……｝，

土的属性＝｛成熟、孕育、敦厚、湿润、色黄、味甜……｝，

金（石）的属性＝｛衰老、收获、萧条、凉爽、色白、味辣……｝，

水的属性＝｛消亡、闭藏、蛰伏、寒冷、色黑、味咸……｝。

容易发现，五行的本质属性可能是时序，木应春生，火、土应夏长，金（石）应秋收，水应冬藏，即《素问·水热穴论》所谓："春者木始治，肝气始生……夏者火始治，心气始长……秋者金始治，肺将收杀……冬者水始治，肾方闭"。

（三）关系五行

1. 正常状态下的五行关系

正常状态下，木、火、土、金（石）、水五行之间存在着图5-18所示的递相资生和克制关系。其中的递相资生常解释为草木燃而生火焰，火焰过而剩灰土，灰土内孕育金石，金石中涌动水泉，水泉旁滋生草木；递相克制常解释为：木萌破土，土掩水路，水灭火势，火熔金石，金石削木。尽管这种生克关系的解释有些牵强，却表达了任何一个生物体同其环境间的最一般关系。事实上，一个生物体同其环境间的关系可分为两类，一类是环境对生物体的作用，包括促进和抑制两种作用；另一类是生物体对环境的作用，也包括促进和抑制两种作用，而这恰好是任一行与其余四行之间的关系。

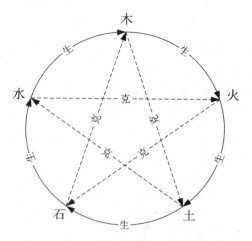

图 5-18　正常状态下的五行生克关系

2. 异常状态下的五行关系

（1）五行过多引起的关系变化

金（石）赖土生，土多金（石）埋；土赖火生，火多土焦；火赖木生，木多火炽；木赖水生，水多木漂；水赖金（石）生，金（石）多水浊。

金（石）能生水，水多金（石）沉；水能生木，木多水缩；木能生火，火多木焚；火能生土，土多火晦；土能生金（石），金（石）多土弱。

金（石）能克木，木坚金（石）缺；木能克土，土重木折；土能克水，水多土流；水能克火，火炎水灼；火能克金（石），金（石）多火熄。详见图5-19。

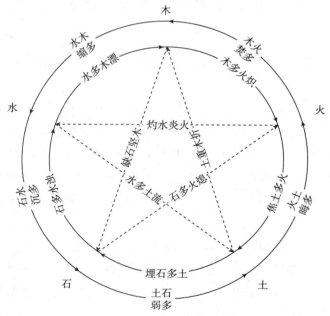

图 5-19　五行过多引起的关系变化

（2）五行过弱过强引起的关系变化

金（石）衰遇火，必见销熔；火弱逢水，必为熄灭；水弱逢土，必为淤塞；土衰逢木，必遭倾陷；木弱逢金（石），必为斫折。

强金（石）得水，方挫其锋；强水得木，方缓其势；强木得火，方泄其英；强火得土，方敛其焰；强土得金（石），方化其顽。详见图5-20。

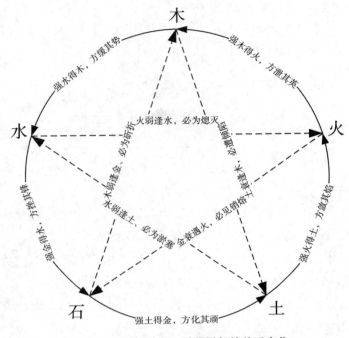

图5-20　五行过弱、过强引起的关系变化

第七节　五藏阴精阳气的变化规律

人体来自自然界并适应自然界的各种变化，使得人体与自然界的组成结构和运动规律具有相似性，即"天人相应"。基于该原理，中医学运用从自然界总结的五行为原始模型认识生命、健康和疾病，形成了具有同样生克关系的五藏，见图5-21。其中，具有递相资生关系的相邻两藏分别称为母藏和子藏，如肺藏为脾藏之子藏，脾藏为肺藏之母藏；具有递相克制关系的相邻两藏分别称为所胜藏和所不胜藏，如肾藏为脾藏的所胜藏，脾藏为肾藏的所不胜藏。

本节将基于五藏之间的生克关系建立数学模型，并依据人体新陈代谢的统计数据进行数值仿真，发现模型的动力学特征不仅符合五藏应四季的中医学传统认识，而且符合中国气候的季节性变化规律。从而证明，决定五藏功能节律的结构是以阴精和阳气为实体媒介的阴阳五行关系结构。

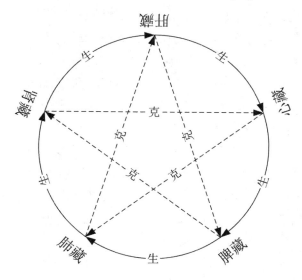

图 5-21　五藏之间的生克关系

（一）数学模型的构建

生态食物链与五藏存在五个类似特点，见图 5-22：①绿色植物借助根、茎、叶从环境中吸收营养物质，是食物链的营养来源；脾藏借助胃、小肠、大肠从体外摄取饮食物供养其他各藏。②绿色植物在夏末秋初，由于阳光充足，温度、湿度适宜，发展至最盛。脾藏盛于夏秋之交；食草动物盛于秋季，肺藏亦盛于秋季。③食物链的相邻营养级存在供养关系，五藏中的相邻两藏亦存在供养关系。④食物链各营养级间可存在偏害关系，即某营养级能抑制另一营养级的生长，却不受另一营养级的直接影响。五藏间存在相克关系，一藏能抑制其所胜藏的发展，却不受所胜藏的直接影响。⑤两系统的生存环境均处于相对稳定的周期性变化之中，如光照度的四季节律性变化。

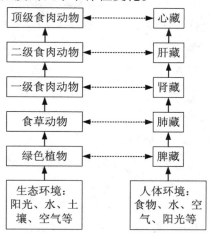

图 5-22　食物链与五藏的对应关系

依据逻辑学的类比原则，中医五藏可能具有食物链的如下特性：①由于供给某营养级的营养一般不能被全部吸收利用，而吸收利用的营养主要用于氧化供能，使得相邻营养级的营养同化量之比约为 10%（又称 Linderman"百分之十定律"）；②在营养供给方向上，相邻营养级的现存量约按一个数量级递减，又由于绿色植物现存量的有限性，使得食物链的长度多为 3～4 个营养级，一般不超过 5 级；③食物链的相邻营养级之间的关系可表达为 Lotaka- Volterra 微分方程模型。

以 x_1，x_3，x_5，x_7，x_9 分别表示脾藏、肺藏、肾藏、肝藏、心藏的供能物质量（即阴精，单位"千卡"），以 x_2，x_4，x_6，x_8，x_{10} 分别表示单位时间内流过脾藏、肺藏、肾藏、肝藏、心藏的能量（即阳气，单位"千卡/年"）。考虑到每一藏都可分为阴精和阳气两部分，根据中医"有形之血不能速生，无形之气所当急固"的描述，取五藏间的相生关系为阴精生阴精的关系，五藏间的相克关系是阳气克阳气的关系，见图 5-23。

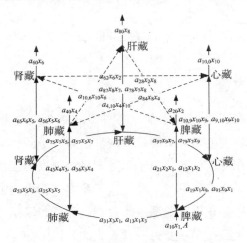

图 5-23 以阴精和阳气为实体媒介的五藏生克关系结构

依据阴精与阳气之间的协调关系，脾藏的阴精量越多（如形体高大之人），则其需要和能够从体外摄取阴精的量越大，故称 $a_{10}x_1$ 为脾藏从体外瞬时吸收的阴精量。

类似于捕食种群的营养供给量正比于捕食与被捕食种群相遇的联合概率，某藏阴精量越多，则越有条件供养子藏，且对母藏阴精的需求量越大（如维持其功能的消耗），故称 $a_{13}x_1x_3$，$a_{35}x_3x_5$，$a_{57}x_5x_7$，$a_{79}x_7x_9$，$a_{91}x_9x_1$ 分别为脾藏、肺藏、肾藏、肝藏、心藏因供养子藏瞬时消耗的阴精量，$a_{31}x_3x_1$，$a_{53}x_5x_3$，$a_{75}x_7x_5$，$a_{97}x_9x_7$，$a_{19}x_1x_9$ 分别为肺藏、肾藏、肝藏、心藏、脾藏因母藏供养瞬时同化的阴精量。

生理状态下，某藏阴精量越多，单位时间内为维持其自身功能（维持体温及发挥功能）需要化生的能量越多，故称 $a_{12}x_1x_2$，$a_{34}x_3x_4$，$a_{56}x_5x_6$，$a_{78}x_7x_8$，$a_{9,10}x_9x_{10}$ 分别为脾藏、肺藏、肾藏、肝藏、心藏因维持自身功能瞬时消耗的阴精量，$a_{21}x_2x_1$，$a_{43}x_4x_3$，$a_{65}x_6x_5$，$a_{87}x_8x_7$，$a_{10,9}x_{10}x_9$ 分别为脾藏、肺藏、肾藏、肝藏、心藏单位时间内消耗自身阴精实际化生的能量的瞬时变化量。

五藏阴精化生的能量，一方面主要用于维持其功能，并最终以热或机械能形式排出体外，因单位时间内维持某藏功能所需能量越多，以热或机械能形式排泄的能量就越多，故称 $a_{20}x_2$，$a_{40}x_4$，$a_{60}x_6$，$a_{80}x_8$，$a_{10,0}x_{10}$ 分别为维持脾藏、肺藏、肾藏、肝藏、心藏的生理功能，单位时间内以热或机械能形式排泄的能量的瞬时变化量；另一方面，剩余能量用于五藏之间的克制造成的消耗，可视为五藏间功能的非绝对协调引起。生理状态下，所不胜藏功能越强，对所胜藏克制越强；所胜藏功能越强，受所不胜藏的克制亦越强，以维持五藏系统的相对稳定，故称 $a_{28}x_2x_8$，$a_{4,10}x_4x_{10}$，$a_{62}x_6x_2$，$a_{84}x_8x_4$，$a_{10,6}x_{10}x_6$ 分别为脾藏、肺藏、肾藏、肝藏、心藏单位时间内因所不胜藏的克制消耗的能量的瞬时变化量。

概括起来即得五藏阴精与阳气生克关系模型如下：

$$\frac{dx_1}{dt}=a_{10}x_1-a_{12}x_1x_2-a_{13}x_1x_3+a_{19}x_1x_9$$

$$\frac{dx_2}{dt}=-a_{20}x_2+a_{21}x_2x_1-a_{28}x_2x_8$$

$$\frac{dx_3}{dt}=a_{31}x_3x_1-a_{34}x_3x_4-a_{35}x_3x_5$$

$$\frac{dx_4}{dt}=-a_{40}x_4+a_{43}x_4x_3-a_{4,10}x_4x_{10}$$

$$\frac{dx_5}{dt}=a_{53}x_5x_3-a_{56}x_5x_6-a_{57}x_5x_7$$

$$\frac{dx_6}{dt}=-a_{60}x_6-a_{62}x_6x_2+a_{65}x_6x_5$$

$$\frac{dx_7}{dt}=a_{75}x_7x_5-a_{78}x_7x_8-a_{79}x_7x_9$$

$$\frac{dx_8}{dt}=-a_{80}x_8-a_{84}x_8x_4+a_{87}x_8x_7,$$

$$\frac{dx_9}{dt}=-a_{91}x_9x_1+a_{97}x_9x_7-a_{9,10}x_9x_{10}$$

$$\frac{dx_{10}}{dt}=-a_{10,0}x_{10}-a_{10,6}x_{10}x_6+a_{10,9}x_{10}x_9$$

（1）

其中 a_{ij}（$i=1$，2，$\cdots$，10，$j=0$，1，2，$\cdots$，10）为待定系数矩阵。

（二）初始值的确定

传统中医认为，脾藏、肺藏、肾藏、肝藏、心藏依次盛于每年的长夏、秋、冬、春、夏，即"肝主春……，心主夏……，脾主长夏……，肺主秋……，肾主冬"（《素问·藏气法时论》），这等于告诉了我们 x_i（$i=1$，2，$\cdots$，10）的变化规律，即 x_i（$i=1$，2，$\cdots$，10）都具有以 1 年为周期的节律性，但初相位有季节性延迟。故确定初始值的过程应是常微分方程初值问题的反问题。

模型的右端是双线性的。故存在 2^{10} 个可能的平衡点，但正平衡点只有一个，且由系数矩阵 a_{ij} 唯一决定。对于一个确定的正平衡点，可能存在无穷多个系数矩阵与之对应，但若所有系数的变化仅取决于其中的一个，则系数矩阵与正平衡点是一一对应的，亦即由正平衡点决定的系数矩阵 a_{ij} 是唯一的。

生理状态下，尽管各藏阴精与阳气在一年中的不同季节存在波动，但这种波动的幅度相对于其各自的平衡值来说应该是很小的，否则难以解释各藏于每季都能维持的相对稳定的功能状态，故先令 x_i（$i=1$，2，…，10）为正常数。显然，对应于由此获得的系数矩阵 a_{ij}，这时的 x_i 就是平衡值。为了使问题简化［下文（4）（6）（12）（15）式亦做类似处理］，先取各藏对其母藏供给的阴精的吸收利用率均为 p（这里也取脾藏对体外环境供给的阴精的吸收利用率为 p），若设体外环境对人体阴精的瞬时供给量为 A，则有

$$\frac{a_{10}x_1}{A}=\frac{a_{31}x_3x_1}{a_{13}x_1x_3}=\frac{a_{53}x_5x_3}{a_{35}x_3x_5}=\frac{a_{75}x_7x_5}{a_{57}x_5x_7}=\frac{a_{97}x_9x_7}{a_{79}x_7x_9}=\frac{a_{19}x_1x_9}{a_{91}x_9x_1}=p \tag{2}$$

据最新知识，成人每日摄取的食物中约有 5% 以未消化食物的形式随同粪便排出体外，故有

$$\big[\ (A-a_{10}x_1)+(a_{13}-a_{31})x_1x_3+(a_{35}-a_{53})x_3x_5+(a_{57}-a_{75})x_5x_7$$
$$+(a_{79}-a_{97})x_7x_9+(a_{91}-a_{19})x_9x_1\big]\ /A=0.05$$

联系（2）得

$$(1-p)\ (a_{10}x_1+a_{31}x_3x_1+a_{53}x_5x_3+a_{75}x_7x_5+a_{97}x_9x_7+a_{19}x_1x_9)=0.05a_{10}x_1 \tag{3}$$

流入某藏的阴精，一方面主要用于化生（生物氧化）阳气维持其功能，另一方面供养子藏的阴精一般不能被全部吸收利用，使得阴精在逐藏传递过程中必然越来越少。取

$$\frac{a_{31}x_3x_1}{a_{10}x_1+a_{19}x_1x_9}=\frac{a_{53}x_5x_3}{a_{31}x_3x_1}=\frac{a_{75}x_7x_5}{a_{53}x_5x_3}=\frac{a_{97}x_9x_7}{a_{75}x_7x_5}=\frac{a_{19}x_1x_9}{a_{97}x_9x_7}=d \tag{4}$$

代入（3）得

$$\frac{1-p}{1-d}=0.05 \tag{5}$$

因阴精一般不能完全氧化供能，故取某藏因维持自身功能单位时间内实际化生的能量的瞬时变化量与瞬时消耗的阴精量之比为 q。

$$\frac{a_{21}x_2x_1}{a_{12}x_1x_2}=\frac{a_{43}x_4x_3}{a_{34}x_3x_4}=\frac{a_{65}x_6x_5}{a_{56}x_5x_6}=\frac{a_{87}x_8x_7}{a_{78}x_7x_8}=\frac{a_{10,9}x_{10}x_9}{a_{9,10}x_9x_{10}}=q \tag{6}$$

据信，成人每日摄取的食物中约有 3% 因未完全氧化供能随尿排出体外，故有

$$\big[\ (a_{12}-a_{21})x_1x_2+(a_{34}-a_{43})x_3x_4+(a_{56}-a_{65})x_5x_6$$
$$+(a_{78}-a_{87})x_7x_8+(a_{9,10}-a_{10,9})x_9x_{10}\big]\ /A=0.03$$

联系（2）（6）得

$$p\ (1-q)\ (a_{12}x_1x_2+a_{34}x_3x_4+a_{56}x_5x_6+a_{78}x_7x_8+a_{9,10}x_9x_{10})=0.03a_{10}x_1 \tag{7}$$

已知健康成人在适当时间内吸收的营养物质除极少量因肠道内皮及皮肤细胞脱落等丢失外，几乎全部用于氧化供能，故取

$$(a_{12}x_1x_2+a_{34}x_3x_4+a_{56}x_5x_6+a_{78}x_7x_8+a_{9,10}x_9x_{10})/a_{10}x_1=B \tag{8}$$

于是

$$Bp(1-q)=0.03 \tag{9}$$

由 x_i（$i=1,2,\cdots,10$）的选取知 $dx_i/dt=0$，（$i=1,3,5,7,9$），故由（1）联系（2）（4）得

$$a_{12}x_1x_2=a_{10}x_1(1-d/p)/(1-d^5)$$
$$a_{34}x_3x_4=a_{10}x_1d(1-d/p)/(1-d^5)$$
$$a_{56}x_5x_6=a_{10}x_1d^2(1-d/p)/(1-d^5) \tag{10}$$
$$a_{78}x_7x_8=a_{10}x_1d^3(1-d/p)/(1-d^5)$$
$$a_{9,10}x_9x_{10}=a_{10}x_1d^4(1-d/p)/(1-d^5)$$

（10）式相加并联系（8）得

$$\frac{1-d/p}{1-d}=B \tag{11}$$

将（5）代入（11）知，要使得 d，p 值有意义，即 $0<d<1$，$0<p<1$，须满足 $0.95<B<1$。据测定，可取 $B=0.99077$，联立（5）（9）（11）解方程得

$$p=0.9588502$$
$$d=0.1770037$$
$$q=0.968421$$

若取某藏因为所不胜藏的克制造成的能耗与维持其自身功能引起的能耗之比为 k，

$$\frac{a_{28}x_2x_8}{a_{20}x_2}=\frac{a_{4,10}x_4x_{10}}{a_{40}x_4}=\frac{a_{62}x_6x_2}{a_{60}x_6}=\frac{a_{84}x_8x_4}{a_{80}x_8}=\frac{a_{10,6}x_{10}x_6}{a_{10,0}x_{10}}=k \tag{12}$$

则因 $dx_j/dt=0$，（$j=2,4,6,8,10$），而有

$$\frac{a_{20}x_2}{a_{21}x_2x_1}=\frac{a_{40}x_4}{a_{43}x_4x_3}=\frac{a_{60}x_6}{a_{65}x_6x_5}=\frac{a_{80}x_8}{a_{87}x_8x_7}=\frac{a_{10,0}x_{10}}{a_{10,9}x_{10}x_9}=\frac{1}{1+k} \tag{13}$$

将（2）（4）（10）代入（1）得

$$\frac{dx_3}{dx_1}=\frac{dx_5}{dx_3}=\frac{dx_7}{dx_5}=\frac{dx_9}{dx_7}=d \tag{14.1}$$

将（6）（10）（12）（13）代入（1）得

$$\frac{dx_4}{dx_2}=\frac{dx_6}{dx_4}=\frac{dx_8}{dx_6}=\frac{dx_{10}}{dx_8}=d \tag{14.2}$$

从系统发生的角度，可将五藏近似地看作从无到有协同发展起来的。故取

$$x_1 \ (0) = x_3 \ (0) = x_5 \ (0) = x_7 \ (0) = x_9 \ (0) = 0$$

$$x_2 \ (0) = x_4 \ (0) = x_6 \ (0) = x_8 \ (0) = x_{10} \ (0) = 0$$

且认为在人体生长发育过程中（14.1）、（14.2）恒成立。由于

$$x_i(m) = \int_0^m dx_i$$

m 代表五藏阴精与阳气的变化年数，$i=1$，2，$\cdots$，10，故有

$$\frac{x_3 \ (m)}{x_1 \ (m)} = \frac{x_5 \ (m)}{x_3 \ (m)} = \frac{x_7 \ (m)}{x_5 \ (m)} = \frac{x_9 \ (m)}{x_7 \ (m)} = \frac{x_4 \ (m)}{x_2 \ (m)} = \frac{x_6 \ (m)}{x_4 \ (m)} = \frac{x_8 \ (m)}{x_6 \ (m)} = \frac{x_{10} \ (m)}{x_8 \ (m)} = d \quad (15)$$

经测定，一个体重为 70 千克的成年男性，体内存贮的可用于供能的组织折合能量约 158309 千卡，进行一般代谢每天约需能量 2600 千卡。由于上述系数矩阵 a_{ij} 的选取令 x_i（$i=1$，2，$\cdots$，10）为平衡值，故有

$x_1+x_3+x_5+x_7+x_9 = 158309$ 千卡

$x_2+x_4+x_6+x_8+x_{10} = 2600×365.25 = 949650$ 千卡/年

联系（15）得

$$x_1 = 130310.36 \ 千卡$$

$$x_3 = 23065.42 \ 千卡$$

$$x_5 = 4082.66 \ 千卡$$

$$x_7 = 722.65 \ 千卡$$

$$x_9 = 127.91 \ 千卡$$

$$x_2 = 781694.25 \ 千卡/年 \qquad (16)$$

$$x_4 = 138362.77 \ 千卡/年$$

$$x_6 = 24490.72 \ 千卡/年$$

$$x_8 = 4334.95 \ 千卡/年$$

$$x_{10} = 767.30 \ 千卡/年$$

联系（8），取

$$\int_n^{n+1} a_{10}x_1 dt = 2600 × 365.25/B = 958497 \ 千卡 / 年$$

$$(17)$$

$$a_{10} = 7.355493 \ 年^{-1}$$

将（16）（17）代入（2）（4）（6）（12）（13）即可确定系数矩阵 a_{ij}（k 除外）。

在平衡值附近，从 x_i（$i=1$，2，$\cdots$，10）中任选一个，使之大于或小于平衡值，如取 x_1 的振幅 Am 为其平衡值的 1/10000，即 $x_1 = 130310.36×$（$1+Am$）$= 130323.39$ 千卡，x_i（$i=2$，3，$\cdots$，10）取平衡值作为初始值。采用四阶龙格—库塔（Runge-Kutta）法求数值解知，当 $k<0.0025$ 时，五藏阴精与阳气稳定波动。其中肺藏、肾藏、肝藏、心藏之阴精波动的峰值（或谷值）均较其母藏延迟 1/4 周期，心藏、脾藏之阴精同盛一时，见图 5

－24（a）；脾藏、肺藏、肾藏、肝藏、心藏之阳气波动的峰值（或谷值）均较其阴精延迟 1/4 周期，心藏、脾藏的阳气同盛一时。

由（16）知，脾藏之阴精量约占全身阴精量的 80%，而与中医脾藏功能相近的消化系统、骨骼肌等，约占体重的 80%，所以可从体重的变化了解脾藏之阴精的变化情况。据报道，北美的婴儿及德国的学龄儿童的体重变化具有明显的年节律性，其峰值出现在夏末秋初，故取脾藏之阴精盛于此时。

若设 $x_{i,M}$，$x_{i,0}$，$x_{i,m}$（$i=1$，2，$\cdots$，10）分别代表五藏阴精、阳气的波动峰值、平衡值和谷值，则依据上述模拟结果应有

$$x_1\left(t_0\right)=x_{1,M}$$
$$x_2\left(t_0\right)=x_{2,0}$$
$$x_3\left(t_0\right)=x_{3,0}$$
$$x_4\left(t_0\right)=x_{4,m}$$
$$x_5\left(t_0\right)=x_{5,m}$$
$$x_6\left(t_0\right)=x_{6,0}$$
$$x_7\left(t_0\right)=x_{7,0}$$
$$x_8\left(t_0\right)=x_{8,M}$$
$$x_9\left(t_0\right)=x_{9,M}$$
$$x_{10}\left(t_0\right)=x_{10,0} \tag{18}$$

其中 t_0 为人体发育成熟时心藏、脾藏阴精的最盛之时——夏末秋初。据（18）在平衡值附近重新选取初始值求数值解，记录 t_0 后 x_i（$i=1$，2，$\cdots$，10）出现的第一个峰值和谷值，计算各藏阴精、阳气波动幅度的比例关系，并依据这一比例关系重新调整初始值。这一过程反复进行易知，当五藏阴精、阳气的相对波动幅度之比为下式时

$$\left(x_{1,M}-x_{1,m}\right):\left(x_{3,M}-x_{3,m}\right)/d:\left(x_{5,M}-x_{5,m}\right)/d^2:\left(x_{7,M}-x_{7,m}\right)/d^3:\left(x_{9,M}-x_{9,m}\right)/d^4$$

$$:\left(x_{2,M}-x_{2,m}\right):\left(x_{4,M}-x_{4,m}\right)/d:\left(x_{6,M}-x_{6,m}\right)/d^2:\left(x_{8,M}-x_{8,m}\right)/d^3:\left(x_{10,M}-x_{10,m}\right)/d^4$$

$$=1:3.5926:10.705:19.579:29.043:1.225:2.4587:13.426:13.83:36.428 \tag{19}$$

该比值趋于恒定，且五藏阴精与阳气的波动轨线最规则。

（三）结果

1. 脾藏、肺藏、肾藏、肝藏、心藏的阴精的波峰依次延迟 1/4 年。脾藏、心藏的阴精的波峰出现在同一时刻，见图 5-24（a）。各藏的阳气波峰较其阴精的波峰延迟 1/4 年，见图 5-24（b）、图 5-24（c）。

2. 各藏的阴精和阳气的波动都至少有两个不同周期。阴精的波动主周期和副周期分别为 1 年和 7 年，见图 5-24（b）。阳气的波动主周期和副周期分别为 7 年和 1 年，见图 5-24（c）。

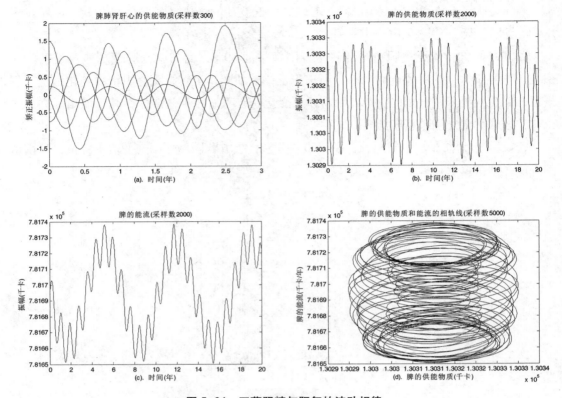

图 5-24　五藏阴精与阳气的波动规律

图 5-24（a）表征了脾藏、肺藏、肾藏、肝藏、心藏的阴精的波峰依次延迟 1/4 年。脾藏、心藏的阴精的波峰出现在同一时刻。图 5-24（b）、图 5-24（c）表征了脾藏的阴精的波动主周期和副周期分别为 1 年和 7 年，脾藏的阳气的波动主周期和副周期分别为 7 年和 1 年，阳气波峰较其阴精的波峰延迟 1/4 年。图 5-24（d）表征了在由阴精和阳气张成的相平面上，轨线不断重复但从不真正重复。随着时间的延长，轨线将覆盖平衡值附件的区域。

3. 在由阴精和阳气张成的相平面上，轨线不断重复但从不真正重复。随着时间的延长，轨线将覆盖平衡解附件的区域，见图 5-24（d）。

（四）讨论

若取脾藏、肺藏、肾藏、肝藏、心藏的阴精的波峰分别位于公历的 7 月、10 月、1 月、4 月和 7 月，则一方面明确了中医学中的"长夏"就是季夏（夏季的第三个月），另一方面与中国的季节性气候变化规律完全一致，印证了"天人相应"原理。事实上，据遍布中国 36 个气象台站 30 年（1951—1980）间的平均气温资料，存在季夏（公历 7 月）最炎热且最潮湿、季秋（公历 10 月）最干燥（接近）、季冬（公历 1 月）最寒冷、季春（公历 4 月）风速最大的规律，见图 5-25。

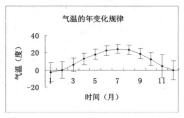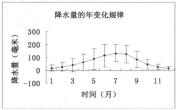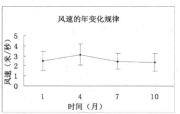

图5-25　气温、降水量、风速的年变化规律

在人体，各藏阳气的波峰较其阴精的波峰延迟1/4年。在自然界，从单位时间内来自太阳的能量（阳气）最大的夏至到夏播作物（主要包含阴精）成熟时的秋分恰好是1/4年。只是在人体，阴精通过氧化释放能量而使阳气的波峰延迟；在自然界，阳气结合二氧化碳和水等制造阴精而使阴精的波峰延迟。

在由 x_i（$i=1$，2，…，10）中的任意两个张成的相平面上，轨线不断重复，但从不真正重复。并且随着时间的延长，轨线覆盖平衡解附件的区域。类似于中国气候的季节性变化，既具有周期性又具有随机性。这可能是一种典型的混沌运动。

令（12）式中的每个比值在 k 值附近取值，容易发现标志肝藏气克脾藏的比值 $a_{28}x_2x_8/a_{20}x_2$ 增大对模型稳定性的破坏程度最大。这可能与日常生活和临床实践中常见的郁怒致食欲减退的肝藏气乘脾藏现象有关。

容易验证，当（2）（4）（6）式中的每个比值在 p，d，q 附近且属于理论上允许的范围内（$0<p$，d，$q<1$）取值，x_i（$i=1$，2，…，10）的波动规律几乎不变；进行一般代谢人体每天需要的营养物质量和体内存贮的阴精量在理论上允许的范围内变化，x_i（$i=1$，2，…，10）的波动规律几乎不变；选取 t_0 后不同时刻的峰值和谷值，可获得类似（19）的不同比例关系，但 x_i（$i=1$，2，…，10）的波动规律几乎不变；选取不同的 x_1（t_0），只要满足 $[x_1(t_0)-x_{1,0}]/x_{1,0}<0.2\%$，可确定不同的初始值，但除了引起 x_i（$i=1$，2，…，10）振幅的改变外，波动规律不变；若考虑外界环境周期性变化的影响，于（17）中加入周期项，使模型（1）变为时变系统，但 x_i（$i=1$，2，…，10）波动规律不变。这些结果都证明了模型（1）的鲁棒（Robust）性，五藏的阴精和阳气的波动规律应主要取决于五藏之间的生克关系。

概言之，中国气候具有季夏最炎热且最潮湿、季秋最干燥（接近）、季冬最寒冷、季春风速最大的规律。传统中医认为，脾藏、肺藏、肾藏、肝藏、心藏常依次在季夏、季秋、季冬、季春、季夏感受湿、燥、寒、风、热而发病，脾藏、肺藏、肾藏、肝藏、心藏的疾病又常依次表现为湿、燥、寒、风、热的特点。因此中医建立了脾藏、肺藏、肾藏、肝藏、心藏与季夏、季秋、季冬、季春、季夏的依次对应关系，并借以解释所有的生理现象、病理特征和中药功效。例如，湿的黏滞性被用以解释患痢疾时大便中的黏液和排便不畅，痢疾常发生于最潮湿的季夏，常用在最干燥的季秋采收的具有祛湿功效的黄连治疗。

如果说生物医学更关注组织器官的解剖结构改变引起的功能改变，那么，中医学更强调以阴精和阳气为实体媒介的协调关系改变引起的功能改变。这一以阴精和阳气为实体媒介的关系结构，可能是不同于生物医学的解剖结构但能定量揭示生命、健康和疾病机制的新认识。

第六章　五藏异常功能态势的影响因素

五藏异常功能态势的影响因素是指导致五藏功能态势异常的内、外因素。在本章，我们将要明确这些影响因素的生物学基础，见表 6-1。

表 6-1　五藏异常功能态势影响因素的生物学基础

影响因素	生物学基础
风邪	环境多风，使人抵抗力降低，加强了冷、热、湿、燥对人体的影响，携带病原微生物引起感染，携带过敏原引起超敏反应
寒邪	环境低温，使人散热增多，免疫力降低，病原微生物入侵
暑邪	环境高温，使人散热减少，汗出脱水，中暑；暑湿环境，食物变质引发胃肠道疾病
湿邪	环境潮湿，霉菌繁殖，感染霉菌易出现身体下部病变
燥邪	环境干燥，加大皮肤和呼吸道黏膜水分的蒸发量，免疫力降低
火邪	病原微生物入侵人体引发感染性炎症；抗原入侵人体引发非感染性炎症
疠气	传染性病原体引发传染病
外伤	外力损伤、烧烫伤、冻伤、虫兽所伤
药邪	中药中的重金属、毒素、致敏物质
诸虫	寄生虫
医过	语言不当、误治失治、操作不当等医生过失
痰饮	外分泌腺分泌过多，脑内病理产物存积
水	水肿、腹水
湿浊	血脂过高，皮脂腺分泌增多
出血瘀血	出血、血栓、淤血
气滞	胃肠胀气，肺气肿，自主神经功能紊乱导致的动脉充血
七情	自主神经系统和内分泌系统功能紊乱引发情绪失常
饮食失宜	过饥、过饱
劳逸失度	体力过劳或过逸、脑力过劳或过逸、性生活过度
禀赋不足	遗传因素或父母体弱多病影响胎儿

第一节　外感因素

外感因素是指导致五藏功能态势异常的外来因素，包括季节、地域或居处环境的气候变化和因这些变化引起的人体抵抗力下降，病原微生物或异物入侵，也包括外伤、药邪、诸虫和医过。

一、风邪

风即空气流动。春季多风，东方多风。风具有来去迅疾、善动不居、变幻无常的特点。导致五藏功能态势异常的风即为风邪。

（一）文献依据

1. 风为百病之长

《素问·生气通天论》："故风者，百病之始也。"

2. 易袭阳位

《素问·平人气象论》："面肿曰风。"

《素问·太阴阳明论》："故犯贼风虚邪者，阳受之"，"故伤于风者，上先受之"。

3. 善行数变

《素问·风论》："风者，善行而数变。"

（二）风邪导致五藏功能态势异常的特点

1. 风为百病之长

是指风邪易致寒、热、湿、燥诸邪入侵人体而导致五藏功能态势异常。

2. 易袭阳位

是指风邪易侵犯人体的上部，出现鼻塞、流涕、咽痒、咳嗽、气喘、头晕、头痛、头面水肿、口眼歪斜、落枕，易侵犯人体的外部，出现恶风、发热、皮肤瘙痒。

3. 善行数变

善行是指风邪导致的五藏功能态势异常具有病位游移、行无定处的特征。如风痹表现为游走性关节疼痛。

数变是指风邪导致的五藏功能态势异常变幻无常，发病迅速。如风疹表现为风团、丘疹，发无定处，此起彼伏，时隐时现，瘙痒时作。小儿风水短时间内即见头面一身俱肿。

（三）风邪导致五藏功能态势异常的生物学基础

1. 环境多风，使人抵抗力降低

当人体处于无风环境时，体表热度均匀，气管纤毛活动正常，呼吸道通畅，人体感觉舒适；当环境中有风时，可引起体表和呼吸道黏膜干燥皲裂，降低人体对病原微生物的抵抗力。

2. 环境多风，加强冷、热、湿、燥对人体的影响

风能加强热的传导和对流，故气温低而有风常使人感觉更冷，气温高而无风常使人感觉更热。风能加快体表湿气的散发，故气候潮湿而无风使人感觉更潮湿，气候干燥而有风使人感觉更干燥。冷、热、湿、燥是病原微生物入侵人体的常见诱发因素。

3. 环境多风，携带病原微生物引起感染

空气中有许多病原微生物，如结核分枝杆菌、白喉棒杆菌、溶血性链球菌、金黄色葡萄球菌、脑膜炎奈瑟性球菌、流行性感冒病毒、麻疹病毒等，可入侵皮肤黏膜引起感染。上呼吸道感染可见发热、怕冷、鼻塞、流涕、咽痒、咳嗽、肌肉酸痛。

4. 环境多风，携带过敏原引起超敏反应

空气中有许多过敏原，如粉尘、花粉颗粒、尘螨排泄物、真菌菌丝及孢子、动物皮毛等。当携带过敏原的气流侵袭人体时，往往是从肌表、口鼻而入，引起Ⅰ型变态反应性疾病，产生各种各样的人体功能障碍或组织损伤，表现为皮疹、咽痒、咳嗽、哮喘等皮表和肺部症状。面神经发炎可见口眼歪斜（周围性面瘫），面部皮下组织发炎水肿可见面部水肿，一侧颈部肌肉发炎可见落枕。

二、寒邪

寒即环境温度低。冬季多寒，北方多寒。寒具有寒冷、凝结、收引的特点。导致五藏功能态势异常的寒即为寒邪。

（一）文献依据

1. 易伤阳气

《素问·阴阳应象大论》："寒胜热""阴胜则身寒。"

2. 寒性凝滞

《素问·离合真邪论》："夫邪之入于脉也，寒则血凝泣。"

3. 寒性收引

《素问·举痛论》："经脉流行不止、环周不休，寒气入经而稽迟，泣而不行，客于脉外则血少，客于脉中则气不通，故卒然而痛。"

《素问·至真要大论》："寒淫所胜，则凝肃惨栗。"

（二）寒邪导致五藏功能态势异常的特点

1. 易伤阳气

寒邪易伤人体具有温煦作用的阳气，表现为畏寒怕冷、手脚发凉、肌肤发凉。

2. 寒性凝滞

是指寒邪导致的五藏功能态势异常，使人气、血、津液运行不畅，表现为局部冷痛。

如寒邪入侵关节则关节冷痛，遇寒加重；寒邪直中胃肠，则脘腹冷痛，得温缓解。

3. 寒性收引

是指寒邪可使气机收敛。寒客腠理毛窍使腠理致密，则见无汗、汗毛耸立；寒客肌表，血脉挛缩，可见恶寒、寒战、面色苍白、肌肤麻木；寒邪入肺可见胸闷、咳嗽、气喘；寒客筋肉关节则见躯体蜷卧、屈伸不利。

（三）寒邪导致五藏功能态势异常的生物学基础

1. 环境低温，散热增多

人的最适宜环境温度是18℃～25℃。环境温度低，通过体表散热增多，会出现恶寒怕冷、面色苍白、躯体蜷缩、手脚发凉等顺应性保护反应。

2. 环境低温，免疫力降低

环境温度低，毛细血管收缩，呼吸道黏膜上皮的纤毛活动减慢，气管排出细菌的功能减弱。环境温度低，血中红细胞沉降率下降，白蛋白、血红蛋白和球蛋白含量下降，使人体免疫功能减低。

3. 环境低温，病原微生物入侵

病原微生物入侵呼吸道黏膜，可见恶寒、寒战、无汗、咳嗽等呼吸道感染症状。病原微生物入侵亦导致自身免疫性疾病。

三、暑邪

暑即环境温度高。暑季多暑，南方多暑。暑具有炎热、升散、携湿的特点。导致五藏功能态势异常的暑即为暑邪。

（一）文献依据

1. 暑性炎热

《素问·五运行大论》："暑胜则地热。"

2. 暑性升散，易伤津耗气

《灵枢·岁露论》："暑则皮肤缓而腠理开。"

3. 暑邪致病，易扰心神

《素问·生气通天论》："因于暑，汗，烦则喘喝，静则多言。"

4. 暑多挟湿

《素问·五运行大论》："暑以蒸之。"

（二）暑邪导致五藏功能态势异常的特点

1. 暑性炎热

暑邪伤人常见高热、面赤、脉洪大滑数。

2. 暑性升散，易伤津耗气

暑性升散，易致腠理开张而多汗。汗出过多，气随津泄，故见口渴喜饮、尿赤短少、四肢乏力。

3. 易扰心神

暑邪导致的五藏功能态势异常常见头晕、烦躁、突然昏倒，即中暑。

4. 暑多挟湿

暑邪挟湿伤及脾胃则见恶心呕吐、大便溏泄，即伤暑。

（三）暑邪导致五藏功能态势异常的生物学基础

1. 环境高温，散热障碍

人体主要通过皮肤的辐射、传导、对流散热。高温环境下，人体处于热应激状态，交感神经兴奋，心肌收缩力增强，心率加快，故脉洪大滑数；体表毛细血管扩张散热，故见面赤。

2. 环境高温，汗出脱水

高温通过热辐射或热传导方式使血液及皮温升高，热信号刺激发汗中枢引起大量出汗。汗出过多会造成低容量性高钠血症，细胞外液高渗使细胞脱水，脑细胞脱水且骨骼肌供血不足，会使人站立不稳，四肢乏力发酸。细胞外液高渗，通过渗透压感受器刺激中枢引起口渴。

3. 环境高温，人易中暑

高温环境，体温调节中枢功能紊乱，表现为高热、汗闭、谵妄、惊厥或昏迷。

4. 环境暑湿，易出现胃肠道疾病

暑季（7月前后）既是天气炎热的季节，又是降雨量最大的季节。湿热环境，霉菌繁殖，食物易发霉变质，人进食这样的食物易出现胃肠道功能紊乱，上吐下泻。

四、湿邪

湿即环境湿度大。雨季多湿，南方多湿或居处潮湿。湿具有重浊、黏滞、趋下的特点。导致五藏功能态势异常的湿即为湿邪。

（一）文献依据

1. 湿性黏滞重浊

《素问·五运行大论》："湿胜则地泥。"

《素问·痹论》："湿气胜者为著痹也。"

2. 湿性趋下，易袭阴位

《素问·太阴阳明论》："伤于湿者，下先受之。"

（二）湿邪导致五藏功能态势异常的特点

1. 湿性重浊

湿邪导致的五藏功能态势异常具有沉重特点，如湿痹关节疼痛重着；湿邪导致的五藏功能态势异常具有秽浊特点，如湿疹浸淫流水。

2. 湿性黏滞

湿邪导致的五藏功能态势异常具有反复发作，缠绵难愈的特点，如湿痹缠绵难愈。

3. 湿性趋下，易袭阴位

湿邪导致的五藏功能态势异常多伤及人体下部，如阴囊湿疹、小腿湿疹、脚气。

（三）湿邪导致五藏功能态势异常的生物学基础

1. 风湿性关节炎

是一种常见的急性或慢性结缔组织炎症，与 A 组乙型溶血性链球菌感染有关，寒冷、潮湿等因素可诱发本病。以关节和肌肉游走性酸楚、红肿、疼痛为特征，下肢大关节如膝关节、踝关节最常受累。风湿性关节炎活动期关节滑膜及周围组织水肿，滑膜下结缔组织中有黏液性变、纤维素样变及炎性细胞浸润，有时有不典型的风湿小体。

2. 霉菌感染

环境潮湿，霉菌繁殖。感染霉菌易出现身体下部病变。女性念珠菌阴道炎表现为白带增多，稠厚呈乳酪状或豆渣样。阴囊湿疹表现为皮损、瘙痒、容易复发。足癣（又名脚气），系真菌感染引起，水疱主要出现在趾腹和趾侧，可出现糜烂、渗液、缠绵难愈。

五、燥邪

燥即环境干燥。秋季多燥，西方多燥。燥具有干涩、收敛的特点。导致五藏功能态势异常的燥即为燥邪。

（一）文献依据

1. 燥性干涩收敛

《素问·五运行大论》："燥以干之……故燥胜则地干"，"西方生燥"。

《素问·六元正纪大论》："燥胜则干。"

《素问玄机原病式》："诸涩枯涸，干劲皴揭，皆属于燥。"

2. 燥易伤肺

《素问·阴阳应象大论》："西方生燥，燥生金，金生辛，辛生肺。"

（二）燥邪导致五藏功能态势异常的特点

1. 干涩收敛

燥邪导致的五藏功能态势异常常表现为皮肤干燥甚至皴裂脱屑，口唇干裂。

2. 燥易伤肺

燥邪易从口鼻入肺，出现口干、鼻干、喉干、干咳少痰、痰黏难咯。

（三）燥邪导致五藏功能态势异常的生物学基础

人体每天通过皮肤非显性蒸发水分约 500ml，通过呼吸蒸发水分约 350ml。环境干燥会加大皮肤和呼吸道黏膜水分的蒸发量，出现皮肤干燥甚至皴裂、脱屑；病毒等引发外分泌腺的自身免疫性疾病，如干燥综合征（SS）常表现为鼻干、喉干、干咳少痰或无痰或痰黏难咳，阴道分泌物减少等。

六、火邪

火是人体在外感因素的作用下代谢率增高的病理反应。风、寒、暑、湿、燥 5 种外邪入侵人体，郁而化生火邪。火邪具有易生痈疡、易动血扰神、易伤津耗气的特点。

（一）文献依据

1. 火为阳邪

《素问·阴阳应象大论》："火为阳。"

《素问·五运行大论》："火以温之……火胜则地固矣。"

2. 易生痈疡

《素问·至真要大论》："诸病胕肿，痛酸惊骇，皆属于火。"

3. 易动血扰神

《素问·至真要大论》："诸热瞀瘛，皆属于火"，"诸躁狂越，皆属于火"。

（二）火邪导致五藏功能态势异常的特点

1. 易生痈疡

出现局部红、肿、痛、脓等症状，如皮肤疮疡、斑疹丹毒、喉痹、肺痈、肠痈、赤白痢疾。

2. 易动血生风扰神

火邪迫血妄行，可致出血；出血㭊筋，可见肢体抽搐、角弓反张；火邪扰乱神明，轻则心烦失眠，重则狂躁妄动，神昏谵语。

3. 火为阳邪

火为阳邪，易烁津液，导致咽干舌燥，口渴喜冷饮，小便短黄，大便秘结。

（三）火邪导致五藏功能态势异常的生物学基础

风、寒、暑、湿、燥5种外邪既可看作病原微生物（引发感染性炎症）或抗原（引发非感染性炎症）入侵人体的条件，又可看作病原微生物或抗原本身。外源性损伤因子引起人体组织细胞的损伤，伴发局部和全身的防御过程称为炎症，以血管扩张、通透性增加，体液和白细胞渗出为主要特征。

1. 炎症的局部反应

炎症局部发红和发热是由于局部血管扩张、血液加速所致。炎症局部肿胀与局部血管充血、体液和细胞成分渗出有关。渗出物的压迫和炎症介质的作用可引起疼痛。①出血性炎症，是指当炎症灶内的血管壁损伤较重时，红细胞漏出，渗出物中含有大量红细胞的炎症。常发生于毒性甚强的病原微生物感染，如炭疽、流行性出血热等。②化脓性炎症，以中性粒细胞渗出，并伴有组织坏死和脓液形成，发生于体表便是疖和痈，发生于内脏便是肺痈、肠痈等。化脓性炎症灶内，渗出的中性粒细胞变性、坏死崩解释放出蛋白溶解酶将坏死组织溶解液化的过程称化脓。

2. 炎症的全身反应

炎症病灶中的病原微生物可直接或通过淋巴管侵入血循环，病原微生物的毒性产物也可入血引起菌血症、毒血症、败血症和脓毒败血症，出现全身反应。

外致热原包括细菌、病毒、真菌、螺旋体、疟原虫和人体内产物（抗原抗体复合物、类固醇等），使体温调定点上移，产热增多，散热减少，体温升高，即为发热。体温调定点上移，原来的正常体温变成"冷刺激"，中枢对"冷"信息起反应，发出指令经交感神经到达散热中枢，引起皮肤血管收缩和血流减少，导致皮肤温度降低，散热减少，使人感到发冷或恶寒，立毛肌收缩，皮肤可出现"鸡皮疙瘩"。

高热使神经系统兴奋性增高，可见烦躁、谵妄、幻觉或淡漠、嗜睡。发热时血液温度升高刺激窦房结，心率加快，可见数脉；刺激呼吸中枢并提高中枢对CO_2的敏感性，再加

上代谢加强 CO_2 生成增多，促使呼吸加快加强。发热时消化液分泌减少，各种消化酶活性降低，因而出现食欲减退、口腔黏膜干燥、口渴、腹胀、便秘。

七、疠气

又称"疫毒""疫气""异气""戾气""毒气""乖戾之气"，是指一类具有强烈致病性和传染性的外感邪气。

（一）文献依据

《温疫论》："夫瘟疫之为病，非风非寒非暑非湿，乃天地间别有一种异气所感"，"缓者朝发夕死，重者顷刻而亡"。

（二）疠气导致五藏功能态势异常的特点

1. 发病急骤，病情危笃

疠气多属热毒，其性疾速，常挟毒雾、瘴气等秽浊之邪侵犯人体，发病急骤，来势凶猛，病情凶险。常见发热、扰神、动血、生风、剧烈吐泻等危重症状。

2. 传染性强，易于流行

疠气具有强烈的传染性和流行性，可通过空气、食物等多种途径传播。身处疠气流行地域，无论男女老少，体质强弱，凡触之者，多可发病。疠气发病，既可大面积流行，也可散在发生。

3. 一气一病，症状相似

疠气种类不同，所致之病各异。每一种疠气所致之疫病，均有各自的临床特点和传变规律，临床表现也基本相似。所谓"一气致一病"，"众人之病相同"。

（二）疠气导致五藏功能态势异常的生物学基础

疠气所致疾病即为传染病。传播途径包括空气传播、水源传播、食物传播、接触传播（如接触已感染的个体、感染者的体液及排泄物、感染者所污染到的物体，蚊虫叮咬、虫兽咬伤）、土壤传播、垂直传播（母婴传播）等。常见传染病有腮腺炎（痄腮）、猩红热（烂喉丹痧）、疫毒痢、白喉、天花、肠伤寒、霍乱、鼠疫，以及疫黄（急性传染性肝炎）、流行性出血热、艾滋病（AIDS）等。

八、外伤

外伤主要是指跌打损伤、持重努伤、挤轧伤、撞击伤、金刃伤等机械损伤，也包括烧烫伤、冻伤、虫兽咬伤、雷击、溺水、自缢等。轻者仅为皮肉损伤，表现为疼痛、出血、瘀斑、血肿；重者伤及筋骨、内脏，表现为关节脱臼、骨折，甚至危及生命。

1. 外力损伤

指因机械暴力引起的创伤，包括跌仆、坠落、撞击、压轧、负重、努责、金刃等所伤。这种损伤，可使肌肉、血管破损而见局部青紫、肿痛或出血；也可致筋肉撕裂、关节脱臼、骨折；严重者皮开肉绽，损及内脏，甚或损伤严重，出血过多，危及生命。

2. 烧烫伤

火焰、沸水、热油、蒸汽、雷电等灼伤形体。轻者灼伤皮肤而见局部灼热、红肿、疼痛或起水泡；重者焦炙肌肉筋骨而见患部如皮革样，或呈蜡白、焦黄，甚至炭化样改变。

3. 冻伤

是低温所造成的全身或局部的损伤。局部性冻伤，多发生在手、足、耳、鼻及面颊等裸露和末端部位。初期可见肌肤苍白、冷麻、疼痛、肿胀青紫，痒痛或起泡，甚至溃烂；日久则见组织坏死。全身性冻伤多表现为面色苍白、唇舌指甲青紫、感觉麻木、反应迟钝，甚则呼吸微弱、昏迷。

4. 虫兽所伤

猛兽所伤轻者局部皮肉损伤、出血、肿痛；重者可损伤内脏，或出血过多而致死亡。疯狗咬伤者，除局部皮肉损伤、出血、肿痛外，可发为"狂犬病"。蜂、蝎、蚂蚁蜇伤或蜈蚣、毒蛇咬伤者，多致局部肿痛，有时还可出现头晕、心悸、恶心呕吐等全身中毒症状，甚至昏迷。

九、诸虫

即寄生于人体而导致五藏功能态势异常的各种虫类。

1. 蛔虫

蛔虫卵经饮食摄入，在十二指肠孵化，产出的幼虫钻入小肠壁，然后经血循环移行至心和肺，由肺沿支气管上行至口咽部被吞下回到小肠，在小肠发育为成虫。常表现为发热、咳嗽、食欲不振或善饥、脐周阵发性疼痛、营养不良、失眠、磨牙等。

2. 绦虫

因进食生的或未经煮熟的猪肉和牛肉而得，寄生的部位多在肌肉、皮下及脑。表现为腹泻、面色萎黄、形体消瘦、食欲亢进、癫痫、皮下结节。

3. 蛲虫

又称蠕形住肠线虫，外形恰似一条白线。成虫寄生于人体的盲肠、阑尾、结肠、直肠及回肠下段。当人睡眠后，肛门括约肌松弛时，部分雌虫爬出肛门，在附近皮肤产卵，引起肛门瘙痒，常伴有食少、腹痛、消瘦。

4. 钩虫

主要通过皮肤感染，也可经口感染，尤以十二指肠钩虫多见。夏秋温暖潮湿季节是钩虫形成而导致五藏功能态势异常的时节，表现为手足皮疹、灼热、肿痛甚至溃烂、咳嗽、喉痒、胸闷、腹胀、恶心呕吐、异食。

5. 血吸虫

虫卵从宿主的粪便中排出，在水中孵化成毛蚴。毛蚴在钉螺体内发育、繁殖成尾蚴，遇到人的皮肤便钻入体内，进入血液，发为血吸虫病。

此外还有阿米巴原虫，主要通过粪-口途径传播，通过进食被包囊污染的饮水、食物、蔬菜而感染。少数情况下滋养体可直接侵入皮肤黏膜而发病。

十、药邪

是指中药加工、使用不当而导致五藏功能态势异常的一类因素。

1. 中毒

①与中药含有重金属有关。如朱砂含汞，长期服用会致汞蓄积中毒。②与中药炮制、配伍或使用不当有关。如附子、半夏合煎液中毒性成分乌头碱、去氧乌头碱等含量明显增高。误服或过服有毒药物，可见中毒症状。轻者头晕心悸、恶心呕吐、腹痛腹泻、舌麻；重者全身肌肉颤动、烦躁不安、黄疸、发绀、出血、昏迷乃至死亡。

2. 过敏

有的中药含有蛋白质、多肽、多糖等致敏物质，轻者出现荨麻疹、疱疹，重者导致过敏性休克、肺水肿、喉水肿、过敏性紫癜，甚至危及生命。如蜈蚣引起溶血，鱼腥草注射液可致严重的过敏反应。

3. 变生它病

药物使用不当，会引起新的疾病，如妇女妊娠用药不当会引起流产、畸胎或死胎。

十一、医过

医过，也称医源性因素，指由于医生过失而导致疾病加重或变生它疾的一类因素。

1. 语言不妥

医生讲话不注意场合，不掂量分寸，不考虑对象的接受能力，或言语粗鲁，出言不逊，或泄露本应保密的内容，或告知不该告知的病情，从而使患者产生反感，出现抵触情绪，或致患者思想负担过重，由此加重病情，或变生它病。

2. 文字潦草

医生所开处方或书写潦草，或用字不规范，或好用冷僻的中药别名，使配药人员难以辨认，难以理解，以致贻误治疗时机，或搞错药物加重病情，甚至变生它疾。

3. 误治失治

医生临床辨证不正确或不及时，导致用药错误，延误病情或增添新疾。如将虚证错判为实证，误用大量泻实之品；或将实证错判为虚证，误用众多补虚之药，如此而使虚者更虚，实者更实，病情加重。

4. 操作失当

医生在诊治病人过程中粗心大意，动作粗野，往往会造成医疗差错或事故。如胸背部针刺不当，可致气胸；推拿用力过猛，造成骨折。

第二节　内伤因素

内伤因素是指因为五藏功能态势异常而产生并进一步导致五藏功能态势异常的病理产物，或不良生活方式、遗传因素。

一、痰饮

痰饮是津液的输布或转运营养物质或代谢产物异常产生的病理产物。

（一）文献依据

《证治汇补》："积饮不散亦能变痰。"

《医学六要》："痰为饮之积，饮为痰之渐。"

《千金方衍义》："始元不足，日积月累，水之精华，转为混浊，于是遂成痰饮，必先团聚于呼吸大气难到之处，故由肠而胁而四肢，至渐溃于胸膈，其势愈逆，则痰饮之患，未有不从胃起矣。"

《儒门事亲》："饮之所得，其来有五：有愤郁而得之者，有困乏而得之者，有思虑而得之者，有痛饮而得之者，有热时伤冷而得之者。"

《三因方》："饮食过伤，嗜欲无度，叫呼疲极，运动失宜，津液不行，聚为痰饮。"

（二）痰饮导致五藏功能态势异常的特点

痰饮常阻滞气机，影响气血运行。痰饮阻肺，则见胸闷、咳痰；痰饮停胃，则见恶心、呕吐痰涎；痰饮结块，则见瘰疬痰核；痰饮外溢，则见阴疽流注；痰气凝结咽喉，可致咽如物梗；痰饮流注经络筋骨，则见肢体麻木、屈伸不利、半身不遂；痰饮阻心，可见胸闷心痛；痰蒙心窍，扰乱神明，可见神昏、痴呆。

（三）痰饮导致五藏功能态势异常的生物学基础

1. 津液排出过多产生有形痰饮

有形痰饮，即视之可见，闻之有声的痰液，稠厚者为痰，稀薄者为饮，如咳痰、喉中痰鸣、呕吐痰涎，是津液排出过多形成的病理产物。

（1）黏膜分泌过多

生理状态下，呼吸道黏膜表面被杯状上皮细胞和黏液腺分泌的黏液凝胶层所覆盖，以利黏附异物颗粒。人的呼吸道每天能产生约 100 毫升的黏液，只是这些黏液借纤毛运动被送到呼吸道的上端后不知不觉被吞咽下去了，所以不会感觉有痰。但呼吸道病变黏液分泌增加，刺激呼吸道产生咳嗽的动作而将痰排出，称为咳痰。分泌物刺激支气管收缩，气道变窄，气道内气流流速加快，当高速的气流经过停聚的分泌物时就会在喉间产生痰鸣现象。

生理状态下，胃的表面上皮细胞、泌酸腺的黏液颈细胞、贲门腺和幽门腺都分泌黏液形成凝胶层，对胃黏膜起到保护和润滑作用。胃蛋白酶对这一凝胶层有水解作用，但水解的速度与黏液分泌的速度相等。当胃中黏液分泌过多或胃蛋白酶水解功能降低，大量黏液停积胃中，刺激胃黏膜自主神经或胃自主神经紊乱而发生呕吐黏液现象，即呕吐痰涎。

（2）实变

变质性炎症（发炎组织器官的实质细胞呈明显的变性和坏死）、增生性炎症（在致炎因子、组织崩解产物或某些理化因素的刺激下，炎症局部细胞再生和增殖）、特异性炎症（结核、梅毒、麻风、淋巴肉芽肿）、各种良性和恶性肿瘤均可引起实变。

2. 津液转运的营养物质或代谢产物存积产生无形痰饮

无形痰饮即只见其征，不见其形的痰病，如眩晕、中风、癫、狂、痫，是由于脑内病理产物存积，影响大脑功能（肝藏藏血、心藏藏神功能）而产生的病症。如先天遗传、个性特征及体质因素、器质因素、社会环境因素等导致认知、情感、行为和意志等精神活动障碍，表现为妄想、幻觉、错觉、情绪障碍、哭笑无常、自言自语、行为怪异、意志减退等知、情、意障碍。常见的精神病有精神分裂症、狂躁抑郁性精神病、更年期精神病、偏执性精神病及各种器质性病变伴发的精神病。

二、水

水是津液的输布异常所形成的病理产物。水流动性大，常留积于体腔或松软部位。

（一）文献依据

《素问·水热穴论》："勇而劳甚则肾汗出，肾汗出逢于风，内不得入于脏腑，外不得越于皮肤，客于玄府，行于皮里，传为胕肿，本之于肾，名曰风水。"

《金匮要略·水气病脉证并治》："风水，其脉自浮，外证骨节疼痛恶风。皮水，其脉亦浮，外证胕肿，按之没指，不恶风，其腹如鼓，不渴，当发其汗。正水，其脉沉迟，外证自喘。石水，其脉自沉，外证腹满不喘。"

《丹溪心法·水肿》："水肿因脾虚不能制水，水渍妄行，当以参术补脾，使脾气得实，则自健运，自能升降，运动其枢机，则水自行。"

（二）水导致五藏功能态势异常的特点

水溢肌肤，可见肌肤水肿。水停胁下，可见胸胁疼痛、气短息促、咳唾转侧加重，甚者不能平卧、病侧胁间胀满。水停大腹，可见单腹胀大。

（三）水导致五藏功能态势异常的生物学基础

水即水肿，是指过多的体液在组织间隙或体腔内积聚（发生于体腔内的水肿又称积液）。按波及的范围，水肿可分为全身性水肿和局部性水肿；按发病原因，水肿可分为肾性水肿（肾藏的主水功能异常）、心性水肿（心藏的主血脉功能异常）、肝性水肿（脾藏的布散津液功能异常）、营养不良性水肿（脾藏的运化功能异常）和炎性水肿（肺藏的卫外功能异常）；按发生的器官组织，水肿可分为脑水肿、肺水肿、胸腔积液、心包积液、腹水、皮下水肿、关节腔积液。

三、湿浊

湿浊是津液转运的营养物质或代谢产物存积而形成的病理产物，具有弥漫、重浊、黏滞的特点。

（一）文献依据

《素问·生气通天论》："因于湿，首如裹，湿热不攘，大筋挛短，小筋弛长，挛短为拘，弛长为痿。"

《素问·阴阳应象大论》："湿胜则濡泻。"

《素问·脉要精微论》："五藏者，中之守也，中盛藏满，气胜伤恐者，声如从室中言，是中气之湿也。"

（二）湿浊导致五藏功能态势异常的特点

1. 湿性重浊

湿浊导致的五藏功能态势异常具有沉重的特点，如头重如裹、肢体困重；湿浊导致的五藏功能态势异常具有秽浊的特点，如面垢眵多。

2. 湿性黏滞

湿浊导致的五藏功能态势异常具有黏滞不爽的特点，如头蒙、周身酸楚、身热不扬、汗出不畅、大便不爽。

（三）湿浊导致五藏功能态势异常的生物学基础

脂肪或糖、蛋白质摄入过多，脂质代谢紊乱，表现为血中低密度脂蛋白（LDL）

高，而高密度脂蛋白（HDL）低，血浆黏度升高；骨骼肌供能不足故周身困重、倦怠懒惰。

皮脂腺顺应性分泌皮脂（成人每天分泌皮脂大约 20～40g，其成分主要是油酸、软脂酸、脂肪酸和胆固醇），故见头面油脂较多（雄激素和雌激素也有促进皮脂合成的作用）。

四、结石

结石是指津液转运的代谢产物存积于人体某些部位而形成的砂石样病理产物。

（一）文献依据

《诸病源候论·淋病诸候》："石淋者，淋而出石也。肾泌尿，水结则化为石，故肾客沙石，肾虚为热所乘，热则成淋。其病之状，小便则茎里痛，尿不能卒出，痛引少腹，膀胱里急，沙石从小便道出。"

《诸病源候论·黄病诸候》："黄病后，小便涩，兼石淋，发黄疸，此皆由蓄热所为。热流小肠，小便涩少而痛，下物如沙石也。"

《中藏经》："砂淋者，此由肾气虚……虚伤真气，邪热渐强结聚而成砂，犹如以水煮盐，火大水少，盐渐成石……""砂者，腹脐隐痛，其痛不可忍，须臾如小便中下如砂石之类，有大如皂角子，或赤或白，色泽不定。"

（二）结石导致五藏功能态势异常的特点

结石为有形之物，有泥砂样结石，有圆形或不规则形状结石。多发于肝、胆、胃、肾、膀胱等内脏器官，伴有发病部位的胀痛、绞痛、黄疸、排尿不畅、尿血。

（三）结石导致五藏功能态势异常的生物学基础

结石是人体内产生的一种硬度和形态均类似于石质的病理性沉积物，主要成分为钙盐或脂类代谢产物。人体常见的结石有肝内结石、胆囊结石、胃石症、肾结石、输尿管结石、膀胱结石、尿道结石。结石容易阻塞胆汁、食物和尿液的排泄，常伴发胀痛、绞痛、黄疸、排尿不畅等症状。

五、出血瘀血

出血瘀血是血（红细胞、血浆）的输布异常而形成的病理产物。其中，出血是指血液流出体外的外出血。瘀血是指呼吸循环障碍引起的血氧饱和度（SaO_2）降低，血液逸入体腔或组织内的内出血和存在于心血管内的血栓或淤血。

（一） 文献依据

《素问·缪刺论》："人有所堕坠，恶血留内。"

《圣济总录·伤折门》："脉者，血之府。血行脉中，贯于肉理，环周一身。若因伤折内动经络，血行之道不得宣通，瘀积不散则为肿为痛。"

《杂病源流犀烛·跌仆闪挫源流》："忽然闪挫，必气为之震，因所壅而凝聚一处。气运乎血，血本随气以周流，气凝则血亦凝矣。夫至气滞血瘀，则作肿作痛，诸变百出。"

《血证论·吐血》："血亡之后，其离经而未吐出者，是为瘀血，既与好血不相合，反与好血不相能。"

《圣济总录·妇人血积气痛》："若月水不通，产后恶露未尽，或因他病使血不行，皆致气血凝滞。"

《医彻·蓄血》："其人或劳倦，或跌仆，成闪挫，或郁怒，皆足以阻其血而停蓄成瘀。"

（二） 出血瘀血导致五藏功能态势异常的特点

出血瘀血常有脾藏的凝血（统血）功能、肺藏的呼吸（主气司呼吸）功能、肝藏的支配内脏运动（疏泄）功能、心藏的循环（主血脉）功能异常所引发，常表现为刺痛、肿块、发绀。

发生于主血脉的心藏（心脏）则胸闷心痛，痛处固定拒按，夜间更甚；发生于主气司呼吸的肺藏（肺脏）则胸闷、气促、咯血；发生于运化的脾藏（胃肠），可见呕血便血；发生于生子的肾藏（胞宫）可见经色紫暗有块或崩漏；发生于藏神的心藏（脑）可见突然昏倒，不省人事，或留有痴呆、言语謇涩等后遗症；发生于主骨生髓的肾藏（周身）可扪及癥积，质硬难移；出血瘀血表现于肌肤可见口唇、爪甲青紫、肿痛青紫、舌有瘀点、瘀斑。

（三） 出血瘀血导致五藏功能态势异常的生物学基础

1. 出血

按照血液逸出的部位可分为内出血和外出血：①内出血，即流出的血液逸入体腔或组织内者。可发生于体内任何部位，血液积聚于体腔内者称体腔积血，如腹腔积血、心包积血，体腔内可见血液或凝血块。发生于组织内的出血，量大时形成血肿，如脑血肿、皮下血肿；量少时仅镜下查觉，在组织内有多少不等的红细胞或含铁血黄素、橙色血晶的存在。皮肤、黏膜、浆膜的少量出血在局部形成瘀点，较大的出血灶形成瘀斑。②外出血，即血液流出体外。鼻黏膜出血排出体外称为鼻衄，肺结核空洞或支气管扩张出血经口排出到体外称为咯血，消化性溃疡或食管静脉曲张出血经口排出到体外称呕血，结肠、胃出血经肛门排出称便血，泌尿道出血经尿道排出称尿血。

按血液逸出的机制可将出血分为破裂性出血和漏出性出血：①破裂性出血，由心脏或血管壁破裂（心藏主血脉功能异常）所致。破裂可发生于心脏（如心壁瘤的破裂），也可发生于动脉，其成因既可为动脉壁本身的病变（如主动脉瘤），也可因动脉旁病变侵蚀动脉壁（如肺结核空洞对肺血管壁的破坏，肺癌、胃癌、子宫颈癌的癌组织侵蚀局部血管壁，胃和十二指肠慢性溃疡的溃疡底的血管被病变侵蚀）。静脉破裂性出血的原因除创伤外，较常见的例子是肝硬化时食管静脉曲张的破裂。毛细血管的破裂性出血发生于局部软组织的损伤。②漏出性出血，是由于毛细血管后静脉、毛细血管以及毛细血管前动脉的血管壁通透性增高，血液通过扩大的内皮细胞间隙和受损的血管基底膜而漏出于管腔外。出血性素质所发生的自发性出血，即是漏出性出血。漏出性出血的原因包括：血小板减少和功能障碍、凝血因子缺乏（脾藏凝血功能异常）。

2. 血栓

血栓是血流在心血管系统血管内面剥落处或修补处的表面所形成的小块，由不溶性纤维蛋白、沉积的血小板、积聚的白细胞和陷入的红细胞组成（心藏主血脉功能异常）。血栓形成是遗传和环境因素相互作用、相互影响的多因素变化过程。

3. 淤血

静脉受压（如肿瘤压迫局部静脉，妊娠子宫压迫髂总静脉，嵌顿性肠疝、肠套叠和肠扭转时压迫肠系膜静脉，属于心藏循环功能障碍）引起管腔狭窄或闭塞，血液回流受阻可导致器官或组织淤血。静脉内血栓形成（属于心藏主血脉功能异常）或侵入静脉的其他栓子阻塞静脉回流可引起局部淤血。心力衰竭（属于心藏主血脉功能异常）时，由于心排血量减少，心腔内血液滞留，压力增高，阻碍静脉回流造成淤血，如二尖瓣狭窄和高血压病引起的左心衰竭，导致肺淤血；肺源性（属于肺藏主气司呼吸功能异常）心脏病时发生的右心衰竭，导致体循环脏器淤血。另外，烧伤、冻伤等情况下，静脉神经调节麻痹（属于肝藏支配内脏运动功能障碍）也可以发生淤血。

血液淤积在扩张的小静脉和毛细血管内，可见淤血的器官和组织体积增大、包膜紧张、重量增加、颜色暗红。淤血时，因代谢降低，血管扩张散热增加，淤血处局部温度较低。全身淤血时，血流缓慢、缺氧，使血液中还原血红蛋白含量增多，故见皮肤和黏膜呈紫蓝色，又称发绀。淤血时小静脉和毛细血管内流体静压升高，以及代谢产物的作用，使血管壁通透性增高，水、盐和少量蛋白质漏出，漏出液潴留在组织内引起淤血性水肿，也可淤积在体腔引起胸腔积液、腹水或心包腔积液。严重淤血时，缺氧可使毛细血管壁的通透性进一步增高，红细胞从血管内漏出，引起小灶性出血，称为淤血性出血或漏出性出血。长期慢性淤血可导致局部实质细胞减少或消失，间质纤维组织增生，组织内网状纤维胶原化，使器官逐渐变硬，造成淤血性硬化，又称为无细胞性硬化，常见于肺、肝的慢性淤血。

六、气滞

气滞是指脾藏（消化系统）、肺藏（呼吸系统）功能紊乱引起的气体阻滞，和肝藏（内脏神经系统）功能紊乱引起的动脉充血。

（一）文献依据

《素问·阴阳应象大论》："浊气在上，则生䐜胀。"

《素问·至真要大论》："诸气膹郁，皆属于肺。"

《灵枢·本神》："愁忧者，气闭塞而不行。"

《临证指南医案》："郁则气滞，其滞或在形躯，或在脏腑，必有不舒之现症。盖气本无形，郁则气聚，聚则似有形而实无质，如胸膈似阻，心下虚痞，胁胀背胀，脘闷不食，气瘕攻冲，筋脉不舒。"

（二）气滞导致五藏功能态势异常的特点

胃肠气滞表现为脘痞、腹胀、嗳气、矢气、大便不爽、瘕聚。

肺气壅滞表现为胸闷、憋气、善太息。

肝郁气滞表现为头胀、胁肋胀痛、乳房胀痛、少腹胀痛。

（三）气滞导致五藏功能态势异常的生物学基础

1. 胃肠胀气

当进入胃肠道的气体和食物所产生的气体总量超过胃肠道所能吸收与排出的气体总量时，就出现胃肠胀气。胃肠胀气的原因包括：

①大量吞入空气：吞咽空气是胃内空气的主要来源，每吞咽一次约有 $2\sim3ml$ 空气进入胃中。吞气症可吞入大量气体；精神因素或某些胃肠道疾病使唾液增加时，也可随唾液吞入较多气体；大量饮水或饮进饮料时，也易吞入空气。

②肠道排空障碍：肠梗阻或肠壁张力减弱时，肠道内可积聚过量气体和液体。

③消化不良：含纤维素较多的粗糙食物可增加肠腔容量并影响正常蠕动而产生腹胀；长期应用广谱抗生素，可抑制肠道正常菌群而致食物发酵产生气体；消化不良时肠道内未被吸收的糖和蛋白质被酵解产生 H_2。

④细菌：肠道内产气细菌的增多也可产生大量的气体，存积在肠道内造成肠胀气。

⑤胃肠道疾病：很多胃肠道疾病，以及肝胆胰、腹膜等疾病，都可产生胃肠道胀气。

2. 肺气肿

肺气肿的全称为慢性阻塞性肺气肿，是指在小气道阻塞的基础上，肺脏终末支气管的远端（细支气管、肺泡管、肺泡）膨胀破裂合并成大空泡，导致肺组织弹性回缩力减弱，使肺容积增大，肺功能减低的慢性肺部疾病。肺气肿的发病机制至今尚未完全明确，多认为是多种因素协同作用形成的。引起慢性支气管炎的各种因素都可引起阻塞性肺气肿。

（1）支气管阻塞

慢性炎症可使支气管管腔狭窄，形成不完全阻塞，造成气体不易排出。残留在肺中的气体过多，致肺泡充气过度。

（2）细支气管壁软骨破坏

炎症破坏细支气管壁软骨，使之失去正常的支架作用。周围纤维组织增生，管腔僵硬或塌陷，造成气道阻力增加。吸气时支气管舒张，气体尚能进入肺泡；但呼气时，由于胸腔内压增高使细支气管及肺泡受压塌陷，气体排出受阻，肺泡内积聚大量气体，残气量增加，肺泡内压力增高，肺泡明显膨胀。

（3）肺泡壁毛细血管受损

肺组织供血量减少或营养障碍，都会引起肺泡壁弹性减退，进一步促进肺气肿的发生。

（4）蛋白酶-抗蛋白酶失衡

维持蛋白酶-抗蛋白酶平衡是保证肺组织正常结构免受损害和破坏的主要因素。吸烟、慢性炎症等因素可诱导中性粒细胞释放蛋白酶，抑制抗蛋白酶系统，导致肺组织弹力纤维分解，引起肺气肿。此外，先天性 α_1-抗胰蛋白酶不足，可诱发肺气肿。

3. 动脉充血

充血是指组织或器官的血管内血液含量增多，分为两类，一是局部组织或器官动脉输入血量增多，以致动脉血管内含血量增多，称为动脉充血，常由于自主神经功能紊乱引起，属于中医肝藏疏泄功能异常；二是由于静脉回流受阻，局部组织或器官的毛细血管和小静脉内含血量增多，称为静脉性充血，即淤血，属于中医心藏主血脉功能异常。

充血原因包括生理性和病理性两种。生理性充血如进食后的胃肠道黏膜、运动时的骨骼肌和妊娠时的子宫充血；病理性充血如炎症性充血，见于局部炎症反应的早期，由于致炎因子的作用引起的轴索反射使血管舒张神经兴奋，以及组织胺、缓激肽等血管活性物质作用，使细动脉扩张充血。另外，温热、机械、化学以及精神刺激也可引起动脉充血。

这些原因导致血管舒张神经兴奋性增高或血管收缩神经兴奋性降低、舒血管活性物质释放增加等，引起细动脉扩张、血流加快，使动脉血输入微循环的灌注量增多而导致充血。动脉充血时由于大量血液加速流通，因而局部出现发红、温度增高、肿胀和机能亢进等症候。

七、七情

喜、怒、忧、思、悲、恐、惊合称七情，是人体对客观事物的正常反应，属于正常的精神活动。但长期的精神刺激或突然剧烈的精神创伤，超出人的适应能力时，就会使人体气血逆乱，变生疾病。

（一）文献依据

《素问·阴阳应象大论》："人有五脏化五气，以生喜怒悲忧恐"，"喜伤心，怒伤肝，思伤脾，悲伤肺，恐伤肾"。

《素问·举痛论》："百病生于气也，怒则气上，喜则气缓，悲则气消，恐则气下，寒则气收，炅则气泄，惊则气乱，劳则气耗，思则气结。"

《灵枢·本神》："喜乐者，神惮散而不藏。愁忧者，气闭塞而不行。盛怒者，迷惑而不治。恐惧者，神荡惮而不收。"

《素问·生气通天论》："大怒则形气绝，而血菀于上，使人薄厥。"

《证治汇补》："七情不快，郁久成病，或为虚怯，或为噎膈，或为痞满，或为腹胀，或为胁痛，女子则经闭堕胎，带下崩中，可见百病兼郁如此。"

《三因极一病证方论》："七情，人之常性，动之则先发自脏腑郁发，外形于肢体。"

《景岳全书》："凡遇怒气便作泄泻者，必先怒时挟食，致伤脾胃，故但有所犯，即随触而发，此肝脾二脏之病也。以肝本克土，脾气受伤而然。"

（二）七情导致五藏功能态势异常的特点

1. 喜

喜是心情愉快舒畅的表现。一般情况下，喜可使气血调畅，有益身心健康。但是过度喜悦也会使神气耗散，甚至造成精神失常而发狂。

2. 怒

怒是人遇到愤恨不平之事，基于正义感而产生的一时冲动。适度发怒本为人发泄的手段，有益于身心健康，但大怒容易致肝气上逆，有损心身。

3. 忧

忧是人在心情不愉快时产生的忧愁、懊丧、焦虑、抑郁表现。忧愁太过可使肺气壅滞，胸闷憋气。

4. 思

思是人精力集中，思考问题的表现。正常情况下的思维活动不会引起疾病。如果思虑过度会使脾失健运，出现食欲不振，消化不良。

5. 悲

悲是人痛苦、烦恼、伤感时的表现。适度悲伤本为人发泄的手段，有益于身心健康，但过分悲哀可伤及肺气，出现气短，上气不接下气。

6. 恐

恐是人精神极度紧张引起的胆怯表现。恐怖环境会首伤肾藏，封藏失职，二便失禁，也可影响心神，发生神志混乱。

7. 惊

惊是人突然遇险临难，目睹异物，耳闻巨响等而表现的紧张状态。当人受到意外惊吓时，心神无所依附，严重时还产生痴呆、昏迷。

（三）七情导致五藏功能态势异常的生物学基础

从情绪的体验性质和对人的活动的影响来看，情绪可分为积极情绪和消极情绪两大类。积极情绪，诸如快乐、热爱、欢喜、骄傲等，由于与某种需要的满足相联系，通常伴随着一种愉悦的主观体验，并能提高人的积极性和活动能力；消极情绪，诸如恐惧、厌恶、悲哀、悔恨等，由于与某种需要的不满足或无法满足相联系，通常伴随着一种明显不愉悦的主观体验，并会降低人的积极性和活动能力。

1. 自主神经系统功能活动的改变

在多数情况下，情绪生理反应表现为交感神经系统活动的相对亢进。例如，在发动防御反应时，可出现瞳孔扩大、出汗、心率加快、血压升高、骨骼肌血管舒张、皮肤和小肠血管收缩等交感活动的改变，其意义在于重新分配各器官的血流量，使骨骼肌在格斗或逃跑时获得充足的血供。在某些情况下也可表现为副交感神经系统活动的相对亢进，如食物性刺激可增强消化液分泌和胃肠道运动，性兴奋时生殖器官血管舒张，悲伤时则表现为流泪等。

2. 内分泌系统功能活动的改变

情绪生理反应常引起多种激素分泌改变。如在创伤、疼痛等原因引起应激而出现痛苦、恐惧和焦虑等的情绪反应中，肾上腺素、去甲肾上腺素、甲状腺激素、生长激素和催乳素等浓度升高；情绪波动时往往出现性激素分泌紊乱，并引起育龄期女性月经失调和性周期紊乱。

3. 不同情绪的生理反应机制

（1）恐惧

令人恐惧的环境信息被传到联络区中的额叶，激活杏仁核中部和下丘脑（在边缘系统），发出信息兴奋交感神经肾上腺髓质系统，分泌去甲肾上腺素，表现为心脏急促跳动，呼吸变快变浅，血压升高。

（2）愤怒

令人愤怒的环境信息，使垂体前叶分泌促性腺激素，使睾丸产生睾丸酮。

（3）平静

令人平静的环境信息输入大脑的额-颞叶和杏仁核，交感神经肾上腺髓质系统抑制，副交感兴奋，儿茶酚胺水平和心血管活动明显降低，表现为呼吸减慢、氧耗下降、心率降低、血压降低、肌肉紧张减弱。

（4）得意

令人得意的环境信息由海马处理，使垂体-肾上腺皮质抑制，促肾上腺皮质激素、可的松、内啡肽减少，但睾酮增加。

八、饮食失宜

1. 过饥

过饥，是指阴精摄入不足。天灾、贫困、俘虏、囚禁、绝食、特定宗教活动、进食或生理功能受限制或损害等，均可导致阴精摄入不足。脂肪分解加速，人体消瘦。大脑能量供给不足，表现为精神不振；骨骼肌能量供给不足，表现为四肢乏力。

2. 过饱

过饱是指饮食过量，或暴饮暴食，导致胃肠道功能紊乱，表现为腹胀、嗳腐泛酸、厌食等。

3. 饮食不洁

饮食不洁，指食用不清洁、不卫生、陈腐变质或有毒的食物。表现为消化道的炎性反应，腹痛、恶心呕吐、肠鸣腹泻等，甚则神志昏迷，危及生命。

4. 饮食偏嗜

即偏食，常导致维生素、微量元素等缺乏。

九、劳逸失度

（一）过劳

1. 劳力过度

即长期用力过度，或病后体虚而勉强劳作。长期繁重的体力劳动可导致垂体-肾上腺和垂体-性腺激素水平下降，垂体-甲状腺激素水平升高，人体细胞免疫及体液免疫功能降低。体力劳动还可造成肌肉、关节组织损伤，出现疼痛或活动受限。

2. 劳神过度

即长期用脑过度。交感-肾上腺髓质系统兴奋，导致消化道运动减弱，腺体分泌抑制和血流量减少，表现为食欲不振。儿茶酚胺（去甲肾上腺素、肾上腺素）的分泌增加，中枢神经系统兴奋，表现为警觉、失眠。

3. 房劳过度

是指长期频繁的性生活或手淫，引起神经系统功能紊乱，表现为眩晕耳鸣、精神萎靡；导致下丘脑-垂体-性腺功能降低，可见性机能减退、阳痿早泄、不孕不育。

（二）过逸

1. 体力过逸

体力过逸表现为：①对脂类物质的利用下降，可导致肥胖；②高密度脂蛋白含量降低，低密度脂蛋白与极低密度脂蛋白含量增加，使血管壁脂质沉积，形成粥样斑块，管壁增厚变硬，血管弹性下降，导致动脉硬化；使静息心率较快而每搏输出量较小，血液循环速度相对较慢，加大动脉硬化的概率；动脉硬化的血管管壁增厚变硬，弹性下降，顺应性下降，造成外周阻力增加，导致高血压；③血液循环相对较慢，骨的营养供给及新陈代谢减弱，不利于骨的正常生长发育，骨有机基质生成不良，导致骨密度相对较低，骨小梁数量减少、排列变稀疏；也不利于皮肤内的胆固醇转化为维生素，不利于人体对钙的吸收。

2. 精神过逸

松懈的精神状态会影响内分泌功能，从而导致神经-内分泌紊乱，使体内新陈代谢失常，脑啡肽及脑内核糖核酸等生物活性物质水平降低，使大脑功能呈渐进性退化，思维及智能逐渐迟钝，分析判断能力降低。

十、禀赋不足

是指人出生前已经潜伏着的可以致病的因素。

1. 胎弱

也称胎怯，是指胎儿禀受父母的精血不足或异常，以致日后发育不良。如五迟（立迟、行迟、发迟、齿迟、语迟）、五软（头项软、口软、手软、足软、肌肉软）。常见于遗传性疾病，父母体弱多病，或不良生活习惯影响子代。

2. 胎毒

是指由亲代传给子代的传染病（如梅毒），或妊娠早期，母亲感受邪气或误食误用，遗毒于胎儿。

第七章　五藏的常见异常功能态势

在影响因素的作用下，五藏表现的异常功能态势，中医称为证候。在本章，我们将讨论五藏常见异常功能态势的症状、病因病机、病理机制和常用中药，借以阐明人体愈合创伤疾病的自修复能力，中医称为正气。

第一节　五藏异常功能态势的命名

症状即借助望、闻、问、切4种方法采集的临床信息。病因即异常功能态势发生的原因，详见第六章。病机是关于病因与证候之间、证候与证候之间、证候与症状之间因果关系的中医理论解释。

在症状的证候病机解释中，有的证候能对症状的发生做出直接病机解释，有的证候只能对症状的发生做出间接病机解释。如在"瘀血阻滞，新血不生，肌肤失于濡养，故见肌肤甲错"中，血虚（新血不生）能对肌肤甲错做出直接病机解释，血瘀只能对肌肤甲错做出间接病机解释。对于某一证候而言，能且仅能用该证候做出直接病机解释的症状称为特异性症状。不仅能用该证候，还可以用其他证候做出直接病机解释的症状称为非特异性症状。

在中医理论指导下基于症状对人体异常功能态势的辨识过程称为辨证。因为依据的中医理论或针对对象不同，中医辨证有8种方法：八纲辨证将人体的异常功能态势分为寒、热、虚、实、阴、阳6种发病性质和表、里2个发病阶段；脏腑辨证和经络辨证都是关于人体异常功能态势发病部位的分类方法；精气血津液辨证是关于人体异常功能态势发病性质的分类方法；六经辨证是关于外感病不同发病阶段的分类方法；卫气营血辨证和三焦辨证都是关于外感温热病不同发病阶段的分类方法；病因辨证是关于各种致病因素的分类方法。

五藏的异常功能态势，中医采用了8种辨证方法中的名词术语来命名。

1. 阴虚证（虚热证、厥阴证、少阴热化证、下焦证）、阳虚证（太阴证、少阴寒化证）、气实证、气虚证是关于人体代谢率（即单位时间内消耗的能量）异常引起的异常功能态势的命名方法。

代谢率偏高，产热散热偏多，供能物质过度消耗，称为阴虚证或虚热证，如肾阴虚证；

代谢率偏低，产热散热偏少，称为阳虚证或虚寒证，如脾阳虚证、肾阳虚证、心阳虚证。代谢率偏高，化学能供给偏多，功能亢进，称为气实证，如脾气实证；代谢率偏低，化学能供给不足，功能衰弱，称为气虚证，如脾气虚证、肺气虚证、肾气虚证、心气虚证。

2. 表寒证（卫分证、太阳证、上焦证）、表热证（气分证、阳明经证、中焦证）、少阳证、里热证（营分证、血分证、阳明腑证）、里寒证是关于炎症引起的人体异常功能态势的命名方法。

炎症是具有血管系统的活体组织对损伤因子所发生的防御反应。损伤因子可分为生物性因子、物理性因子、化学性因子、坏死组织、异物。其中，生物性因子引起的炎症又称感染。

（1）炎症的局部反应

表现为红、肿、热、痛和功能障碍。红是由于炎症局部血管扩张、血流加快所致。热是由于炎症代谢率高，热能供给过多造成。肿是由于局部炎症性充血、血液成分渗出引起。痛是由于渗出物压迫和某些炎症介质直接作用于神经末梢引起。炎症的部位、性质和严重程度不同，还将引起不同的功能障碍，如肺炎影响血气交换从而引起缺氧和呼吸困难。炎症的局部反应因为发生部位不同而分属于该部位所属的五藏功能异常。

依据病程，炎症可分为两类：①急性炎症。起病急骤，持续时间短，仅几天到一个月，炎症细胞浸润以粒细胞为主，以红、肿、热、痛、渗出液质稠味臭为特点，中医称为里热证。②慢性炎症。持续时间较长，常数月到数年，多从急性炎症转化而来，还可潜隐缓慢发生（如结核杆菌、病毒感染），炎症灶内主要是巨噬细胞、淋巴细胞和浆细胞浸润，常以成纤维细胞、小血管、被覆上皮、腺上皮及其他实质细胞增生病变为主，以白、凉、增生、渗出液质稀味腥为特点，中医称为里寒证。

2. 炎症的全身反应

主要表现为发热。白细胞所产生的白细胞介素-1和肿瘤坏死因子，以及前列腺素 E 均可引起交感神经兴奋，使皮肤血管收缩，散热降低而造成发热。炎症的全身反应属于肺藏的防御（卫外）功能的异常。

在有全身反应的急性炎症的体温上升期，产热多散热少，称为表寒证；在有全身反应的急性炎症的高热期，产热多散热多，中医称为表热证。先出现表寒证，后出现表热证，反复发作，即为少阳证。

3. 痰饮、水、湿浊、津亏是关于体液异常引起的人体异常功能态势的命名方法。详见第六章。

4. 气滞

气滞是指：①胃肠道产气增多引起的胃肠胀气；②支气管平滑肌痉挛或呼吸道阻塞引起的通气障碍；③内脏神经系统功能紊乱引起的动脉充血。详见第六章。

5. 血虚、出血、瘀血

血虚、出血、瘀血是关于血液异常引起的人体异常功能态势的命名方法。血虚是指造血功能障碍、失血过多或溶血引起的贫血。出血、瘀血详见第六章。

6. 精亏

是指由生殖细胞（生殖之精）携带的遗传基因和激素、细胞因子（调节之精）主导的体液调节功能紊乱引起的人体异常功能态势。

第二节 脾藏的异常功能态势

一、脾藏消化吸收（运化）功能的异常态势

（一）脾胃气虚证

是以食欲不振、进食量少、大便稀溏、形体消瘦、体倦乏力为非特异性症状的异常功能态势。

病因病机：多因饮食不节、劳倦过度、忧思日久、吐泻太过所致。脾胃气虚谷食运化无力，故食欲不振、进食量少；脾胃气虚水液运化无力，故大便稀溏，又称鸭溏；肌肉失养，故见形体消瘦、体倦乏力。

病理机制：胃肠道代谢率低，化学能供给不足，平滑肌肌力不足，消化能力不足，表现为食欲不振、饮食量少；化学能供给不足，肠道吸收能力降低，摄入的水液和消化道分泌的黏液、消化液存积胃肠道，表现为大便质稀量多。营养供给不足，皮下脂肪（属于浅筋膜）存积减少，则见形体消瘦，骨骼肌动力不足，故见体倦乏力。

常用中药：①健脾益气：人参、西洋参、党参、太子参、黄芪、白术、山药、白扁豆、甘草、大枣、刺五加、绞股蓝、红景天、沙棘、饴糖、蜂蜜；②涩肠止泻：五味子、乌梅、五倍子、罂粟壳、诃子、石榴皮、肉豆蔻、赤石脂、禹余粮；③健脾化湿：白术、茯苓、泽泻、白扁豆。

（二）脾胃气实证

是以消谷善饥、进食量大、形体肥胖、脂肪肝为特异性症状的异常功能态势。

病因病机：常因饮食过量、胃火炽盛引发。胃火炽盛，受纳腐熟太过，则消谷善饥、进食量大。饮食过量，消耗不足，水谷精微存积肌肤，则见形体肥胖；留滞脾胃，则见脂肪肝。

病理机制：胃肠道处于高代谢状态，消化吸收能力过强，故见消谷善饥、进食量大。食物摄入过多，过量吸收的糖、蛋白质经过三羧酸循环转化为甘油三酯，储存在皮下组织、内脏器官的周围以及腹部网膜上，男性的体脂率超过 25%，女性体脂率超过 30%，即为肥胖。若肝脏合成的甘油三酯不能及时转运，会形成脂肪肝。

常用中药：（清胃泻火）石膏、知母、芦根、黄连、大黄。

（三）胃肠气滞证

是以脘腹、脐腹胀满，得嗳气或矢气缓解，腹部攻冲作痛，瘕聚不定为特异性症状的异常功能态势。

病因病机：多因暴饮暴食所致。胃肠以降为顺，食滞胃脘，胃肠气滞，通降失司，则脘腹、脐腹胀满；嗳气、矢气之后，阻塞之气暂得缓解，故胀痛得减；气或聚或散，故腹部攻冲作痛、瘕聚不定。

病理机制：暴饮暴食导致食物存积，胃肠道菌群失调，产气杆菌产气增多，故出现胃肠胀气甚至疼痛。

常用中药：①消食化积：山楂、神曲、麦芽、稻芽（谷芽）、莱菔子、鸡内金；②行气止痛：陈皮、青皮、枳实（枳壳）、木香。

（四）胃气上逆证

是以恶心、呕吐、呃逆、口苦、嗳气、泛酸为特异性症状的异常功能态势。

病因病机：多由肝气犯胃，或食积、痰阻、寒凝所致。胃气以降为顺，胃气上逆，则恶心、呕吐、呃逆、口苦、嗳气、泛酸。

病理机制：不良情绪等引发胃肠道功能紊乱，表现为恶心、呕吐、呃逆、口苦、泛酸、嗳气。

常用中药：①化痰降逆：竹茹、砂仁、鲜芦根；②温中降逆：吴茱萸、黄芥子、刀豆、生姜；③制酸：海螵蛸、黄连、吴茱萸。

（五）胃热炽盛证

是以胃脘灼痛喜冷饮、消谷善饥、口臭、大便黄稠臭秽、牙龈肿痛、口疮、肠痈为特异性症状的异常功能态势，常伴有齿衄、呕血、便血等非特异性症状。

病因病机：常因嗜食辛辣、燥烈炙煿之品，化热生火所致。热炽胃中，故胃脘灼痛喜冷饮；胃火炽盛，受纳腐熟太过，则消谷善饥、口臭、大便黄稠臭秽；胃火炽盛，血败肉腐，故见牙龈肿痛、口疮、肠痈；热伤血络，可见齿衄、呕血、便血。

病理机制：消化道炎症，表现为牙龈肿痛、口疮、肠痈；胃肠道代谢率高，热能供给过多，食物被迅速消化腐败，表现为食欲旺盛、容易饥饿、口臭、大便黄稠臭秽；消化道黏膜炎症，供氧不足，毛细血管后静脉、毛细血管以及毛细血管前动脉的血管内皮细胞松弛，通透性增高，血液通过扩大的内皮细胞间隙和受损的血管基底膜而漏出于管腔外，发生漏出性出血，表现为齿衄、呕血、便血。

常用中药：①清胃火：大黄、黄连、生地黄、栀子；②消痈：丹皮、大黄、芒硝、冬瓜子；③凉血止血：大蓟、小蓟、地榆、槐花（槐角）、侧柏叶、白茅根。

（六）脾胃虚寒证

是以脘腹、脐腹冷痛、喜温喜按、大便味腥、甚至完谷不化为特异性症状的异常功能态势，常伴有食欲不振、腹胀等非特异性症状。

病因病机：常因过食生冷、寒邪直中，或因过用苦寒，损伤脾阳；或肾阳不足，累及脾阳所致。阳虚不能温煦，故脘腹、脐腹冷痛，喜温喜按；脾胃阳虚，运化失权，则大便味腥、甚至完谷不化。

病理机制：消化道代谢率低，热能供给不足，表现为左上腹、肚脐周围冷痛；消化能力降低，表现为大便味腥，含有不消化的食物。

常用中药：①温中散寒：附子、肉桂、干姜、吴茱萸、丁香、高良姜（红豆蔻）、荜茇、山柰、小茴香（八角茴香）、胡椒、花椒、荜澄茄。

（七）肠燥津亏证

是以口干舌燥，大便干燥如羊屎，艰涩难下为特异性症状的异常功能态势。

病因病机：多由过食温热辛燥之品，或吐泻太过伤津耗液所致。胃肠喜润恶燥，胃津亏虚，不能上承于口，则口干舌燥；大肠液亏，失于濡润而传导不利，故大便秘结干燥，腹满硬痛，难以排出，甚或数日一行。

病理机制：口腔腺体分泌不足，可见口干舌燥；胃肠道消化液或黏液分泌不足，可见大便干结、排便困难、腹满硬痛。

常用中药：①养阴生津：北沙参、南沙参、百合、麦门冬、天门冬、石斛、玉竹、明党参；②通便泻火：大黄、芒硝、番泻叶、芦荟、生何首乌；③润肠通便：火麻仁、郁李仁、松子仁、柏子仁、桃仁、当归、决明子。

（八）湿滞胃肠证

是以口角流涎、口甜口腻、里急后重、下痢脓血或黏冻为特异性症状的异常功能态势，常伴有呕吐痰涎、厌食油腻、大便质稀等非特异性症状。

病因病机：多因进食腐败不洁之物所致。湿滞胃肠，运化失司，则见口角流涎、口甜口腻、里急后重、下痢脓血或黏冻；湿浊内阻，胃气上逆，则呕吐痰涎；湿浊困脾，运化失职，则见厌食油腻、大便质稀。

病理机制：口腔、胃肠道炎症，黏液或消化液分泌过多，表现为口角流涎、口甜口腻、大便质稀量多；痢疾杆菌入侵肠道，表现为里急后重、下痢脓血或黏冻；胃肠道功能紊乱，则呕吐痰涎、厌食油腻。

常用中药：①芳香化浊：草果、砂仁、苍术、白豆蔻、芫荽；②祛湿止痢：黄连、秦皮、苦参；③涌吐：常山、瓜蒂、胆矾。

（九）虫积胃肠证

是以呕吐物或大便带虫、肛门瘙痒为特异性症状的异常功能态势，常伴有偏食、嗜食异物。

病因病机：多因进食不洁的瓜果、蔬菜（蛔虫），或接触不洁器具（蛲虫），虫卵随饮食入口，或因接触污水，虫卵从皮肤入侵（钩虫），或因进食生的或未经煮熟的猪肉和牛肉（绦虫）所致。虫居肠道，故呕吐物或大便带虫、肛门瘙痒；运化失司，故见偏食、嗜食异物。

病理机制：蛔虫、蛲虫、绦虫、钩虫经口腔、皮肤入侵肠道，蛔虫、绦虫虫体可随呕吐物和大便排出；蛲虫傍晚到肛门产卵，故肛门瘙痒；肠道菌群失调，故见偏食、嗜食异物。

常用中药：（杀虫）使君子、苦楝皮、槟榔、南瓜子、鹤草芽、雷丸、鹤虱、榧子、芜荑、贯众。

（十）食物中毒证

是以吐泻交作为特异性症状的异常功能态势，常伴有腹痛、肢体痉挛、昏迷等症状。

病因病机：常因误食毒物所致。毒物使脾运化失司则见腹痛、呕吐、泄泻。毒物影响肝藏藏血功能，则见痉挛，影响心藏藏神功能，则见昏迷。

病理机制：消化吸收的食物或药物中的毒素使胃肠功能紊乱，故吐泻交作；胃肠平滑肌痉挛，故腹痛；经胃肠吸收的毒素不能被肝脏解毒，影响神经系统，则见四肢痉挛、昏迷。另外还见于鱼、虾、蛋、乳、蟹、贝类等食物引起的消化道过敏。

常用中药：（解食物毒）绿豆、蜂蜜、青果、甘草、胡椒、生姜。

二、脾藏物质转运（布散津液）功能的异常态势

（一）浊留营血证

是以血脂高、血浆黏度高为特异性症状的异常功能态势，常伴有周身困重、倦怠懒惰、油头垢面等非特异性症状。

病因病机：多由过食肥甘厚味所致。津液不得布散，聚而成湿，留滞营血，则见血脂升高、血浆黏度高；留滞肌肤，则见周身困重、倦怠懒惰、油头垢面。

病理机制：脂肪或糖、蛋白质摄入过多，脂质代谢紊乱，表现为血中低密度脂蛋白（LDL）高，而高密度脂蛋白（HDL）低，血浆黏度升高；骨骼肌供能不足故周身困重、倦怠懒惰；皮脂腺顺应性分泌皮脂（成人每天分泌皮脂大约 20～40g，其成分主要是油酸、软脂酸、脂肪酸和胆固醇），故见头面油脂较多（雄激素和雌激素也有促进皮脂合成的作用）。

常用药物：（芳香化浊）藿香、佩兰、苍术、厚朴（厚朴花）、砂仁（砂仁壳）、白豆

蔻（豆蔻壳）、草豆蔻、草果、香薷、粉葛。

（二）湿泛肌肤证

是以面、目、皮肤发黄为特异性症状的异常功能态势，常伴有食欲不振、四肢乏力、厌食油腻、小便黄赤等非特异性症状。

病因病机：多由感受外湿，或脾虚生湿引发。脾藏输布津液功能障碍，化生湿浊，泛溢肌肤，则见面、目、皮肤黄染；湿浊流注膀胱，则见小便黄赤。

病理机制：肝细胞性黄疸、阻塞性黄疸，血中胆红素升高，表现为巩膜、黏膜、皮肤及其他组织黄染。

常用药物：（利湿退黄）茵陈、金钱草、虎杖、大黄、番泻叶、白茅根、栀子、黄柏、苦参。

（三）水停大腹证

是以单腹胀大（腹水）、腹壁青筋为特异性症状的异常功能态势，常伴有四肢乏力等非特异性症状。

病因病机：多由外邪入侵，或脾虚水停所致。脾藏输布津液功能障碍，水滞腹部，可见单腹胀大（腹水）；血脉受阻，可见腹壁青筋。

病理机制：肝炎、肝硬化、肝脏肿瘤造成肝静脉回流受阻，肝血窦内压升高，滤出过多的组织液经肝表面和肝门进入腹腔形成腹水；门静脉高压时，肠系膜区毛细血管流体静压增高，组织液生成过多，导致肠壁水肿并形成腹水；腹壁浅表静脉代偿性充血，故见腹壁青筋暴露。

常用中药：①健脾利水：茯苓（茯苓皮、茯神）、薏苡仁、猪苓、泽泻、冬瓜皮、玉米须、葫芦、香加皮、枳椇子、泽漆、蝼蛄、荠菜；②峻下逐水：甘遂、京大戟（红芽大戟）、芫花、商陆、牵牛子、巴豆、千斤子、半边莲。

三、脾藏凝血（统血）功能的异常态势

（一）脾不统血证

是以齿衄、吐血、便血、肌衄、鼻衄、咳血、尿血、月经过多或崩漏、恶露不净、舌质瘀点瘀斑为非特异性症状的异常功能态势，常伴有食欲不振、大便稀溏、四肢乏力等脾胃气虚症状。

病因病机：多由久病气虚，或劳倦过度所致。脾胃气虚，统血无权，则血溢脉外，而见各种出血症状。火热之邪迫血妄行，亦可导致出血症状。

病理机制：代谢率低，化学能供给不足，肝脏、血管内皮细胞、血小板合成凝血因子减少，胃肠道吸收维生素 K 和钙离子（Ca^{2+}）减少，凝血机制不易被激活，容易造成各种出血。

常用中药：（益气摄血）人参、西洋参、党参、太子参、黄芪、白术、山药、白扁豆、甘草、大枣。

四、脾藏运动（主肌肉）功能的异常态势

（一）肌肉失养证

是以四肢乏力、不能久坐、不能久立为特异性症状的异常功能态势。

病因病机：多因饮食不节、劳倦过度、忧思日久、吐泻太过所致。脾虚化源不足，不能充养肌肉，故四肢乏力、不能久坐、不能久立。

病理机制：消化系统功能减弱，骨骼肌营养供给不足，肌力、肌紧张减弱，故见四肢乏力、站坐无形。

常用中药：（益气健脾）人参、西洋参、党参、太子参、黄芪、白术、山药、白扁豆、甘草、大枣。

（二）脾虚气陷证

是以脘腹、脐腹重坠、便意频数、大便失禁、肛门重坠甚或脱肛、疝气、内脏下垂为特异性症状的异常功能态势。

病因病机：多因久泄久痢，或劳力过度所致。脾藏具有升提内脏的功能，脾胃气虚，不能托举内脏，故见脘腹、脐腹重坠、疝气（脐疝、腹股沟疝）、内脏（胃、肝、肾、子宫）下垂；中气下陷，故见便意频数、大便失禁、肛门重坠甚或脱肛。

病理机制：消化吸收不良，内脏脂肪减少，不能托举支撑，或代谢率低，化学能供给不足，深筋膜张力降低，则见脘腹、脐腹重坠、疝气（脐疝、腹股沟疝）、内脏（胃、肝、肾、子宫）下垂。肛门外括约肌肌力不足，盆底筋膜松弛，故出现便意频数、大便失禁、肛门重坠甚或脱肛。

常用中药：①健脾益气：人参、西洋参、党参、太子参、黄芪、白术、山药、白扁豆、甘草、大枣；②升举阳气：升麻、柴胡。

第三节　肺藏的功能异常态势

一、肺藏呼吸（主气司呼吸）功能的异常态势

（一）肺气虚证

是以呼多吸少、呼吸微弱、气短懒言、语声低微、咳喘声低为特异性症状的异常功能

态势，常伴有面、唇、龈、舌、甲青紫等非特异性症状。

病因病机：多因久病咳喘，或因脾虚失运，土不生金所致。肺气亏虚，故呼多吸少、呼吸微弱、说话、咳喘声低气怯；气虚血瘀，可见面、唇、龈、舌、甲青紫。

病理机制：代谢率低，化学能供给不足，呼吸肌肌力下降，主观上感觉呼吸费力，气短懒言，客观上表现为呼吸次数或节律的改变，呼吸浅而快，或呼气延长，点头呼吸；呼吸无力，血气交换功能降低，PO_2降低，故见面、唇、龈、舌、甲青紫。

常用中药：①培土生金：人参、西洋参、党参、太子参、黄芪、白术、山药、白扁豆、甘草、大枣、刺五加、绞股蓝、红景天、沙棘、饴糖、蜂蜜；②补肾纳气：山药、补骨脂、蛤蚧、五味子、银杏叶、蜂蜜、刺五加、紫河车、核桃仁、冬虫夏草、紫石英、蛤蟆油、羊红膻；③敛肺气：五味子、乌梅、五倍子、罂粟壳、诃子。

（二）肺气逆证

是以鼻痒、喉痒、喷嚏、胸闷、咳嗽、哮喘为特异性症状的异常功能态势。

病因病机：多因外感六淫所致。六淫之邪由鼻喉而入，故见鼻痒、喉痒；内犯于肺，肺气不降，则喷嚏、咳嗽；肺气壅滞，则胸闷、哮喘。

病理机制：吸入性应变原（如花粉、真菌、螨虫）入侵呼吸道黏膜，引发Ⅰ型超敏反应，表现为平滑肌痉挛，毛细血管扩张，通透性增加，腺体分泌增多，如过敏性鼻炎和过敏性哮喘。

常用中药：（止咳平喘）紫苏子、杏仁、百部、紫菀、款冬花、马兜铃、枇杷叶、桑白皮、葶苈子、白果、诃子、甘草。

（三）肺热证

是以鼻息灼热、胸中灼热、咳痰色黄质稠、咽喉红肿、肺痈为特异性症状的异常功能态势，常伴有呼吸急促、呼吸气粗、鼻翼煽动、鼻衄、咳血等非特异性症状。

病因病机：多因外邪入里化热所致。肺热炽盛，故鼻息、胸中灼热；热邪炼津成痰，随肺气上逆，故咯痰黄稠；肺热炽盛，血败肉腐，则见咽喉红肿、咳吐脓血腥臭痰。肺热炽盛，故见呼吸急促、呼吸气粗、鼻翼煽动；肺热灼伤血络，则见鼻衄、咳血。

病理机制：感染性或非感染性呼吸道急性炎症，呼吸系统处于高代谢状态，故见呼吸急促、呼吸气粗、鼻翼煽动；热能供给过多，故见鼻息灼热、胸中灼热；炎性分泌物增多，故咯痰黄稠，甚至咳脓血腥臭痰；呼吸道黏膜炎症，供氧不足，毛细血管后静脉、毛细血管以及毛细血管前动脉的血管内皮细胞松弛，通透性增高，血液通过扩大的内皮细胞间隙和受损的血管基底膜而漏出于管腔外，发生漏出性出血，表现为鼻衄、咳血。

常用中药：①发散风热：薄荷、牛蒡子、蝉蜕、桑叶、菊花、蔓荆子、柴胡、升麻、葛根、葛花、淡豆豉（大豆黄卷）、浮萍、木贼、金银花、连翘、穿心莲、大青叶、板蓝根、青黛、贯众、忍冬藤；②清肺火：石膏、知母、芦根、天花粉、桑白皮、黄芩、马尾连、连翘、穿心莲、青黛、拳参、鱼腥草、金荞麦、射干、山豆根、马勃、青果、锦灯笼、金果榄、木蝴蝶、翻白草、四季青；③清热化痰：川贝母、浙贝母、瓜蒌、竹茹、竹沥、天竹黄、前胡、桔梗、胖大海、海藻、昆布、黄药子、海蛤壳、海浮石、瓦楞子、礞石；④清热解毒：知母、鱼腥草、桑白皮、地骨皮、绞股蓝、金荞麦、川贝母、红景天、薏苡仁、鲜芦根、蒲公英、金银花、玄参；⑤凉血止血：大蓟、小蓟、地榆、槐花（槐角）、侧柏叶、白茅根、苎麻根、羊蹄、茜草、大黄。

（四）肺寒证

是以鼻息发凉、胸中发凉、咳痰色白质稀为特异性症状的异常功能态势。

病因病机：多因罹感寒邪，或因脾肾阳虚，寒从内生所致。寒凝于肺，故鼻息发凉、胸中发凉；寒为阴邪，不伤津液，故痰色白而清稀。

病理机制：感染性或非感染性呼吸道慢性炎症，呼吸系统处于低代谢状态，热量供给不足，故见鼻息发凉、胸中发凉；呼吸道黏膜慢性炎性渗出，故见咳痰色白质稀。

常用中药：①温肺散寒：干姜、黄芥子、橘红、细辛；②温化寒痰：半夏、天南星、禹白附（关白附）、白芥子、皂荚（皂角刺）、旋覆花（金沸草）、白前、猫爪草。

（五）痰饮阻肺证

是以鼻塞流涕、咳痰量多、喉中痰鸣、咳声重浊、语声重浊、胸痛身体转侧时加重为特异性症状的异常功能态势，常伴有胸闷、咳嗽、气喘等非特异性症状。

病因病机：多因邪热犯肺，炼津成痰，或因脾阳不足，寒从内生，聚湿成痰所致。痰饮阻滞气道，故见鼻塞流涕、咳痰量多、喉中痰鸣；肺气不利，则见胸闷、呼吸困难、咳声重浊、语声重浊；水停胸腔，故胸痛身体转侧时加重。

病理机制：呼吸道炎症，黏液腺和杯状细胞分泌增多，且黏度增高，妨碍呼吸道表面的纤毛运动。呼吸道黏膜上皮受损也使纤毛运动减弱，黏液不能及时排出，形成痰液，故见鼻塞流涕、咳痰量多、喉中痰鸣、咳声重浊、语声重浊；胸膜炎症，浆液渗出，形成胸腔积液，故胸痛身体转侧时加重。

常用中药：①温化寒痰：半夏、天南星、禹白附（关白附）、白芥子、皂荚（皂角刺）、旋覆花（金沸草）、白前、猫爪草；②清热化痰：川贝母、浙贝母、瓜蒌、竹茹、竹沥、天竹黄、前胡、桔梗、胖大海、海藻、昆布、黄药子、海蛤壳、海浮石、瓦楞子、礞石；③泻肺水：葶苈子、车前子、车前草。

（六）肺燥津亏证

是以鼻喉干燥、干咳无痰，或痰少质黏难咯，泡沫痰为特异性症状的异常功能态势，常伴有声音嘶哑、鼻衄、咳血。

病因病机：多因时处秋令，干燥少雨之地，感受燥邪所致。燥邪伤津，肺失滋润，故鼻喉干燥、干咳少痰，或痰少质黏难咯，或带泡沫；咽喉失润，则声音嘶哑；燥伤血络，则见鼻衄、咳血或痰中带血。

病理机制：空气干燥，呼吸道感染，黏液腺和杯状细胞分泌减少，且黏度增高，故见鼻喉干燥、干咳无痰，或痰少质黏难咯、泡沫痰；空气干燥，呼吸道黏膜小血管破裂，则见鼻衄、咳血或痰中带血。

常用中药：（滋阴润肺）北沙参、南沙参、百合、麦门冬、天门冬、玉竹、黄精、明党参。

二、肺藏防御（卫外）功能的异常态势

（一）表虚证

是以畏风怕冷、自汗、容易感冒为特异性症状的异常功能态势，常伴有四肢乏力等非特异性症状。

病因病机：多因久病咳喘，或脾虚失运，化源不足所致。肺气亏虚，不能宣发卫气于肌表，玄府不固，故见畏风怕冷、自汗；腠理不密，外邪入侵，故反复感冒。

病理机制：呼吸道炎症，或消化系统提供的供能物质不足，化学能产生不足，皮肤、黏膜的物理屏障、化学屏障功能降低，白细胞吞噬细菌病毒的能力降低，故容易导致病原微生物的入侵而畏风怕冷、容易感冒；小汗腺的导管不能吸收氯化钠，使正常的低渗透压的汗液渗透压增高，水分不能有效吸收，故自汗。

常用中药：①补益肺气：人参、西洋参、党参、太子参、黄芪、山药、甘草；②收敛止汗：五味子、乌梅、酸枣、山茱萸、煅牡蛎；③固表止汗：麻黄根、浮小麦、糯稻根须、吴茱萸。

（二）表寒证

以恶寒、面色苍白、寒战、他觉发热为特异性症状的异常功能态势。

病因病机：多因外感风寒所致。风寒袭表，正邪相争，卫气被郁，肌肤失于温煦，故见恶寒、面色苍白、寒战；卫气郁而化热，故见他觉发热。

病理机制：环境温度较低，免疫力下降，病毒、细菌等病原微生物入侵皮肤、黏膜，引起炎症的全身反应。在发热的体温上升期，皮肤血管收缩血流减少，表现为皮肤苍白；寒战则是骨骼肌不随意的周期性收缩，由下丘脑发出的冲动经脊髓侧索和红核脊髓束，通过运动神经传递到运动终板引起；由于皮肤散热减少刺激皮肤的冷觉感受器并传至中枢引起恶寒；产热增多，散热减少，故体温升高，他觉发热。

常用中药：①发散风寒：麻黄、桂枝、紫苏（紫苏梗）、生姜、香薷、荆芥、防风、羌活、白芷、细辛、藁本、苍耳子（苍耳草）、辛夷、葱白、鹅不食草、胡荽、柽柳；②截疟：生何首乌、草果、常山、鸦胆子。

（三）表热证

以高热、恶热、面赤为特异性症状的异常功能态势，常伴有口渴喜凉饮、皮肤干燥、脉数等非特异性症状。

病因病机：多由表寒证发展而来。外感风寒，入里化热，蒸腾于外，故见高热、恶热、面赤；热邪灼伤津液，故见口渴喜凉饮、皮肤干燥。

病理机制：在炎症的全身反应的稽留期，体温调节到与新的调定点水平相适应的高度，就波动在较高的水平上。浅层皮肤血管舒张，血流增加，散热增加，因而皮肤发红；皮温升高，热感受器将信息传入中枢故使人有酷热感；高热时，水分经皮肤蒸发较多，因而皮肤干燥。

常用中药：（清热泻火）石膏、寒水石、知母、芦根、天花粉、淡竹叶、鸭跖草、栀子、夏枯草、决明子、谷精草、密蒙花、青葙子。

（四）热邪蕴肤证

是以皮肤斑疹、疮疡为特异性症状的异常功能态势。

病因病机：感受外邪所致。外邪袭表，入里化热，内迫营血，则见斑疹；火毒凝滞肌腠，血败肉腐则见疮疡。

病理机制：发生于皮肤的局部炎性反应。如 A 组 β 溶血性链球菌感染引发的丹毒，葡萄球菌引发的毛囊炎。

常用中药：①清热解毒：石膏、寒水石、芦根、天花粉、竹叶、淡竹叶、鸭跖草、夏枯草、黄芩、黄连、黄柏、苦参、白鲜皮、苦豆子、三颗针、金银花、连翘、穿心莲、板蓝根、青黛、蒲公英、紫花地丁、野菊花、重楼、拳参、漏芦、土茯苓、鱼腥草、金荞麦、大血藤、败酱草、射干、山豆根、青果、金果榄、白头翁、马齿苋、地锦草、委陵菜、翻白草、半边莲、白花蛇舌草、山慈菇、熊胆、千里光、白蔹、四季青、绿豆、墓头回、北豆根；②消痈敛疮：黄芪、白及、鹿茸、肉桂、白芷、珍珠、菊花、小蓟、大蓟、贝母、牛蒡子、大黄、益母草、远志、牡丹皮、积雪草、赤芍、金荞麦、土茯苓、丹参、生甘草、赤小豆、马齿苋、石膏、白蔹、四季青、寒水石；③拔毒化腐生肌：升药、轻粉、砒石、铅丹、炉甘石、硼砂。

（五）湿邪蕴肤证

是以湿疹、阴湿、阴痒、脚气为特异性症状的异常功能态势，常伴有白带量多等非特异性症状。

病因病机：多由久居湿地引发。湿浊流注肌表，则见肌肤湿疹；湿性趋下，故常见阴湿、阴痒、白带量多、脚气。

病理机制：①阴道、外生殖器、皮肤（常发生于下肢）感染，炎性渗出，可出现皮肤湿疹流水、白带量多、阴囊潮湿瘙痒、脚气；②接触某些简单化学物质引发的皮肤IV型超敏反应，如接触性皮炎。

常用中药：①清热燥湿：煅石膏、黄芩、黄连、黄柏、龙胆、苦参、秦皮、白鲜皮；②杀虫止痒：雄黄、硫黄、白矾、蛇床子、蟾酥（蟾皮）、樟脑、木鳖子、土荆皮、蜂房、大蒜、椿皮；③透疹：薄荷、蒺藜、粉葛、芫荽、西红花、首乌藤、白芷、牛蒡子。

（六）风邪蕴肤证

是以荨麻疹、眼睑头面浮肿，甚至遍及全身为非特异性症状的异常功能态势。

病因病机：多由感受风邪引发。风为阳邪，易犯头面肌肤。风邪袭表，水道不通，故见荨麻疹、眼睑头面浮肿，甚至遍及全身。

病理机制：药物、食物、花粉、肠道寄生虫及寒冷刺激等引发的皮肤I型超敏反应，皮下组织发炎水肿可见荨麻疹、面部水肿。

常用中药：（祛风利水）麻黄、香薷、浮萍、茯苓皮、生姜皮。

第四节　肾藏的异常功能态势

一、肾藏生殖（生子）功能的异常态势

（一）肾气虚证

是以滑精、滑胎为特异性症状的异常功能态势，常伴有月经量多甚至崩漏、恶露不净、带下量多、溢乳等非特异症状。

病因病机：多因先天禀赋不足、年老体弱、久病劳损、房劳过度、孕产过多所致。肾气虚，封藏失职，故见滑精、滑胎、崩漏、带下量多、恶露不净、溢乳。

病理机制：生殖系统代谢率低，化学能供给不足，附属腺体分泌过多，则见滑精、带下量多、溢乳；子宫颈平滑肌、阴道括约肌松弛则出现滑胎（连续3次或3次以上自然流产，习惯性流产）。

常用中药：①补肾气：人参、山药、刺五加；②固精：山茱萸、覆盆子、桑螵蛸、金樱子、海螵蛸、莲子、莲须、莲子心、芡实、刺猬皮；③止带：金樱子、芡实、海螵蛸、莲子、莲须、椿皮、鸡冠花；④固崩：山茱萸、金樱子、海螵蛸、莲房、荷叶、刺猬皮、椿皮、鸡冠花；⑤回乳：麦芽、西红花。

（二）肾阳虚证

是以房事淡漠、精薄精冷、阴器收缩为特异性症状的异常功能态势，常伴有阳痿早泄、腰腹（小腹）冷痛、痛经、不孕不育等非特异性症状。

病因病机：多由素体阳虚、年老体衰所致。命门火衰，可引起房事淡漠、精薄精冷、阴器收缩、腰腹（小腹）冷痛、阳痿早泄、痛经、不孕不育。

病理机制：性激素分泌不足，故见性欲冷淡、阳痿早泄、不孕不育；生殖系统处于低代谢状态，热能供给不足，故见精薄精冷、腰腹（小腹）冷痛、痛经、阴器收缩。

常用中药：①壮阳：鹿茸（鹿角、鹿角胶、鹿角霜）、紫河车（脐带）、淫羊藿、巴戟天、仙茅、杜仲、续断、肉苁蓉、锁阳、补骨脂、益智仁、菟丝子、沙苑子、蛤蚧、核桃仁、冬虫夏草、葫芦巴、韭菜籽、阳起石、紫石英、海狗肾（黄狗肾）、海马、蛤蟆油。

（三）肾阴虚证

是以男子阳强易举、遗精，女子性欲亢进、梦交为特异性症状的异常功能态势。

病因病机：多因先天禀赋不足、肾阴素亏所致。肾阴亏损，相火妄动，则男子阳强易举、遗精，女子性欲亢进、梦交。

病理机制：性激素分泌过多，故见男子阳强易举、遗精，女子性欲亢进、梦交。

常用中药：（补肾阴）知母、黄柏、熟地黄、山茱萸、泽泻、枸杞子、墨旱莲、女贞子、桑葚、黑芝麻、龟甲、鳖甲。

（四）瘀阻胞宫证

是以月经色黯、有血块为特异性症状的异常功能态势。

病因病机：多因肝气郁结、寒凝胞宫所致。气滞寒凝，经行不畅，故见月经色黯、有血块。

病理机制：自主神经功能异常，性激素分泌紊乱，子宫内膜崩溃脱落及伴随的出血不畅，留滞时间较长，故见月经色黯、有血块。

常用中药：①活血调经：丹参、红花（番红花）、桃仁、益母草、泽兰、牛膝、鸡血藤、王不留行、月季花、凌霄花；②温经止血药：艾叶、炮姜、灶心土；③化瘀止血药：三七、茜草、蒲黄、花蕊石、降香。

二、肾藏成体（主骨生髓）功能的异常态势

（一）髓减证

是以身体畸形为特异性症状的异常功能态势，常伴有智力低下、遗尿、腰膝酸软、行动迟缓等非特异性症状。

病因病机：多因先天禀赋不足、后天失养、久病劳损、房事过度所致。肾精不充，不能主骨生髓充脑，则见身体畸形（过矮、过高、囟门迟闭、囟门早闭、头形过大、头形过小、方形头、鸡胸、肋如串珠、龟背、腰椎强直、腰椎前弯、脊柱后凸、腰椎侧弯、O型腿、X型腿）、智力低下、腰膝酸软、行动迟缓。

病理机制：在小儿，生长激素等分泌异常，成体干细胞分化为体细胞的速率异常，则见发育畸形、智力低下；在成人，腰腿部骨骼肌产生神经营养因子减少，中枢神经营养障碍，则见腰膝酸软、行动迟缓。

常用中药：①填肾精：熟地黄、山茱萸、桑葚、枸杞子、黄精、鹿角胶、阿胶；②强筋骨：鹿茸、刺五加、淫羊藿、骨碎补、石斛、龟甲、巴戟天、桑葚、肉苁蓉、杜仲、韭菜子、杜仲叶、山茱萸、怀牛膝、川牛膝、青稞、枸杞子、黄精；③乌须发：制何首乌、侧柏叶、槐米、女贞子、墨旱莲。

（二）血虚证

是以面、唇、龈、舌、睑、甲淡白为非特异性症状的异常功能态势。

病因病机：多因肾精亏虚，化血减少导致。血虚肌肤失养，故面、唇、龈、舌、睑、甲呈淡白色。脾虚化血无源，或失血过多也可引发上述症状。

病理机制：红细胞生成素（EPO）等分泌不足，红细胞产生减少，故见面、唇、龈、舌、睑、甲淡白等贫血症状。贫血还见于缺乏铁、叶酸、维生素 B_{12} 等合成红细胞的必需原料，溃疡病、钩虫病、肠息肉出血等引起的急性或慢性出血。

常用中药：①补脾益气：人参、黄芪、太子参、党参；②补血：当归、熟地黄、白芍、阿胶、何首乌、龙眼肉、楮实子。

（三）风湿证

是以自身免疫性疾病为特异性病症的异常功能态势。

病因病机：多因先天禀赋不足、后天失养、久病及肾所致，常由感受风寒湿邪诱发。肾藏藏五藏之精，肾精亏虚，不能保护五藏免受风寒湿邪侵袭，故表现为各种自身免疫性疾病。

病理机制：免疫系统免疫耐受功能异常，引发自身免疫性病变，包括：①器官特异性自身免疫病，如慢性淋巴细胞性甲状腺炎、甲状腺功能亢进、胰岛素依赖型糖尿病、重症肌无力、溃疡性结肠炎、恶性贫血伴慢性萎缩性胃炎、肺出血肾炎综合征、寻常天疱疮、类天疱疮、原发性胆汁性肝硬化、多发性脑脊髓硬化症、急性特发性多神经炎；②系统性自身免疫病，如系统性红斑狼疮、类风湿关节炎、系统性血管炎、硬皮病、皮肌炎、混合性结缔组织病、自身免疫性溶血性贫血、甲状腺自身免疫病、溃疡性结肠炎。

常用中药：①祛风寒湿：独活、威灵仙、川乌（草乌）、蕲蛇（金钱白花蛇）、乌梢蛇（蛇蜕）、木瓜、蚕沙、伸筋草、寻骨风、松节、海风藤、青风藤、丁公藤、昆明山海棠、雪上一枝蒿、路路通；②祛风湿热：秦艽、防己、桑枝、豨莶草、臭梧桐、海桐皮、络石藤、雷公藤、老鹳草、穿山龙、丝瓜络；③祛风湿强筋骨：五加皮、桑寄生、狗脊、千年健、雪莲花（天山雪莲花）、鹿衔草、石楠叶。

（四）痰核证

是以瘿瘤、瘰疬、乳癖、癥积为特异性症状的异常功能态势。

病因病机：多因先天禀赋不足、后天失养、久病肾虚所致。肾阳虚，温化无力，津液凝聚成痰，或肾阴虚，火热内盛，煎熬津液成痰，变生瘿瘤、瘰疬、乳癖、癥积。

病理机制：增生性炎症常导致各种良性肿瘤；免疫系统的免疫监视功能降低，变异细胞不能被及时识别清除，在体内增殖，表现为各种恶性肿瘤。

常用中药：①化痰散结：夏枯草、贝母、生何首乌、玄参、蝮蛇（蕲蛇）、牡蛎、昆布、鳖甲、丹参、连翘、拳参、漏芦、土茯苓、金荞麦、山慈菇、白蔹；②破气散结：青皮、枳实、天仙藤；③破血消癥：莪术、三棱、水蛭、虻虫、斑蝥、穿山甲。

三、肾藏同化异化（气化）功能的异常态势

（一）虚热证

是以怕热不怕冷、五心烦热、骨蒸潮热、午后颧红、脉数为特异性症状的异常功能态势。

病因病机：本证多因素体阴虚、虚劳久病、老年体弱、情欲妄动、温病后期、过服温燥所致。肾阴不足，虚火内生，则怕热不怕冷、五心烦热、骨蒸潮热、午后颧红。

病理机制：甲状腺激素分泌过多，胰高血糖素分泌过多，胰岛素分泌过少等，导致全身性代谢率高，热能供给过多，故见怕热不怕冷、五心烦热、骨蒸潮热、午后颧红、脉数。

常用中药：①止渴：人参、太子参、五味子、蜂胶、生地黄、熟地黄、山茱萸、枳椇子、黄连、石膏、知母、天花粉；②清虚热：青蒿、白薇、地骨皮、银柴胡、胡黄连、泽泻、天门冬、肉苁蓉、柏子仁、玄参、牡丹皮、石斛、黄柏、知母；③补肾阴：天门冬、石斛、黄精、枸杞子、墨旱莲、女贞子、桑葚、黑芝麻、龟甲、鳖甲。

（二）虚寒证

是以不怕热怕冷、脉迟为特异性症状的异常功能态势，常伴有腰膝、小腹冷痛等非特异性症状。

病因病机：本证多因素体阳虚、老年体衰、久病不愈、房事太过所致。肾阳虚衰，温煦失职，故见怕冷不怕热；肾居下焦，故见腰膝、小腹冷痛。

病理机制：甲状腺激素分泌过少，胰高血糖素分泌过少、胰岛素分泌过多等，导致全身性代谢率低，热能供给不足，故见怕冷不怕热、脉迟。

常用中药：①温肾散寒：附子、干姜、鹿茸、肉桂、吴茱萸、丁香、小茴香、八角茴香、刀豆、巴戟天、补骨脂、胡芦巴、姜黄、木香、花椒、荜澄茄。

四、肾藏泌尿（主水）功能的异常态势

（一）膀胱失约证

是以尿后余沥、小便失禁、小便泡沫、小便味甜、尿浮脂膏为特异性症状的异常功能态势。

病因病机：多因先天禀赋不足、老年体弱、早婚、房劳过度、久病劳损所致。膀胱失约，故见尿后余沥、小便失禁；封藏失职，精微物质随尿而出，故见小便泡沫、小便味甜、尿浮脂膏。

病理机制：泌尿系统代谢率低，化学能供给不足，尿道外括约肌（男性约束尿液）、尿道阴道括约肌（女性约束尿液）收缩力降低，则见尿后余沥、小便失禁；肾脏泌尿功能障碍，蛋白质、脂肪、葡萄糖随尿而出，则见小便泡沫、小便味甜、尿浮脂膏。

常用中药：①补肾缩尿：山药、鸡内金、菟丝子、沙苑子、覆盆子、桑螵蛸、金樱子、海螵蛸、莲子（莲须、莲房、莲子心、荷叶、荷梗）、芡实、刺猬皮、椿皮、鸡冠花、益智仁、煅牡蛎、白果；②温肾缩尿：山茱萸、刀豆、补骨脂、鹿茸、巴戟天、韭菜子、淫羊藿、肉桂、杜仲叶。

（二）膀胱湿热证

是以尿急、尿频、尿痛，小便短赤、灼热、臊臭、浑浊、砂石为特异性症状的异常功能态势，常伴有尿血等非特异性症状。

病因病机：本证多因外感湿热之邪，侵袭膀胱；或饮食不节，嗜食辛辣，化生湿热，下注膀胱所致。湿热郁蒸膀胱，下迫尿道，故尿频、尿急、尿痛；津液被灼，故小便短赤、灼热、臊臭；湿热久恋，故尿浊，结成砂石；热伤血络，则尿血。

病理机制：尿路感染，故见膀胱刺激征（尿频、尿急、尿痛、膀胱区或会阴部不适及尿道烧灼感）；尿中晶体物质浓度升高或溶解度降低，呈过饱和状态，结晶析出，故小便浑浊，聚积日久终成结石。尿路感染，供氧不足，毛细血管后静脉、毛细血管以及毛细血管前动脉的血管内皮细胞松弛，通透性增高，血液通过扩大的内皮细胞间隙和受损的血管基底膜而漏出于管腔外，发生漏出性出血，表现为尿血。

常用中药：①利尿通淋：车前子（车前草）、滑石、木通（川木通）、通草、瞿麦、萹蓄、地肤子、海金沙（海金沙藤）、石韦、冬葵子、灯芯草、萆薢；②清热利尿：黄柏、龙胆、秦皮、苦参、白茅根、芦根、竹叶、淡竹叶、鸭跖草、栀子、连翘、穿心莲、蒲公英、土茯苓、鱼腥草、锦灯笼、白头翁、马齿苋、白花蛇舌草、四季青、拳参；③凉血止血：大蓟、小蓟、地榆、槐花（槐角）、侧柏叶、白茅根、苎麻根、羊蹄、茜草、大黄；④行气止痛：沉香、乌药、九香虫、刀豆。

（三）阳虚水泛证

是以水肿、腰以下肿甚为非特异性症状的异常功能态势，常伴有小便量少、夜尿频、尿酸高等非特异性症状。

病因病机：多因素体阳虚、久病伤及肾阳所致。肾阳不足，水液不化，故见小便量少；泛溢肌肤则为水肿；水性趋下，故腰以下肿甚。

病理机制：肾小球滤过下降，而肾小管对水钠重吸收尚好，导致水钠潴留，使血容量增多，毛细血管内压升高，毛细血管内液过多地移向组织间隙而导致水肿；肾小球基底膜通透性增加，大量蛋白从尿中丢失，以致血浆胶体渗透压降低，体液移向组织间隙，而导致水肿；血容量降低或激活肾素-血管紧张素-醛固酮系统，且抗利尿激素分泌增加，使肾小管重吸收增多，体液大量在组织间隙潴留而发生水肿。

常用中药：①淡渗利水：茯苓（茯苓皮）、薏苡仁、猪苓、泽泻、冬瓜皮（冬瓜子）、玉米须、葫芦、香加皮、枳椇子、泽漆、蝼蛄、荠菜、赤小豆、怀牛膝、川牛膝；②活血利水：泽兰、益母草、当归；③温肾利水：山茱萸、五加皮；④峻下逐水：甘遂、京大戟（红芽大戟）、芫花、商陆、牵牛子、巴豆、千斤子。

五、肾藏体液调节（藏精）功能的异常态势

肾精亏虚证

是以肾藏的生子、主骨生髓、气化、主水、肺藏的卫外功能异常症状为主要非特异性症状的异常功能态势。

病因病机：多因先天禀赋不足、后天失养、年老体衰、久病劳损所致。肾藏的藏精功能异常，不能维护肾藏的生子、主骨生髓、气化、主水功能和肺藏的卫外功能，引发相应的症状。

病理机制：内分泌系统功能异常，水盐代谢、物质能量代谢、生殖、生长发育、防御功能异常，表现为系列症状。

常用中药：（补肾填精）熟地、山茱萸、桑葚、枸杞子、黄精、鹿角胶、阿胶。

第五节　肝藏的异常功能态势

一、肝藏支配内脏运动（疏泄）功能的异常态势

（一）肝阳上亢证

是以头晕胀痛、面红目赤、耳鸣如潮、头重脚轻为特异性症状的异常功能态势。

病因病机：多因素体阳盛、性急多怒、素体阴亏所致。肝阳升发太过，血随气逆，则头目胀痛，眩晕耳鸣；气血上冲于面、目，血络充盈，则面红目赤；肝阳亢于上，肾阴亏于下，上盛下虚，则头重脚轻，步履不稳。

病理机制：交感神经兴奋性增高，作用于头面部血管 α_1 受体可使小动脉收缩，头面部动脉充血，故见面红目赤、耳鸣如潮；大脑缺氧，故见头晕胀痛、头重脚轻。

常用中药：①平肝阳：白芍、蒺藜、石决明、天麻、罗布麻、牡蛎、怀牛膝、川牛膝；②养肾阴：枸杞子、女贞子、山茱萸、菟丝子、墨旱莲、天门冬、龟甲、当归；③泻肝火：栀子、夏枯草、决明子、密蒙花、青葙子、秦皮、龙胆、青黛、贯众、蒲公英、紫花地丁、野菊花、重楼、拳参、大血藤、败酱草、马齿苋、委陵菜、熊胆、千里光、墓头回。

（二）肝气郁结证

是以急躁易怒，善恐易惊，闷闷不乐，善悲欲哭，多疑善虑，多愁善感，胸胁，乳房，少腹胀痛，咽如物梗，瘕聚不定为特异性症状的异常功能态势，常伴有脾藏的运化功能异常、肺藏的司呼吸功能异常、肾藏的生子功能异常等非特异性症状。

病因病机：多因精神刺激，情志不遂，或其他四藏功能失调影响肝藏所致。肝藏喜条达而恶抑郁。肝气郁结，情志不遂，则见急躁易怒、善恐易惊、闷闷不乐、善悲欲哭、多疑善虑、多愁善感；肝失疏泄，经气不利，故见胸胁、乳房、少腹胀闷疼痛或窜动作痛、咽如物梗、瘕聚不定；肝气犯脾，运化失常，常见腹痛则泻；肝气郁结，化火犯肺，可见咳嗽阵作；肝气郁结，冲任不调，故见月经不调（月经时多时少、月经先后无定期）或经行腹痛。

病理机制：脑-肠-菌轴功能失常，边缘系统功能紊乱可引发急躁易怒、善恐易惊、闷闷不乐、善悲欲哭、多疑善虑、多愁善感等过激情绪变化；胃肠道功能紊乱可见腹痛则泻；内脏神经系统功能紊乱直接影响血液循环，或通过内分泌系统影响血液循环，动脉充血，常表现为经前胸胁、乳房、少腹胀痛，走窜不定，月经不调，痛经，梅核气，瘕聚不定，咳嗽阵作。

常用中药：（疏肝理气）柴胡、橘核、橘络、橘叶、枳实、青皮、木香、川楝子、青木香、荔枝核、香附、佛手、香橼、玫瑰花、绿萼梅、娑罗子、天仙藤、九香虫。

二、肝藏支配躯体运动（藏血）功能的异常态势

（一）血虚生风证

是以肌肤麻木、手足震颤、肌肉𥆧动、眼球震颤为特异性症状的异常功能态势。

病因病机：本证多见于热病后期，阴血耗损；或内伤久病，阴血亏虚，筋失所养所致。阴血不足，筋失所养，故见肌肤麻木、手足震颤、肌肉𥆧动、眼球震颤。

病理机制：大脑供血不足，黑质纹状体或肝豆状核变性，导致躯体感觉和运动神经信号传导异常，故见肌肤麻木、手足震颤、肌肉𥆧动、眼球震颤。

常用中药：①养肝明目：覆盆子、车前子、车前草、沙苑子、苍术、制何首乌、枸杞子、桑葚；②养血息风：龙眼肉、山茱萸、阿胶、龟甲、鳖甲、白芍、柏子仁；③息风止痉：羚羊角（山羊角）、牛黄、珍珠、钩藤、天麻（密环菌）、地龙、全蝎、蜈蚣、僵蚕（僵蛹、雄蚕蛾）。

（二）肝阳化风证

是以颈项强急、半身不遂、口眼歪斜、舌强语謇为特异性症状的异常功能态势，常伴有眩晕、耳鸣、突然昏仆等非特异性症状。

病因病机：多因肝阳素盛，暗耗阴血；或肝肾阴虚，阴不制阳所致。阴虚筋失所养，则见眩晕、耳鸣、颈项强急、半身不遂、口眼歪斜、舌强语謇；伤及心神，则见突然昏仆。

病理机制：短暂性脑缺血发作（TIA）、脑血栓、脑栓塞、脑出血等导致躯体感觉和运动神经功能异常，故见眩晕、耳鸣、半身不遂、口眼歪斜、舌强语謇；蛛网膜下腔出血可导致颈项强急等脑膜刺激征。

常用中药：①平抑肝阳：石决明、珍珠母、牡蛎、紫贝齿、代赭石、刺蒺藜、罗布麻叶、生铁落；②息风止痉：羚羊角（山羊角）、牛黄、珍珠、钩藤、天麻（密环菌）、地龙、全蝎、蜈蚣、僵蚕（僵蛹、雄蚕蛾）。

（三）痰浊生风证

是以两目上视、四肢抽搐、口吐白沫、口中如作猪羊叫声为特异性症状的异常功能态势，又称为痫症，常伴有眩晕、耳鸣、突然昏仆等非特异性症状。

病因病机：多因情志不遂，痰浊内生引起。痰浊痹阻，筋失所养，则头晕目眩、两目上视、四肢抽搐；痰迷心窍，则见突然昏倒、口吐白沫、口中如作猪羊叫声。

病理机制：脑血管病变引发大脑营养供给不足，视器、前庭蜗器营养障碍，表现为头晕目眩；代谢产物存积，电解质紊乱，脑内病灶高频（可达500Hz，正常为10～20Hz）放电，广泛投射至两侧大脑皮质和网状脊髓束，表现为全身强直-阵挛性发作；异常放电部位扩及脑干上行网状激动系统，则表现为失神发作。

常用中药：①化痰：石菖蒲、天竹黄、白附子、白芥子、远志、泽泻、山慈菇；②息风止痉：羚羊角（山羊角）、牛黄、珍珠、钩藤、天麻（密环菌）、地龙、全蝎、蜈蚣、僵蚕（僵蛹、雄蚕蛾）。

（四）热极生风证

是以高热持续时出现的四肢抽搐、颈项强直、角弓反张、两目上视、牙关紧闭为特异性症状的异常功能态势，常伴有昏迷等非特异性症状。

病因病机：本证多因外感温热病邪所致。邪热炽盛，耗伤阴血，筋失所养，则见四肢抽搐、颈项强直、角弓反张、两目上视、牙关紧闭；伤及心神，则昏不知人。

病理机制：患感染性疾病，如体温≥39℃时，神经细胞的代谢、耗氧量和血流量增加，产生强烈放电，并传到大脑的其他部位，表现为突然发生的全身或局部肌群的强直性或阵挛性抽搐、双眼球凝视、斜视、发直或上翻，伴意识丧失。

常用中药：（息风止痉）羚羊角（山羊角）、牛黄、珍珠、钩藤、天麻（密环菌）、地龙、全蝎、蜈蚣、僵蚕（僵蛹、雄蚕蛾）。

第六节　心藏的异常功能态势

一、心藏产生精神活动（藏神）功能的异常态势

（一）心神失养证

是以精神不振、嗜睡、健忘，甚至表情淡漠、目光呆滞、动作迟缓、意识模糊、昏睡、昏迷为特异性症状的异常功能态势，中医称为少神、失神。

病因病机：多因心血不足引起。心血不足，神所失养，则见精神不振、嗜睡、健忘，甚至表情淡漠、目光呆滞、动作迟缓、意识模糊、昏睡、昏迷。

病理机制：大脑供血不足，上行网状激动系统及辅助觉醒系统兴奋性降低。

常用中药：（养心安神）酸枣仁、柏子仁、灵芝、缬草、首乌藤、合欢皮（合欢花）、远志。

（二）热扰心神证

是以心烦、谵语、失眠多梦，甚至狂躁妄动、打人毁物、胡言乱语为特征表现的异常功能态势，中医又称狂证。

病因病机：常因五志过极化火引发。热扰心神，则心烦不安、谵语、失眠多梦，甚至狂躁妄动、打人毁物、胡言乱语。

病理机制：大脑代谢率高，上行网状激动系统及辅助觉醒系统处于过度兴奋状态引发上述症状。

常用中药：①清热凉血：生地黄、玄参、牡丹皮、赤芍、紫草（紫草茸）、水牛角；②清心火：寒水石、莲子、莲子心、竹叶、淡竹叶、栀子、黄连、马尾连、金银花、连翘、大青叶、板蓝根、紫花地丁、野菊花、熊胆、绿豆；③重镇安神：朱砂、磁石、龙骨（龙齿）、琥珀；④养心阴：百合、麦门冬、龟甲。

（三）痰迷心窍证

是以头沉、头蒙、注意力不集中、喃喃自语、语无伦次、行为怪异、幻听幻视、哭笑

无常为特异性症状的异常功能态势，中医又称癫证。

病因病机：多因五志过极化火，炼津成痰所致。痰蒙心窍，轻则头沉、头蒙、注意力不集中，重则喃喃自语、语无伦次、行为怪异、幻听幻视、哭笑无常。

病理机制：大脑供血不足，代谢产物存积，电解质紊乱，大脑皮层联络区功能紊乱，对外界环境、自身状况及其间的关系不能做出正确反映。

常用药物：①开窍：麝香、冰片、苏合香、石菖蒲；②涌吐：常山、瓜蒂、胆矾。

二、心藏循环（主血脉）功能的异常态势

（一）心气虚证

是以心悸怔忡，活动劳累后加重、脉虚无力为特异性症状的异常功能态势，常引发水肿，呼吸困难，面、唇、龈、舌、甲青紫等非特异性症状。

病因病机：凡禀赋不足，年老体衰，久病或劳心过度均可引起此证。心气虚衰，无力鼓动血脉，则心悸怔忡、脉虚无力；动则气耗，故活动劳累后加重；心气不足，影响肾藏的主水功能或脾藏的布散津液功能，水泛肌肤则为水肿；气虚血瘀，可见面、唇、龈、舌、甲青紫。

病理机制：循环系统代谢率低，化学能供给不足，心肌、血管平滑肌收缩力降低，故见心悸怔忡，活动劳累后加重，脉虚无力；右心衰竭，体循环静脉系统瘀血，故见面、唇、龈、舌、甲青紫；右心衰竭，毛细血管脉压增高，组织液生成增多，故见全身性水肿，由于重力作用，水肿先发生于下肢；左心衰竭，肺内组织液从肺毛细血管内外渗，肺通气与换气功能严重障碍，故见呼吸困难、端坐呼吸、发绀、阵发性咳嗽伴大量白色或粉红色泡沫痰。

常用药物：（补心气）人参、太子参、西洋参、甘草、大枣、刺五加。

（二）心阳虚证

是以心胸冷痛、遇冷或入夜加重为特异性症状的异常功能态势，常伴有四肢逆冷等非特异性症状。

病因病机：本证常由心气虚发展而来。心阳虚，鼓动无力，温煦不足，故见心胸冷痛、脉迟、畏寒肢冷。

病理机制：循环系统代谢率低，热能供给不足，故出现心胸冷痛；夜间心脏迷走神经兴奋，心率降低，进一步减少心脏供血，故容易发生于夜间；四肢供血不足，传导至四肢的热量不足，故四肢逆冷。

常用中药：（通心阳）附子、肉桂、干姜、薤白、桂枝、白酒、山奈、紫石英、羊红膻。

（三）痰凝心脉证

是以心胸憋闷为特异性症状的异常功能态势，常引发周身困重、倦怠懒惰等非特异性症状。

病因病机：本证常由过食油腻、痰凝心脉所致。痰凝心脉，气机不畅，故见心胸憋闷；酒性湿，阴雨天湿气较重，同气相求，故阴雨天加重。

病理机制：冠状动脉粥样硬化（脂质沉积），心肌供血不足，故出现心胸憋闷；骨骼肌供血不足，代谢产物存积，故见周身困重、倦怠懒惰。

常用中药：（宽胸涤痰）瓜蒌、半夏、胆南星、竹茹、石菖蒲。

（三）瘀阻心脉证

是以胸痛掣背，夜间尤甚为特异性症状的异常功能态势，常伴有面、唇、龈、舌、甲青紫等非特异性症状。

病因病机：多由气虚、气滞、寒凝、痰浊等邪气痹阻所致。瘀阻心脉，夜间阴盛，故胸痛掣背，夜间加重；瘀阻肌肤，则见面、唇、龈、舌、甲青紫色暗；肺气壅滞、肝气郁滞亦可引发面、唇、龈、舌、甲青紫色暗。

病理机制：心血管血栓形成、冠状动脉痉挛，心肌供血不足，缺血缺氧，故胸痛掣背；夜间心脏迷走神经兴奋，心率降低，进一步减少心脏供血，故容易发生于夜间；血中 PCO_2 过高，故见面、唇、龈、舌、甲青紫。呼吸系统（肺藏主气司呼吸）血气交换障碍，自主神经功能（肝藏疏泄）紊乱，均可引发血氧饱和度降低。

常用中药：①活血止痛：川芎、延胡索、郁金、姜黄、乳香、没药、五灵脂、夏天无、枫香脂；②行气止痛：苏合香、青皮、木香、沉香、檀香、川楝子、乌药、青木香、荔枝核、薤白；③破血逐瘀：莪术、三棱、水蛭、虻虫、斑蝥、穿山甲。

（四）外伤血络证

是以患处青紫、肿胀、疼痛、出血为特异性症状的异常功能态势。

病因病机：多由金刃、跌仆损伤血络所致。血络破损，血渗肌肤之间，故见患处青紫、肿胀、疼痛；血溢肌肤，故见出血。

病理机制：外伤血管破裂导致的内出血或外出血。

常用中药：①活血止血：川芎、益母草、茜草、大黄、怀牛膝、川牛膝、牡丹皮、赤芍、丹参、玫瑰花、枳椇子、红景天、松叶、当归、桃仁、西红花、姜黄、三七、蒲黄、花蕊石、降香；②收敛止血：白及、仙鹤草、紫珠、棕榈炭、血余炭、藕节、檵木；③化瘀止血：三七、茜草、蒲黄、花蕊石、降香；④活血止痛：川芎、延胡索、郁金、姜黄、乳香、没药、五灵脂、夏天无、枫香脂；⑤活血疗伤：土鳖虫、马钱子、自然铜、苏木、骨碎补、血竭、儿茶、刘寄奴。

第八章 五藏功能调节能力的客观测评

自我调节能力，简称调节能力，是指人体保持其结构功能稳定的自组织能力、顺应环境变化的自适应能力、愈合创伤疾病的自修复能力。工程控制上称为稳定裕度（Stability Margin），即距离被控系统出现不稳定的宽裕程度。在本章，我们将借助人体生物信号的检测设备对部分五藏功能的调节能力进行客观测评。

第一节 未 病

一、生命状态

生命过程中人体所处的各种状态统称为生命状态。生命状态有 5 个特性：

1. 客观性：生命状态不依赖于观察者而客观实在。

2. 流变性：由于各种环境因素的种类、强度、作用时点和时长不断变化，生命状态也因之不断变化。

3. 规律性：生命状态的变化过程具有规律性。如正常人体的生、长、壮、老、已；大叶性肺炎经历的充血水肿期、红色肝样变期、灰色肝样变期、溶解消散期。

4. 多维性：生命状态总是通过多个观察指标联合表达。如感冒初期的怕冷、发热、咳嗽、周身酸痛常同时出现。

5. 不完全能观性：由于人体是一个复杂系统，人们只能从某些层面或角度去认识生命状态，很难做到对生命状态的全面把握。随着观察手段的更新，人们对生命状态的认识会更加深入和全面。

二、生命状态的分类

根据影响人行使社会功能的程度，可将生命状态分为健康状态、亚健康状态和疾病状态，简称健康、亚健康和疾病。

（一）健康

有力曰健，安乐曰康。中国传统文化认为健康是指形体的强健有力和心理的愉悦安康状态。

《世界卫生组织宪章》于 1946 年 6 月 19～22 日纽约国际卫生会议上通过，1946 年 7 月 22 日由 61 个成员国的代表签署，并自 1948 年 4 月 7 日施行，认为"健康乃是一种生理、心理和社会适应都臻完满的状态，而不仅仅是没有疾病或虚弱的状态（Health is a state of complete physical, mental and social well-being, and not merely the absence of disease or infirmity）"。

世界卫生组织（WHO）给出了健康的 10 大标准：①有充沛的精力，能从容不迫地应付日常生活和工作的压力而不感到过分地紧张。②处事乐观，态度积极，乐于承担责任，事无巨细不挑剔。③善于休息，睡眠良好。④应变能力强，能适应外界环境的各种变化。⑤能够抵抗一般性感冒和传染病。⑥体重适当，身体匀称，站立时，头肩比例协调。⑦眼睛明亮，反应敏锐，眼睑不浮肿。⑧牙齿清洁，无龋齿，不疼痛，牙龈颜色正常，无出血。⑨头发有光泽，无头屑。⑩肌肉丰满，皮肤有弹性，走路、活动感到轻松。

WHO 给出了健康的"五快"：①吃得快。进餐时，有良好的食欲，不挑剔食物，并能很快吃完一餐饭。②便得快。一旦有便意，能很快排泄完大小便，而且感觉良好。③睡得快。有睡意，上床后能很快入睡，而且睡得好，醒后头脑清醒，精神饱满。④说得快。思维敏捷，口齿伶俐。⑤走得快。行走自如，步履轻盈。

WHO 给出了健康的"三良好"：①良好的个性人格。情绪稳定，性格温和；意志坚强，感情丰富；胸怀坦荡，豁达乐观。②良好的处世能力。观察问题客观现实，具有较好的自控能力，能适应复杂的社会环境。③良好的人际关系。助人为乐，与人为善，对人际关系充满热情。

（二）疾病

关于疾病，至今尚无令人满意的定义。《简明不列颠百科全书》（1987 年中文版）的定义最具权威性："人体在致病因素的影响下，器官组织的形态、功能偏离正常标准的状态"。

所谓正常标准，是指对人体的各种生物参数（包括智能）进行测量，其数值大体上服从统计学的正态分布规律，获得的均值及其 95% 的可信区间。习惯上称这个范围为"正常"，超出这个范围，过高或过低，便是"不正常"（但据 WHO 调查，确诊为患病的人群占人群总数的 20%），即疾病。在许多情况下，这一定义是适用的。但正常人的个体差异和生物变异很大，有时这一定义就不适用。如正常人心脏的大小有一定范围，许多疾病可以造成心脏扩大，但对于运动员来说，超过正常大小的心脏伴有心动过缓（慢至每分钟 40 次左右）并非病态；智商大大超过同龄人的是天才，而不是病人。

有人从功能或适应能力来定义疾病，认为功能受损和与环境的协调能力遭到破坏才是疾病，这样可以避免把正常人的个体差异和生物变异误划为疾病。缺氧时才出现症状的镰状细胞性贫血，就表现为适应能力的缺陷。对许多精神病人，特别需要考察其与环境的协调能力。但是适应功能的不良并不一定是疾病，如一个长期缺乏体力活动的脑力工作者不能适应常人能够胜任的体力活动，稍有劳累就腰酸背痛就不是疾病。

2012年中华人民共和国卫生部公布的《疾病分类与代码（GB/T14396-2001）》界定的22542种疾病等效采用了世界卫生组织《疾病和有关健康问题的国际统计分类（ICD-10）》的内容。但对ICD-10列出的10265个病名进行分析，容易发现这些疾病是按照病因、解剖部位、病理和临床表现4个轴心命名的。显然，4个轴心也应是确诊这些疾病的核心特征或"金标准"。其中，以病因、解剖部位或病理为核心特征或"金标准"的疾病有90%。见表8-1。

表8-1　ICD-10疾病分类百分比

病名分类	病名数量	占总数百分比
含病因	3179	31
含解剖部位	7766	76
含病理	1858	32
含临床表现	6922	67
含病因、解剖部位或病理	9240	90
仅含临床表现	932	10

新陈代谢（人体与外界进行的物质能量交换）是生命的基本特征，故以新陈代谢的停止时刻前后作为观察窗口，以病因、解剖部位、病理和临床表现4个疾病分类轴心作为检测指标，假定在新陈代谢停止前、后适当长的时间内各做一次检测，对比两次检测结果的变化。那么，容易发现两次检测结果不变化的疾病在10265种疾病中占92%！这从生物医学的发展历史容易找到答案。事实上，盖伦奠基的解剖学和生理学，莫干尼证明疾病位于特定器官，魏尔啸认为疾病的原因是细胞改变，科赫论证了细菌是感染的病因等，都是生物医学发展的标志性成果。

但以病因、解剖部位和病理作为确诊疾病的金标准时，新陈代谢却被无意中忽视了。以"冠状动脉粥样硬化性心脏病"的诊断为例，该病的诊断主要依赖典型的临床症状，如胸骨后疼痛，放射至下颌、左上肢、左肩，呈压榨性或烧灼样，持续时间长，劳累、寒冷或饱餐诱发，休息或舌下含化硝酸酯类缓解。另外还要参考心电图、心电图负荷试验、动态心电图、核素心肌显像、超声心动图、血液学检查、冠状动脉CT的检测结果。但冠状动脉造影及血管内成像发现的冠状动脉狭窄是"冠状动脉粥样硬化性心脏病"确诊的"金标准"，而冠状动脉的狭窄在新陈代谢停止前后不发生改变！

（三）亚健康

20世纪80年代中期，苏联布赫曼教授通过研究发现，除了健康状态和疾病状态外，人体还存在着一种"中间状态""灰色状态""病前状态""第三状态""游移状态"，是理化检测结果阴性，但有不适感觉而未明显影响人行使社会功能的状态，国内学者称为亚健康状态。

也有学者认为亚健康即慢性疲劳综合征（CFS，1998 年美国疾病预防控制中心 CDC 正式命名）。其诊断标准是：（1）通过临床评定的不能解释的、持续或反复发作的慢性疲劳，这种疲劳是新发的或有明确的发病时间，非先天性的，不是由于正在从事的劳动引起的，经过休息不能明显缓解，且患者的职业能力、受教育能力、社交能力及个人生活等方面较患病前有实质性下降。（2）以下症状中，至少 4 项同时出现，并不先于疲劳症状出现，所出现症状至少连续 6 个月持续存在或反复发作：①短期记忆力或集中注意力明显下降；②咽痛；③颈部或腋下淋巴结肿大；④肌肉疼痛；⑤多处关节疼痛，但不伴有红肿；⑥头痛，但发作类型、方式及严重程度与以往不同；⑦睡眠后不能恢复精力；⑧运动后不适持续超过 24 小时。

1. 亚健康的成因

（1）压力大。住房、教育、医疗成本的提高，社会激烈竞争造成的心理压力使人们疲于奔命，透支健康。

（2）运动少。便利的交通工具减少了人们的运动，自动化减少了人们的劳动强度，使得饮食营养变成脂肪囤积。

（3）污染重。居家装修、汽车尾气、工业废气、环境喧闹、电磁辐射等污染着人们的生活和工作环境。

（4）饮食差。高糖、高脂肪、高蛋白、高钠食品造成的营养过剩，低纤维素、低维生素、低矿物质、低微量元素食品造成的营养缺乏；化肥、农药、重金属、洗涤剂、食品添加剂等造成食品污染。

（5）睡眠少。工作压力使人们睡眠减少，心理压力使人们睡眠紊乱，致使生理功能紊乱，免疫力下降。

2. 亚健康的表现

根据临床表现，亚健康可分为：①躯体亚健康。表现为腰酸背痛、四肢酸软、头昏脱发、眩晕耳鸣、胸闷心悸、失眠多梦、食欲不振、腹胀腹泻、口臭便秘、性功能减退、怕冷怕热、易于感冒、眼睛疲劳等；②心理亚健康。表现为郁郁寡欢，或焦躁不安、急躁易怒，或恐惧胆怯，或短期记忆力下降、注意力不能集中、精力不足、反应迟钝等；③社会交往亚健康。表现为不能较好地承担相应的社会角色，工作、学习困难，不能正常地处理好人际关系、家庭关系，难以进行正常的社会交往等。

（四）未病

未病，是指人的自组织能力、自适应能力和自修复能力降低，五藏功能态势异常（中医称为证候），但未明显影响人行使社会功能的状态，即"病已有而未成未发"。畏寒怕风、体虚多汗、少气乏力等日常生活体验属于未病范畴，亚健康、慢性非感染性疾病（简称慢病）也属于未病范畴。相比而言，疾病又称已病。

生物医学给出了每一种疾病的定义、诊断标准和分类界定标准（ICD），却不能给出健康和亚健康的定义、测评标准和分类界定标准，因为生物医学的指导思想、理论体系和检测设备不适合未病的测评。可能正是意识到这一点，WHO 在《21 世纪的挑战》报告中强调：“21 世纪的医学，不应该继续以疾病为主要研究领域，应当以人的健康为医学的主要发展方向”。

与已病相比，未病具有如下特性：

（1）功能性。2008 年，WHO 调查发现，已病人群约占人群总数的 20%，其中 92% 的已病是器质性病变，8% 的已病是较重（使人不能行使社会功能）的功能性改变。未病人群约占人群总数的 80%，其中健康人群约占人群总数的 5%，亚健康人群约占人群总数的 75%。亚健康是较轻（尚未严重影响人行使社会功能）的功能性改变。

（2）稳定性。已病时，人体常处于不稳定状态，不到医院就诊就可能恶化，甚至危及生命。未病（健康或亚健康）时，人的调节能力大于外界环境的干扰，生命过程处于较稳定状态，仍能行使社会功能。反映人体调节能力的评价指标也是相对稳定的。

（3）可逆性。已病常常是不可逆的，罹患之后很难再恢复到原有的健康状态，或只有通过医院的正确诊治才能恢复到健康状态。亚健康状态具有可逆性，通过休息、饮食和睡眠调节、适当运动、心理疏导等方式即可缓解或恢复健康状态。

第二节　未病检测

一、已病检测的特点

从检测手段看，当今医院常用的检测方法可分为 3 类：①生物学检测，如病原微生物检测；②化学检测，如血生化检测；③物理学检测，如影像学、病理学、心电检测。

围绕已病的生物医学检测方法大都具有如下特点：①特定条件下检测，如做常规心电图需要受检者躺在床上，全身放松；②瞬时或短时间检测，如拍 X 光片可以瞬时完成；③不需要记录检测时点，即检测数据不与检测时点挂钩；④检测结果可重复。容易发现，这样的检测常常是针对人体相对稳定的执行结构或物质组成的检测，是对生命过程中慢变量的检测。如针对病原微生物的生物学检测，针对执行结构的影像学或病理检测，针对基础代谢的血生化检测。

在中医学的望、闻、问、切四种诊察疾病方法中，望、闻、切诊具有已病检测的特点，而问诊具有未病检测的特点。

二、未病检测的特点

一个活生生的人除了有相对稳定的执行结构或物质组成外，还需要与外界进行物质能量交换，并根据环境的需求而发生适应性改变。这种物质能量交换和适应环境的变化是在人体复杂而精密的自我调节下自然而然进行的，是生命过程中的快变量。

既往，由于技术条件的限制，医学界没有办法对人体的快变量进行有效测评。但随着科学技术的进步，尤其是可穿戴设备和物联网、云计算的进步，快变量检测的技术瓶颈已经解决。迫切需要创建全新的医学理念、理论体系、测评技术，借以判断受检者某种功能调节能力的大小。未病测评学正是在这样的背景下应运、应时、应势而生！

人体某种功能的调节能力不仅取决于功能性质的执行结构，还取决于功能实现的保障结构、功能态势的维系结构、功能协同的调节结构、功能节律的关系结构和异常功能态势的影响因素，需要全新的检测方法。

与已病检测方法相比，未病检测方法的特点详见表8-2。

表8-2 已病检测与未病检测对比表

	不同点	已病检测方法	未病检测方法
1	检测工具不同	大型、精密、昂贵	便携、无创、廉价
2	指导思想不同	组成结构的改变引起功能态势改变	新陈代谢的改变引起功能态势改变
3	检测手段不同	生物学、化学、物理检测	物理检测
4	检测条件不同	理想条件下（特定条件下或静息状态下）检测	自然条件下（一般条件下或运动状态下）检测
5	检测方法不同	瞬时或短时间检测，不记录检测时点	长时程检测，实时检测、无创检测
6	检测指标不同	缓慢变化的外来病因、遗传基因、执行结构、基础代谢（慢变量）	迅速变化的物质能量代谢、激素、细胞因子、生物信号（快变量）
7	检测重点不同	空间特征	时序特征
8	数据特点不同	横截面数据	时间序列数据
9	分析方法不同	差异性或相关性分析	非线性动力学分析、大数据分析
10	检测结果不同	检测指标与评价指标相同，检测结果可重复	检测指标与评价指标不同，检测结果不可重复，但评价结果可重复
11	检测目的不同	疾病的诊断、治疗、预防、监护与康复，原因筛查	调节能力的测评与调理

三、未病检测的传感器

传感器是一种人造检测装置，能感受到被测量的信息，并将感受到的信息按一定规律变换成为电信号或其他形式的信息输出，以满足信息的传输、处理、存储、显示、记录和控制需要。

传感器一般由敏感元件、转换元件、变换电路和辅助电源四部分组成。敏感元件直接感受被测量，并输出与被测量有确定关系的物理量信号；转换元件将敏感元件输出的物理量信号转换为电信号；变换电路负责对转换元件输出的电信号进行放大调制；转换元件和变换电路一般还需要辅助电源供电。

根据感知功能，传感器分为热敏元件、光敏元件、气敏元件、力敏元件、磁敏元件、湿敏元件、声敏元件、放射线敏感元件、色敏元件和味敏元件 10 大类。

传感器的功能与人类 5 大感觉器官相似，但能获取人类感官无法直接获取的信息。其中，光敏传感器对应人的视觉，声敏传感器对应人的听觉，气敏传感器对应人的嗅觉，化学传感器对应人的味觉，压敏、温敏、流体传感器对应人的触觉。

尽管人造传感器与人体感受器相似，但两者获得的结果确有本质区别。观察者借助人造传感器检测的结果也是其表达的结果，具有客观性。但是，观察者借助人体感受器观察的结果有时是其表达的结果（如日排小便 10 次），有时却不是其表达的结果（如尿频），表达的结果是观察者将观察结果与观察者的既往经验或已定标准相比较而获得的结论，具有主观性。如在 37℃ 的室温下，有全身性炎性反应的观察者，由于其体温调定点降低，皮肤冷感受器兴奋，感觉冷，而对于一个健康的观察者，由于其体温调定点正常，皮肤热感受器兴奋，感觉热。

四、未病检测的指标体系

五藏功能的检测指标见表 8-3。

表 8-3 五藏功能的检测指标

五藏	功能性质	检测指标
脾藏	消化吸收（运化）	胃电、肠电、肠鸣音、肠蠕动、腹部温度、影像、体重指数
	物质转运（输布津液）	血脂、血浆黏稠度
	凝血（统血）	出凝血时间、血小板
	运动（主肌肉）	肌力、肌电、步态
肺藏	呼吸（主气司呼吸）	呼吸动度、血氧饱和度
	防御（卫外）	皮肤电阻、白细胞、细菌培养、抗原抗体
肾藏	生殖（生子）	精液、腰腹温度、影像
	成体（主骨生髓）	身高、骨密度、血常规、全血黏度、抗原抗体、影像、病理、肿瘤标记物
	同化异化（气化）	体温、汗出
	泌尿（主水）	腰腹温度、尿液、影像
	体液调节（藏精）	激素、细胞因子
肝藏	支配内脏运动（疏泄）	心率、血压、汗出
	支配躯体运动（藏血）	步态、视力、听力、平衡能力
心藏	产生精神活动（藏神）	脑电、心率、影像
	循环（主血脉）	血压、心电、脉搏、血管内皮

第三节　心藏产生精神活动（藏神）
功能调节能力的客观评价

心藏的产生精神活动（藏神）功能可分为产生有意识精神活动和产生下意识精神活动2 种。

一、心藏产生有意识精神活动功能调节能力的客观测评

心藏产生有意识精神活动（藏神）功能的调节能力可通过觉醒状态时心率的分布状况予以评价。因为人在觉醒状态时，正常情况下应该是少数时间处于兴奋状态，交感神经兴奋，心率快；多数时间处于放松状态，副交感神经兴奋，心率慢。如果是多数时间心率较快，说明交感神经过度兴奋，受试者精神处于亢奋状态。如果是所有时间心率较慢，说明副交感神经过度兴奋，受试者精神处于抑制状态。

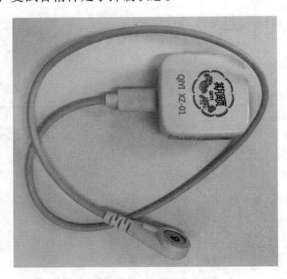

图 8-1　便携式心率检测仪

（一）检测方法

该设备小巧、便携、采样频率为 250Hz，仅取得单个导联的心电信号。从心电信号中识别 R 波顶点，提取心动周期信号，从而获得 24 小时心率分布数据。

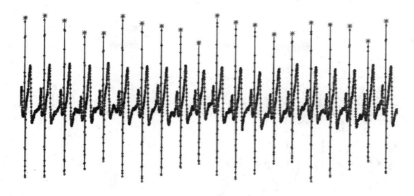

图 8-2　心电信号波形图

（二）评价标准

以觉醒期间的平均心率（XAR）作为评价指标。评价标准如表 8-6。

表 8-6　精神状态评价标准

评价级别	检测指标	评价标准
精神状态过亢	觉醒期间平均心率过高	XAR≥102.75
精神状态偏亢	觉醒期间平均心率偏高	97.81≤XAR<102.75
精神状态良好	觉醒期间平均心率适中	70.86≤XAR<97.81
精神状态稍差	觉醒期间平均心率偏低	66.92≤XAR<70.86
精神状态很差	觉醒期间平均心率过低	XAR<66.92

应用举例：

例 1. 图 8-3 的下横线以上部分表征受试者处于觉醒状态，在觉醒过程中，少数时间处于兴奋状态（上横线以上部分，或上、下横线之间的接近上横线部分），多数时间处于放松状态（上、下横线之间的接近下横线部分），表征受试者处于正常的觉醒状态（觉醒状态平均心率 83.88）。

例 2. 图 8-4 的下横线以上部分表征受试者处于觉醒状态，在觉醒过程中，较多时间处于兴奋状态（上横线以上部分，或上、下横线之间的接近上横线部分），较少时间处于放松状态（上、下横线之间的接近下横线部分），表征受试者精神过度亢奋（觉醒状态平均心率 96.15）。

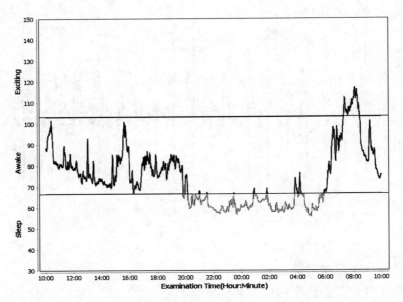

图 8-3　正常人群的 24 小时心率曲线图

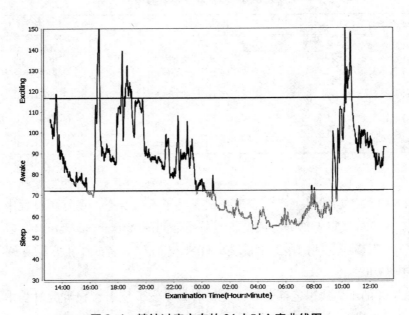

图 8-4　精神过度亢奋的 24 小时心率曲线图

例 3. 图 8-5 的下横线以上部分表征受试者处于觉醒状态，在觉醒过程中，少数时间处于兴奋状态，绝大多数时间处于放松状态，表征受试者精神不振（觉醒状态平均心率 68.63）。

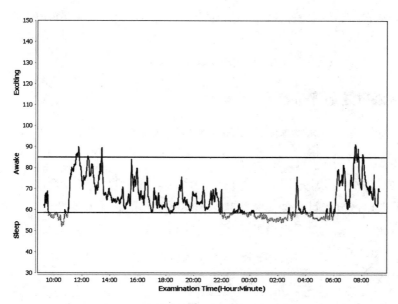

图 8-5　精神不振的 24 小时心率曲线图

例 4. 图 8-6 表明受试者 24 小时的心率变化很小，事实上，受试者患有老年痴呆症（觉醒状态平均心率 53.80）。

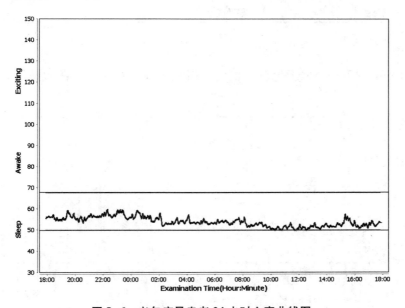

图 8-6　老年痴呆患者 24 小时心率曲线图

二、心藏产生下意识精神活动功能调节能力的客观测评

心藏产生下意识精神活动（藏神）功能是指中枢神经系统产生本能动作、习惯技巧、

睡眠梦幻、昼夜节律等下意识精神活动的功能。现就其睡眠、昼夜节律的调节能力制定评价标准。

检测方法同心藏产生有意识精神活动（藏神）功能。

（一）睡眠质量的评价标准

睡眠质量将从睡眠时间、睡眠深度和睡眠持续状况予以评价。

1. 睡眠时间的评价标准

以累计睡眠时间（GST）作为评价指标。因为人处于睡眠状态时，副交感神经兴奋，心率下降，可借以区分受试者处于觉醒状态和睡眠状态的起始和终止时点。还可参考加速度传感器的检测结果，通过受试者的运动状况评价其处于觉醒和睡眠状态。

表 8-7　睡眠时间的评价标准

评价级别	检测指标	评价标准
睡眠时间过长	累计睡眠时间过长	$GST \geqslant 11.75$
睡眠时间偏长	累计睡眠时间偏长	$11.51 \leqslant GST < 11.75$
睡眠时间适中	累计睡眠时间适中	$4.29 \leqslant GST < 11.51$
睡眠时间偏短	累计睡眠时间偏短	$3.37 \leqslant GST < 4.29$
睡眠时间过短	累计睡眠时间过短	$GST < 3.37$

应用举例：

例 1. 图 8-7 的下横线以下部分表征受试者处于睡眠状态，其睡眠持续时间过长，为 12.15 小时。

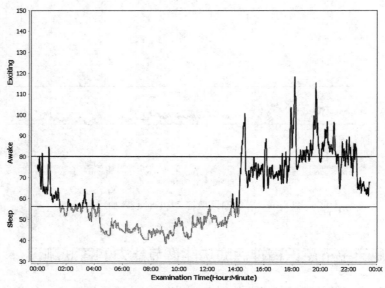

图 8-7　睡眠时间过长的 24 小时心率曲线图

例2. 图8-8的下横线以下部分表征受试者处于睡眠状态，其睡眠持续时间过短，为2.26小时。

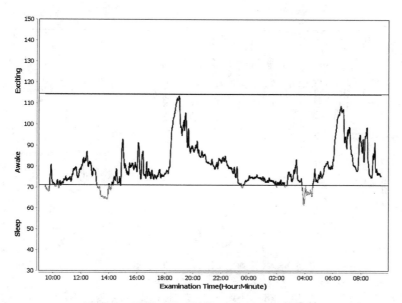

图8-8　睡眠时间过短的24小时心率曲线图

2. 睡眠深度的评价标准

以24小时平均心率与睡眠期间平均心率之差（GMSRD）作为评价指标。因为睡眠期间的心率越低，说明副交感神经越兴奋，睡眠越深沉，但睡眠的深度还与表征人体代谢水平的24小时平均心率有关，故以24小时平均心率与睡眠期间平均心率之差衡量睡眠深度。正常情况下，人的睡眠深度不易过浅，也不易过深。

表8-8　睡眠深度的评价标准

评价级别	检测指标	评价标准
睡眠深度过深	24小时和睡眠心率差很大	GMSRD≥21.86
睡眠深度偏深	24小时和睡眠心率差偏大	19.22≤GMSRD<21.86
睡眠深度适中	24小时和睡眠心率差适中	8.99≤GMSRD<19.22
睡眠深度偏浅	24小时和睡眠心率差偏小	7.55≤GMSRD<8.99
睡眠深度过浅	24小时和睡眠心率差过小	GMSRD<7.55

应用举例：

例1. 图8-9的下横线以上部分表征受试者处于觉醒状态，下横线以下部分表征受试者处于睡眠状态，其24小时平均心率与睡眠期间平均心率之差（GMSRD）过大（26.43），说明受试者睡眠过深。

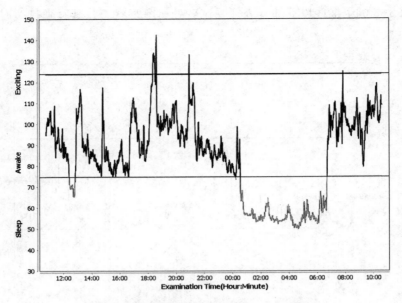

图 8-9　睡眠过深的 24 小时心率曲线图

　　例 2. 图 8-10 的下横线以上部分表征受试者处于觉醒状态，下横线以下部分表征受试者处于睡眠状态，其 24 小时平均心率与睡眠期间平均心率之差（GMSRD）过小（5.70），说明受试者睡眠过浅。

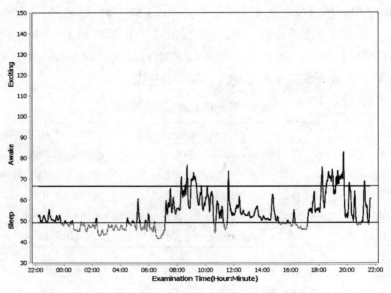

图 8-10　睡眠过浅的 24 小时心率曲线图

3. 睡眠持续状况的评价标准

　　人处于睡眠状态时，副交感神经兴奋，心率下降，活动减少（借助加速度传感器检测）；人处于觉醒状态时，交感神经兴奋，心率上升，活动增多，可借以区分受试者处于觉醒和睡眠状态的起始和终止时点，给出睡眠中断次数（GSB）。正常情况下，人的睡眠中断次数小于等于 1 次。如果睡眠过程中，GSB 过高，表明受试者睡眠期间容易醒。

表 8-9　睡眠持续状况的评价标准

评价级别	检测指标	评价标准
睡眠持续状况优秀	睡眠中断次数很少	GSB ≤ 1
睡眠持续状况良好	睡眠中断次数适中	GSB = 2
睡眠持续状况一般	睡眠中断次数稍多	GSB = 3
睡眠持续状况较差	睡眠中断次数较多	GSB = 4
睡眠持续状况很差	睡眠中断次数过多	GSB ≥ 5

应用举例：

在图 8-11 中，下横线以下部分表明受试者处于睡眠状态，其中出现了 6 次心率迅速升高又迅速下降的情况，表明受试者睡眠过程中有 6 次醒来。

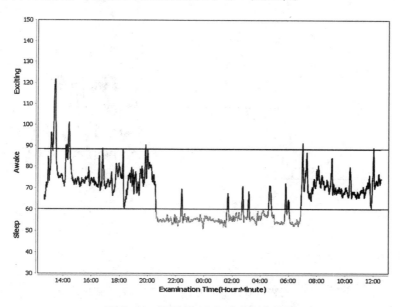

图 8-11　易醒的 24 小时心率曲线图

（二）昼夜节律调节能力的评价标准

当人处于觉醒状态时，交感神经兴奋，心率上升；当人处于睡眠状态时，副交感神经兴奋，心率下降，可借以给出觉醒时的平均心率与睡眠时的平均心率差（GASRD）。正常情况下，GASRD 较大。GASRD 变小表示受试者的昼夜节律调节能力降低。

表 8-10　昼夜节律调节能力的评价标准

评价级别	检测指标	评价标准
昼夜节律调节能力优秀	觉醒与睡眠时的平均心率差很大	GASRD≥33.14
昼夜节律调节能力良好	觉醒与睡眠时的平均心率差较大	28.41≤GASRD<33.14
昼夜节律调节能力一般	觉醒与睡眠时的平均心率差一般	15.02≤GASRD<28.41
昼夜节律调节能力较差	觉醒与睡眠时的平均心率差较小	12.57≤GASRD<15.02
昼夜节律调节能力很差	觉醒与睡眠时的平均心率差很小	GASRD<12.57

应用举例：

例1. 在图8-12中，觉醒时的平均心率与睡眠时的平均心率差（GASRD）较高（30.11），说明受试者昼夜节律的调节能力较强，中医称为昼精夜瞑。

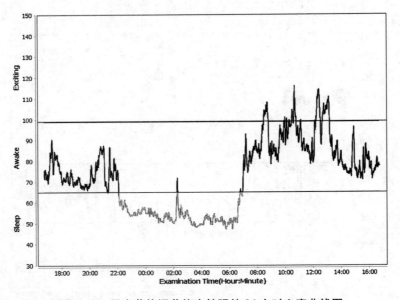

图 8-12　昼夜节律调节能力较强的 24 小时心率曲线图

例2. 在图8-13中，觉醒时的平均心率与睡眠时的平均心率差（GASRD）较低（8.66），说明受试者昼夜节律的调节能力降低，中医称为昼不精夜不瞑。

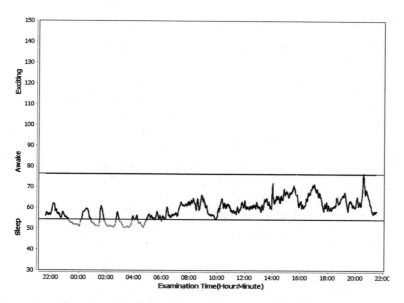

图 8-13　昼夜节律调节能力较低的 24 小时心率曲线图

第四节　心藏循环（主血脉）功能调节能力的客观测评

心藏循环（主血脉）功能调节能力的检测方法同心藏产生精神活动（藏神）功能。心藏的循环功能拟通过窦性心律比、心率变异性两个方面予以评价。

窦性心律比（MSRR）是指窦性心律在所有心律（包括窦性心律和异位心律）中所占比值。窦性心律比越高，越表明异位心律越少，受试者血液循环动能越好。

表 8-11　窦性心律比的评价标准

评价级别	检测指标	评价标准
窦性心律比优秀	窦性心律比较高	MSRR≥98.9%
窦性心律比良好	窦性心律比适中	98.34%≤MSRR<98.9%
窦性心律比一般	窦性心律比稍低	87.42%≤MSRR<98.34%
窦性心律比较差	窦性心律比较低	75.7%≤MSRR<87.42%
窦性心律比很差	窦性心律比过低	MSRR<75.7%

应用举例：

例 1. 图 8-14 是用受试者的相邻心率做成的 Poincare 散点图。这些点沿着 45°方向分布。其中，出现概率大于等于 2 的心律比较集中，称为窦性心律。窦性心律占比较大，表明受试者异位心律较少。

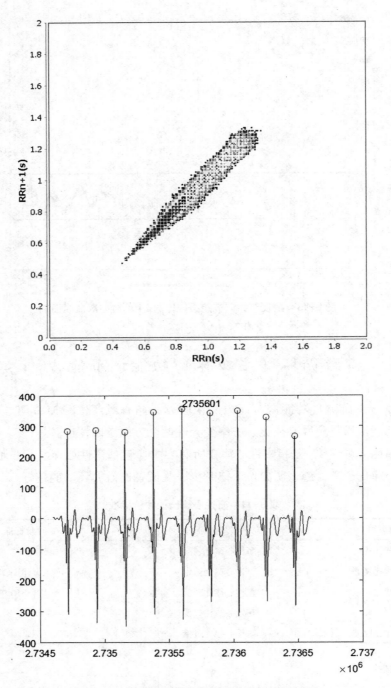

图 8-14 异位心律较少的散点图和心电波形图

例2. 窦性心律比较低，表明受试者异位心律较多。图 8-15 表明受试者有窦性心律不齐。

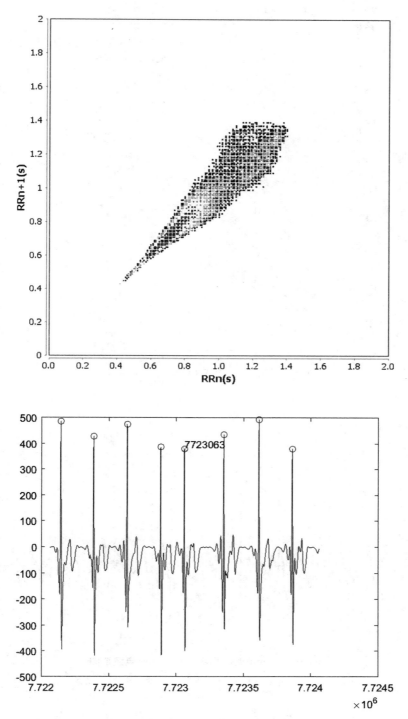

图 8-15 窦性心律不齐患者散点图和心电波形图

例 3. 图 8-16 表明受试者有大量期前收缩，在 45°方向的区域两侧出现了 3 组不对称的散点。

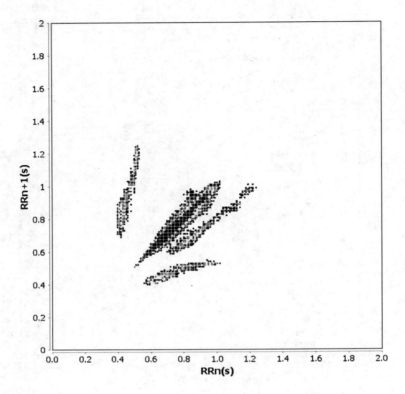

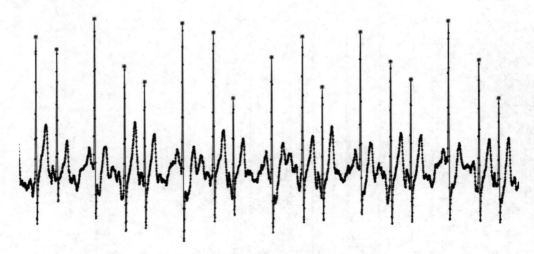

图 8-16　期前收缩患者散点图和心电波形图

例 4. 图 8-17 表明受试者处于房颤状态，散点沿着 45°方向散开。

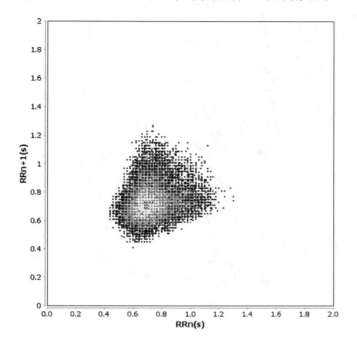

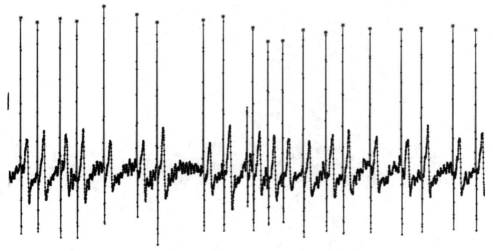

图 8-17　房颤患者散点图和心电波形图

例 5. 图 8-18 表明受试者有 II 度窦房传导阻滞，在 45°方向区域的两侧出现了 2 组对称的散点。

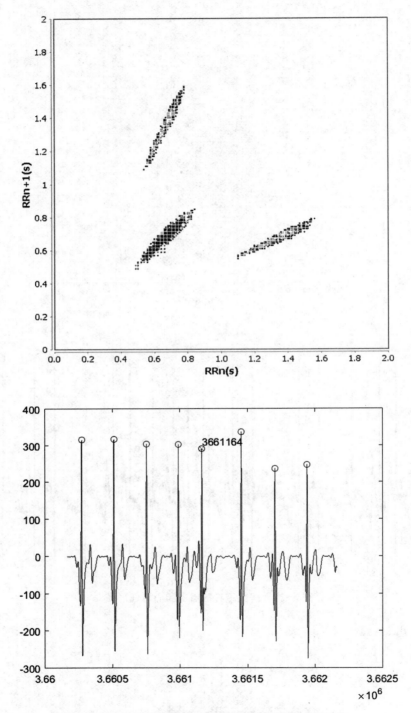

图 8-18　II 度窦房传导阻滞患者散点图和心电波形图

例 6. 图 8-19 表明受试者心律不断加快，再突然转变为正常，然后又逐渐加快，周而复始，在 45°方向区域的上侧出现了 1 组散点。

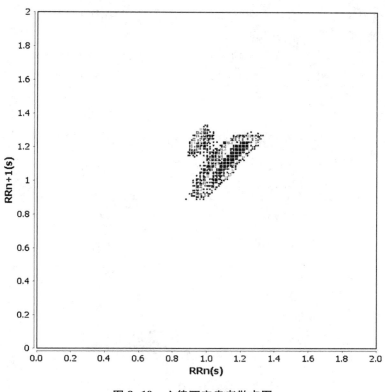

图 8-19　心律不齐患者散点图

第五节　肝藏支配内脏运动（疏泄）功能调节能力的客观测评

肝藏的支配内脏运动（疏泄）是指内脏神经系统产生和传导内脏感觉和运动信号，以协调内脏（消化、呼吸、泌尿、生殖器官）、心血管和腺体活动，使人产生情感的功能。

心率变异性是指心动周期之间的差异。人处于兴奋状态时，心率较快，相邻心律之间的差异较小，表明受试者交感神经兴奋，Poincare 散点向左下角集中；人处于放松状态时，心率较慢，相邻心律之间的差异较大，表明受试者副交感神经兴奋，Poincare 散点向右上角集中。心率变异以 Poincare 散点图的面积（MSDA）作为评价指标。

表 8-12　心率变异性评价标准表

评价级别	检测指标	评价标准
心率变异优秀	散点图面积很大	MSDA≥1499
心率变异良好	散点图面积较大	1153≤MSDA<1499
心率变异一般	散点图面积一般	424≤MSDA<1153
心率变异较差	散点图面积较小	327≤MSDA<424
心率变异很差	散点图面积很小	MSDA<327

应用举例：

例1. 心率变异以 Poincare 散点图的面积（MSDA）表达。MSDA 较大时（1636），表明受试者交感神经兴奋性不高。

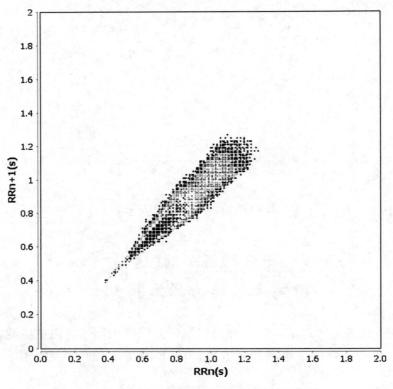

8-20　交感神经紧张性不高的散点图

例 2. MSDA 较小时（439），表明受试者交感神经兴奋性过高。

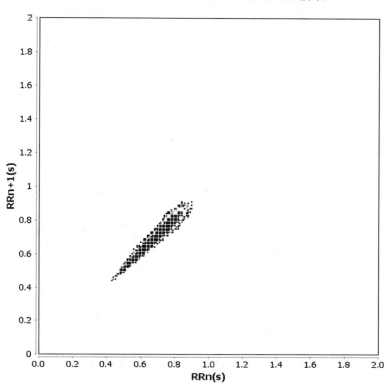

图 8-21 交感神经兴奋性过高的散点图

第六节 肾藏气化功能调节能力的客观测评

在排除了应激状态（如高原反应、焦虑）和心藏循环功能异常（如心力衰竭）的情况下，肾藏同化异化（气化）功能的调节能力以 24 小时平均心率作为评价指标。因为人的整体代谢率较高时，24 小时平均心率较高；人的整体代谢率较低时，24 小时平均心率较低。

表 8-13 肾藏气化功能调节能力的评价标准

评价级别	检测指标	评价标准
整体代谢率很低	24 小时平均心率很低	SMR<61. 21
整体代谢率较低	24 小时平均心率较低	61. 21≤SMR<65. 27
整体代谢率适中	24 小时平均心率适中	65. 27≤SMR<89. 13
整体代谢率较高	24 小时平均心率较高	89. 13≤SMR<94. 21
整体代谢率很高	24 小时平均心率很高	SMR≥94. 21

应用举例：

例 1. 图 8-22 的 24 小时平均心率较低（53.87），表明受试者整体代谢率较低。

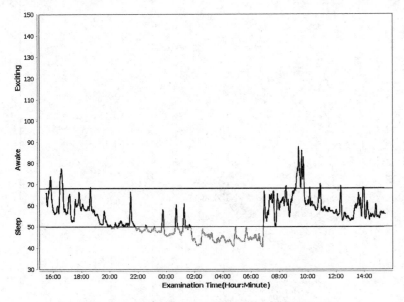

图 8-22　整体代谢率较低的 24 小时心率曲线图

例 2. 图 8-23 的 24 小时平均心率较高（115.5），表明受试者整体代谢率较高。

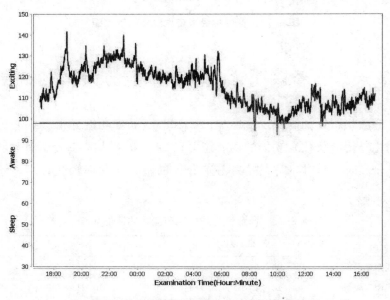

图 8-23　整体代谢率较高的 24 小时心率曲线图

第七节　肺藏主气司呼吸功能调节能力的客观测评

中医肺藏呼吸（主气司呼吸）功能的调节能力可通过 24 小时内每次呼吸的波形予以评价。人的正常呼吸应该是节律均匀、吸呼比较固定，呼吸深沉。

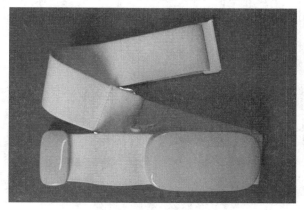

图 8-24　呼吸检测腰带

（一）检测方法

将拉力传感器埋于腰带之中，随着呼吸波动，人的腹部不断起伏，可借以记录 24 小时呼吸的波形，可用以评价人体呼吸功能储备的改变。

图 8-25 是 24 小时呼吸记录波形。

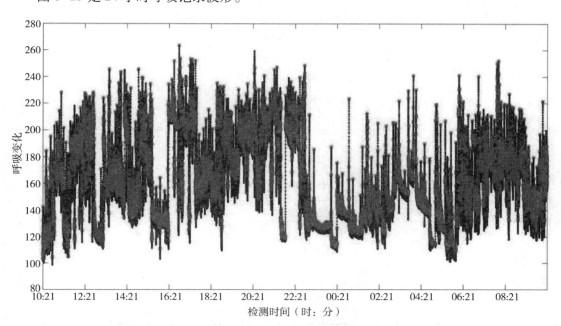

图 8-25　24 小时呼吸波形图

图 8-26 是放大后呼吸的波形，通过标记出吸气末（峰值）和呼气末（谷值）的时间点，就可给出吸气时间和呼气时间，给出吸呼比。

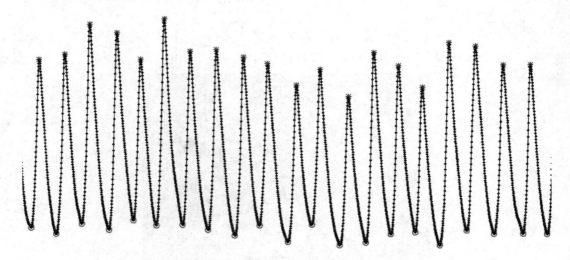

图 8-26 呼吸波形图

通过标记出吸气末（峰值）的时间点，就可给出呼吸周期。

（二）评价标准

1. 呼吸频率

表 8-14 呼吸频率评价标准

评价级别	检测指标	评价标准
优秀	呼吸频率很低	FRF<16.56
良好	呼吸频率较低	16.56≤FRF<17.32
一般	呼吸频率适中	17.32≤FRF<21.66
较差	呼吸频率较高	21.66≤FRF<24.00
很差	呼吸频率过高	FRF≥24.00

2. 呼吸力度

表 8-15 呼吸力度评价标准

评价级别	检测指标	评价标准
优秀	总功率很高	FTP≥13.75
良好	总功率较高	12.66≤FTP<13.75
一般	总功率适中	8.17≤FTP<12.66
较差	总功率较低	7.29≤FTP<8.17
很差	总功率过低	FTP<7.29

3. 呼吸深度

表 8-16　呼吸深度评价标准

评价级别	检测指标	评价标准
优秀	长轴很长	FLA≥66.47
良好	长轴较长	62.23≤FLA<66.47
一般	长轴适中	43.84≤FLA<62.23
较差	长轴较短	38.18≤FLA<43.84
很差	长轴过短	FLA<38.18

4. 呼吸节律

表 8-17　呼吸节律评价标准

评价级别	检测指标	评价标准
优秀	面积很大	FSDA≥1827
良好	面积较大	1679≤FSDA<1827
一般	面积适中	1185≤FSDA<1679
较差	面积较小	1007≤FSDA<1185
很差	面积过小	FSDA<1007

5. 话语量

表 8-18　话语量评价标准

评价级别	检测指标	评价标准
优秀	说话时间很长	FTST≥4862
良好	说话时间较长	3852≤FTST<4862
一般	说话时间适中	1260≤FTST<3852
较差	说话时间较短	807.8≤FTST<1260
很差	说话时间过短	FTST<807.8

应用举例

例 1. 正常呼吸的 Poincare 散点图，图的右上方没有缺损。

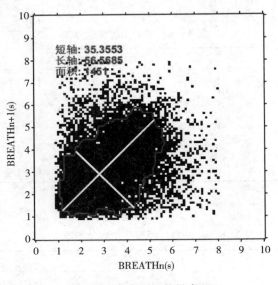

图 8-27　正常呼吸的散点图

　　例 2. 呼吸表浅的 Poincare 散点图，图的右上方有缺损。事实上，这是一个慢性阻塞性肺病的患者，其呼吸较快，深大呼吸较少。

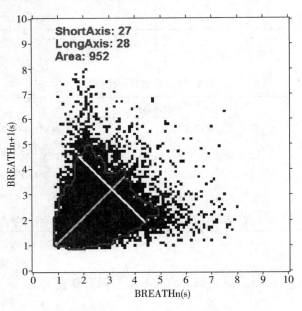

图 8-28　呼吸表浅的散点图